# 生物医学工程中的微纳加工

赵祥伟 等 编著

科学出版社

北 京

# 内 容 简 介

　　本书重点介绍了生物医学工程领域中的微纳制造技术，包括微细切削加工技术(第 2 章)、激光微纳制造技术(第 3 章)、半导体微加工技术(第 4 章)、薄膜制备技术(第 5 章)、电化学微纳加工技术(第 6 章)、微纳压印技术(第 7 章)、微流控制造(第 8 章)、纳米材料的化学合成(第 9 章)、自组装微纳加工(第 10 章)。本书图文并茂，内容源自原始文献和编著者多年的研究积累，展现该领域的基本研究方法与最新研究成果。

　　本书可作为生物医学工程、电子工程、机械工程以及生物工程、转化医学等相关专业本科生和研究生教材，也可作为该领域研究人员的参考读物。

**图书在版编目(CIP)数据**

生物医学工程中的微纳加工 / 赵祥伟等编著. -- 北京：科学出版社, 2025.6. -- ISBN 978-7-03-079223-5

Ⅰ. R318；TB383

中国国家版本馆 CIP 数据核字第 20247HB562 号

责任编辑：张淑晓　高　微 / 责任校对：杜子昂
责任印制：徐晓晨 / 封面设计：东方人华

**科 学 出 版 社** 出版
北京东黄城根北街 16 号
邮政编码：100717
http://www.sciencep.com
北京厚诚则铭印刷科技有限公司印刷
科学出版社发行　各地新华书店经销
*
2025 年 6 月第 一 版　　开本：720×1000　1/16
2025 年 6 月第一次印刷　　印张：13 1/2
字数：270 000
**定价：118.00 元**
(如有印装质量问题，我社负责调换)

# 前　　言

在 21 世纪的科技浪潮中，生物医学工程作为一门高度交叉融合的学科，正以前所未有的速度推动着医疗健康领域的革新与发展。随着精准医疗、再生医学、可穿戴设备及植入式医疗设备等领域的蓬勃兴起，微纳加工技术作为实现这些前沿科技的关键支撑，其重要性日益凸显。本书《生物医学工程中的微纳加工》正是在这一背景下应运而生，旨在为读者构建一个全面而深入的认知视角，探索这一领域内的最新进展、技术挑战与未来趋势。

微纳加工技术，涵盖从微米到纳米尺度的制造与操控，不仅能够精确构建复杂的生物结构模拟物，还能够实现功能化表面的修饰，以及高精度医疗器件的微型化与集成化。在生物医学工程中，这些技术被广泛应用于组织工程支架的制备、药物递送系统的开发、生物传感器的设计以及精准诊断与治疗工具的创新等多个方面。它们不仅提高了医疗设备的性能与安全性，还极大地促进了个性化医疗和远程医疗服务的实现。

本书旨在成为生物医学工程师、生物技术专家以及相关领域学者和学生的一本备选参考书。全书归纳并分类介绍了生物医学领域常用的 9 类微纳加工技术，每种加工技术都结合生物医学相关最新的研究文献进行讲解和分析，针对生物医学工程的交叉学科特点，突出技术原理与创新应用的深度融合，追求内容的创新性和前沿性。此外，本书还讨论了这些技术面临的挑战，如生物相容性、加工精度、成本效益比等问题，并展望未来的发展方向与潜在突破点。

本书的编撰成员来自生物医学工程、材料科学、纳米技术和微机械加工等多个领域，拥有丰富的科研与实践经验。全书共分为 10 章：第 1 章为绪论，由赵祥伟执笔；第 2 章为微细切削加工技术，由朱纪军执笔；第 3 章为激光微纳制造技术，由丁海波执笔；第 4 章、第 5 章分别为半导体微加工技术与薄膜制备技术，由石增良执笔；第 6 章为电化学微纳加工技术，由姜晖执笔；第 7 章为微纳压印技术，由陈亚芹执笔；第 8 章为微流控制造，由赵祥伟、吕华和康学军执笔；第 9 章为纳米材料的化学合成，由樊海明和张欢执笔；第 10 章为自组装微纳加工，由董健执笔。全书由赵祥伟和陈亚芹统稿。我们深信，本书的出版将有助于搭建起一个跨学科交流的桥梁，促进知识的共享与创新的激发。我们期待本书能够激发读者对微纳加工技术在生物医学工程中应用的兴趣，启发新的研究思路，并最终为提升人类健康水平贡献力量。

在本书的撰写过程中得到了东南大学生物科学与医学工程学院有关领导的支持，黄炎副研究员、倪海彬副教授、博士生陆于等协助进行了文字核对、格式调整及图片优化等工作。在此，我们表示最诚挚的谢意。

在本书的出版过程中，我们得到了科学出版社的大力支持和鼓励，以及东南大学研究生院的出版资助，在此表示衷心的感谢。

由于我们学识有限，书中难免存在疏漏或不当之处，敬请读者批评指正。

赵祥伟

2024 年 10 月于南京

# 目　　录

# 第1章 绪 论

## 1.1 制 造 业

制造业是指机械工业时代利用原材料按照市场要求，通过制造过程，转化为可供人们使用和利用的工具、产品的行业，其重点在于满足指定的功能要求和所需的性能指标，是社会、经济、生产力发展的基础。制造业是国民经济的主体，是立国之本、兴国之器、强国之基。

我国制造业的主体是包括农副食品加工业、纺织业、冶金业、工艺品加工业等在内的传统制造业，它们构成了我国现代化产业体系的根基。目前，我国传统制造业具备世界上规模最大、门类最齐全、体系最完整、国际竞争力较强等优势。然而，与世界先进水平相比，我国制造业仍然大而不强，在自主创新能力、资源利用效率、产业结构水平、信息化程度、质量效益等方面差距明显，转型升级和跨越发展的任务紧迫而艰巨。特别是近年来，欧美等国家对我国发起"贸易战"、"汇率战"、"成本战"多重攻势：一方面通过征收惩罚性高关税构筑贸易壁垒，另一方面提高进口原材料价格形成成本挤压，叠加人民币升值带来的出口竞争力削弱，致使制造业投资营商环境面临全方位恶化，传统制造业的转型升级已迫在眉睫。先进制造业既包括新技术催生的新产业、新业态、新模式，也包括利用先进技术、工艺、流程、材料、管理等改造提升后的传统产业。加快发展先进制造业是实现发展方式转变的重要抓手，是破解发展不平衡不充分问题的重要途径，也是建设现代化经济体系的重要支撑。

2015 年，国务院印发了部署全面推进实施制造强国的战略文件。当前，新一轮科技革命和产业变革与我国加快转变经济发展方式形成历史性交汇，国际产业分工格局正在重塑。西方发达国家开始把国家发展战略重新聚焦于先进制造业领域，加大了对本国制造业的支持力度。世界正处于大国博弈加剧、国际贸易秩序重塑的状态。特别是中美博弈的长期性、复杂性和反复性使得中国制造业面临多重挑战。因此，我们必须紧紧抓住这一重大历史机遇，实施制造业强国战略，加强统筹规划和前瞻部署，力争到新中国成立一百年时，能突破技术封锁，实现制造业自主化，把我国建设成为引领世界制造业发展的制造强国，为实现中华民族伟大复兴的中国梦打下坚实基础。

# 1.2 微 纳 加 工

21 世纪，系统微型化革命已进入了新时代，也就是纳米时代。人类在微型化道路上从微米到纳米的过渡，不仅仅是量的过渡，也代表了质的跃迁。随着微纳米技术的不断发展，以形状尺寸微小或操作尺度极小为特征的微纳加工技术已成为人们在微观领域认识和改造客观世界的有效手段。微纳加工也因此成为先端制造技术的代表并受到高度重视，已被许多发达国家列为 21 世纪发展的关键技术之一。

## 1.2.1 微纳加工技术的起源

1959 年费曼提出了纳米技术的概念；谷口纪男在 1974 年首次使用"纳米技术"这个词。20 世纪 80 年代，微纳米技术领域取得了一系列重要突破。IBM 公司的研究团队在 1980 年做出了直径小于 400nm 的多晶体金属环，为纳米电子器件的制作奠定了基础。次年，扫描隧道显微镜(scanning tunnel microscope，STM)的发展使科学家首次能够观察到单个原子，开创了局部世界的新纪元；1985 年，斯坦福大学的奎特教授和 IBM 公司科学家宾宁及罗雷尔发明了原子力显微镜(atomic force microscope，AFM)。同年，克罗托在石墨上利用激光制作碳簇，发现了 $C_{60}$ 和 $C_{70}$ 两种不同的物质；1988 年，拜必序团队开发出铁铬(Fe/Cr)纳米多层膜，在低温下改变磁场，电阻会产生急遽的改变，为磁性纳米层的性质提供了新的认识；1990 年，IBM 公司科学家艾格勒使用 AFM 将 35 个氙原子拼成了"IBM"商标，首次公开证实了在原子水平有可能以单个原子精确生产物质；同年，国际纳米科学技术会议与国际扫描隧道显微学会议的举办标志着纳米科技的正式诞生，科学家们正式提出了纳米材料学、纳米生物学、纳米电子学和纳米机械学的概念，并决定出版相关国际专业期刊。

## 1.2.2 微纳加工技术的发展历程

微纳制造的技术及材料，一直是建筑纳米科技大厦的基石。从技术和材料两方面分类，微纳加工技术可分为：微细机械加工、激光微纳加工、曝光-刻蚀、电化学加工、压印技术、微流控制造技术、纳米材料的化学合成及自组装加工技术等。

集成电路集成度已经进入了 3nm 的工艺节点，韩国三星电子和中国台湾积体电路制造股份有限公司基于极紫外光刻技术积极推进 3～5nm 的芯片开发和制造。2024 年 2 月，荷兰阿斯麦(ASML)公司已正式推出面向 2nm 及以下工艺的新一代高数值孔径极紫外光刻机。

我国通过多个大型项目和专项进行光刻技术和产品的攻关，取得了较快的发展。2018 年，中国科学院研制的"超分辨光刻装备"通过验收，光刻分辨力达到 22nm，同时将最新型双重曝光技术应用于生产后，未来还有希望用于 10nm 级别芯片制造、批量生产。2020 年，复旦大学 Xiong 研究组和美国 Arnold 研究组首次提出基于嵌段共聚物边界外延法的定向自组装光刻技术。该技术不仅简单有效，而且能够形成各种复杂的结构，对微电子器件的制造具有重要意义。

最近，中国科学院开发出的无掩模光学投影纳米光刻技术，通过一次曝光实现了 32nm 的最小特征尺寸($\lambda/12$)。该系统采用中心波长为 400nm、脉冲宽度为 100fs、重复频率为 80Hz 的飞秒激光，100 倍油浸物镜，非化学放大负性光刻胶 AR-N7520（膜厚 155nm），使用空间滤波器消除高频噪声，利用光束拦截法截取中心光斑进入数字微镜器件，提供均匀照明，并使用快门控制曝光时间、衰减器控制激光功率密度。该系统利用非化学放大光刻胶的化学非线性以及飞秒脉冲辐照增强的光学非线性，使得分辨率超越了衍射极限。

微纳加工技术在各个领域都有广泛应用。在电子学领域，微纳加工技术可以制造出高性能的集成电路、光学器件和传感器等。在生物医学领域，微纳加工技术可以制造出生物芯片、药物递送系统和生物传感器等。在能源领域，微纳加工技术可以制造出太阳能电池、燃料电池和储能器件等。在环境领域，微纳加工技术可以制造出气体传感器和水质检测器等。此外，微纳加工技术还可以应用于国防、交通运输、通信、农业等多个领域。微纳加工技术已渗透到我们生活的方方面面，也是助力制造业创新突破的强大力量。

## 1.2.3 微纳加工技术未来的发展趋势

随着科学技术的不断进步和应用需求的不断升级，微纳加工技术将面临更多的挑战和机遇。未来，微纳加工技术有以下发展趋势：

(i) 以能源、环保、医疗为导向的新技术开发是未来的一大趋势；

(ii) 智能加工设备的出现将提高加工精度和效率；

(iii) 微纳加工技术的发展还将涉及集成与制造、自组装、量子调控等多个领域；

(iv) 激光加工和电子束加工是当今微纳加工领域中两种重要的加工技术，它们的不断创新和完善将为微纳米器件的制备提供更多可能性，推动微纳技术的发展。随着技术的进步，激光加工和电子束加工必将在微纳加工领域发挥越来越重要的作用。

智慧产品，因"小"而美；未来世界，因"微"而变。21 世纪，地球面临着人口膨胀、资源匮乏、能源成本不断攀升等重重危机的挑战。微纳制造技术的出现，伴随着人们对更高科技、更省能节料、更品质优良的期待，似是抚平地球"创伤"的一剂良药。

# 1.3 生物医学中的微纳加工及其应用

由于微纳加工技术的先进性，以及我国健康中国、中国制造 2025 等国家战略的提出，微纳加工技术在生物医学领域的研究和开发日益深入，已广泛应用于生物医学的各个方面，特别是生物检测、肿瘤早期诊断、药物筛选、药物递送等。微纳加工技术与生物纳米技术的深度融合在生物医学领域的发展中占据了重要地位，为生物医学领域发展注入了新动力。主要体现在以下几个方面。

## 1.3.1 微流控技术

微流控(microfluidics)技术是对微量流体精确操控的技术手段，尤其在亚毫米尺寸级别。流体尺寸缩小到微尺度时，流体的比表面积增大，有着与本体流体不同的行为。与本体系统相比其特性包括传质和传热速度快、试剂消耗低、流体在微尺度上的精确操作、均相反应等。微流控芯片(microfluidic chip)，又称实验室芯片(lab-on-a-chip，LOC)或微全分析系统(micrototal analytical system，MTAS)，是将生物和化学领域的基本操作单位集成于小型芯片上，芯片制造是微流控技术的主要实现途径。该芯片由多种储液池和互连的微通道网络组成，显著缩短样本处理时间，通过精密控制液体流动实现试剂耗材的最大利用效率。它在微芯片上整合了化验室功能，包括采样、稀释、加试剂、反应、分离和检测。从 1975 年，斯坦福大学的 Terry 等在硅制芯片上发明了首个实际应用"微流体"平台的芯片，至 2020 年，经历了四十多年，微流控技术在化学、生物医学、微生物学等多领域取得显著成就[1]。图 1-1 列出了促进微流体发展的一些最重要的突破。

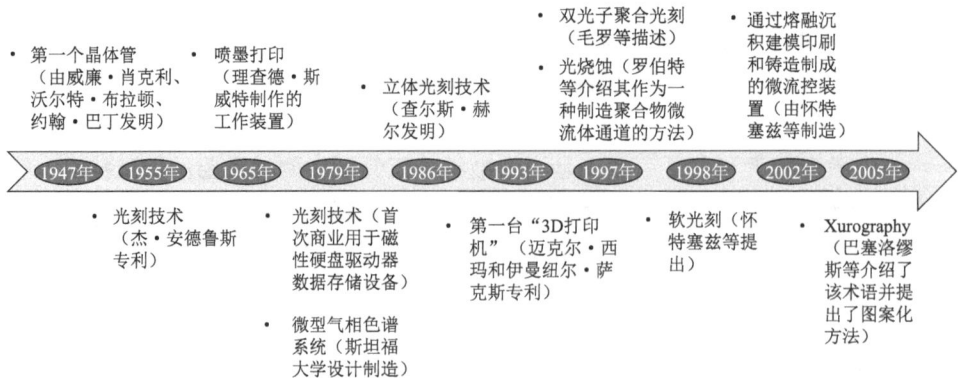

图 1-1 微流体装置制造发展的重要基准[1]

微流控芯片的基底材料种类繁多,早期主要采用硅、玻璃和石英等无机材料,但由于易碎、加工复杂等缺点,逐渐转向聚合物材料,如聚甲基丙烯酸甲酯(polymethyl methacrylate,PMMA)、聚碳酸酯(polycarbonate,PC)、聚苯乙烯(polystyrene,PS)等,以及水凝胶和纸基材料。水凝胶具有亲水性的疏松多孔结构,适用于分子生物学和细胞生物学领域。纸基微流控芯片技术以纸或类似纸的薄层纤维材料为基质,具有成本低廉、易携带和操作简单等优点,适用于微量样品检测。此外,复合材料也被成功应用于微流控芯片的制备,包括有机材料基、金属基、无机非金属基等多种复合材料。这些基底材料的不断创新和发展,为微流控芯片的应用提供了更多可能性。

微流控芯片多采用光刻法、模塑成型、2D/3D 打印法、激光烧蚀、射出成型和芯片键合等方法制备,其中前三种方法最为常见。

1)光刻法

图 1-2 展示了硅基微流控芯片制备中的典型光刻过程。首先,在硅片表面倒入常用的负性光刻胶 SU-8,通过旋涂形成均匀的一层光刻胶。烘干后,使用 365nm 波长的紫外光源(不同光刻胶可能有不同曝光波长)透过掩模版曝光光刻胶。曝光时间与光源强度及光刻胶厚度相关。SU-8 光刻胶(负胶)表面曝光区域被固化,最终通过显影冲洗曝光过的微结构留下硅片表面。

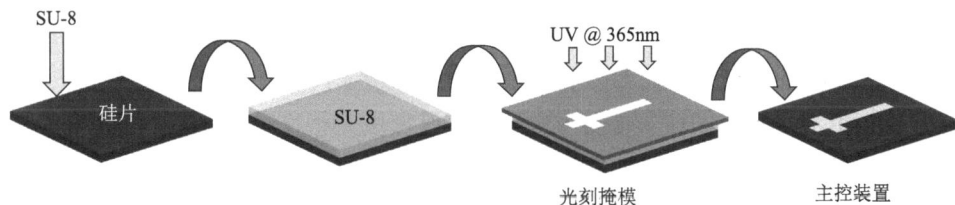

图 1-2 微流控芯片常用光刻制备流程示意图[*]

2)模塑成型

模塑成型是一种软光刻方法,主要通过制备硬质材料模具,将流体聚合物材料倾倒在模具上,然后采用加热、紫外曝光等方式固化成型。聚二甲基硅氧烷(polydimethylsiloxane,PDMS)是广泛使用的模塑成型材料,其模具通常使用经光刻加工的 SU-8。步骤如图 1-3 所示,前几步与光刻法相同。模塑成型可实现微结构尺度最小达 100nm,深宽比达 24:1,完全满足微流控芯片的应用需求。

_____

[*] 扫描封底二维码可见全书彩图。

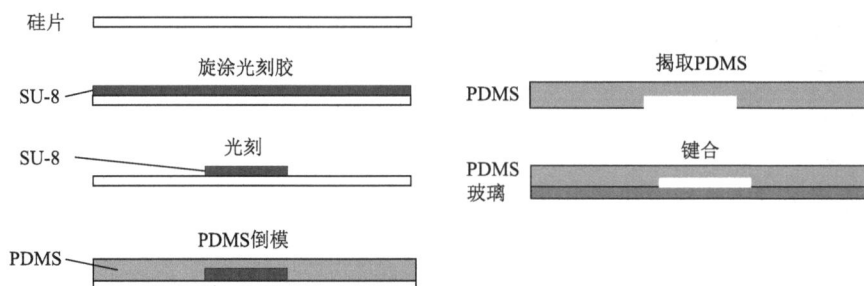

图 1-3　以 SU-8 为模具材料的 PDMS 模塑成型过程

3) 2D/3D 打印法

2D 打印是一种用于加工微流控芯片或微流控芯片倒回模具的方法,常用于纸基微流控芯片,由亲水性纸材料浸渍疏水油墨形成微通道,图案精度受打印机或丝网精度限制,通常在 80～400μm 之间。3D 打印技术是通过 3D 打印机直接制备微流控芯片或倒回模具的技术。使用 PDMS、SU-8 等制成的微结构可通过喷墨或丝网印刷直接沉积在玻璃或聚合物基底上形成微流控芯片。

模塑成型法更适用于批量生产,适用范围更广。微流控芯片内部通常具有微小复杂的微通道,上述方法制备的微流控芯片微通道一般是不封闭的。而液体只有在封闭的微通道内才能借助毛细力等实现流动,需要对成型的微流控芯片基底和盖片进行键合。

近年来材料科学、微电子学、微分析、微纳加工技术等多学科的不断发展进一步推动了微流控技术的进步。目前微流控芯片技术已广泛应用于临床检测、药物筛选、可穿戴医疗器械、食品和农业应用等领域。

1) 临床检测

临床检测是医学检验的一个重要领域。微流控技术不仅能减少试剂消耗,更能与自动化操作相结合,减少临床检测人员的操作,降低污染,提高效率。因此,微流控技术成为临床检测技术的发展趋势。例如,Tan 等研发了可重复使用的光流体床旁检测平台,通过简单程序实现对生物标志物的敏感检测。Kadimisetty 等在 2015年创新了 3D 打印的超级电容器驱动的电化学发光(electrochemiluminescence,ECL)蛋白质免疫测定,灵敏度高,成本低。2020 年,Dogan 等设计了一款被动微流体装置,能在 60min 内检测限值为 5cfu/mL 的大肠杆菌和 3cfu/mL 的肠炎沙门氏菌。该装置采用磁性纳米颗粒(magnetic nanoparticles,MNPs)的荧光技术,提高了便携性。

2) 药物筛选

新药物的不断开发改善了人类生活质量,延长了寿命,在对抗感染、治疗疾病和缓解痛苦方面发挥作用。传统的药物筛选通常在半静态环境中培养的细胞或

3D 细胞培养下进行，难以准确模拟细胞微环境，且筛选流程复杂、耗时耗力、准确率低。与传统的药物筛选相比，微流控芯片或人体器官芯片(organ-on-a-chip, OOC)器件对体内器官/组织微观结构、细胞间相互作用和生理微环境有更好的概括性。因此，OOC 可利用额外的支持模块来构建更多生理相关的微环境或人工器官模型，以便在体外更精确地模拟器官/组织功能、活动和生理反应。目前，各种人类器官芯片相继开发研制中，成果突出，未来有望取代传统动物实验，加速新药开发[2]。

3) 可穿戴医疗器械

目前，可穿戴式微流控芯片仍处于初级发展阶段，大部分还在实验室研究中，在成为商业产品之前，需要解决标定、生物兼容性材料、生物安全、大数据整合分析等难题。微流控技术应用于可穿戴设备是新趋势，其核心是将传感装置通过微结构存储或处理流体。微通道能精确控制液体量，作为一种高度精确和可靠的装置，对通常分泌或提取有限量的体液是非常有利的。可穿戴微流控设备还可储存特定药物，在受控时间间隔内精确给药。柔性微流控和电子技术的创新带来了多种应用。通常，可穿戴微流控装置收集流体，然后将其转移到进行检测或测量的部位。

4) 食品和农业应用

近年来，金属、添加剂、农药残留和微生物污染成为全球食品安全的焦点。农药在提高产量方面发挥重要作用，但近年来研究发现，食用经农药处理的食物影响健康，包括腹泻、呼吸困难和睡眠改变。每年有 15% 的人因食用含有农药残留的食物而患癌。微流控芯片可以被制成微型分离柱，利用其高效的分离和富集能力实现对复杂样品中目标分子的高效提取和纯化，提高微量物质分析的精度和可靠性。

## 1.3.2 微纳尺度细胞与结构相互作用

纳米材料自从在微电子和半导体工业中得到成功应用后，也逐渐被应用于生物医学方面，并取得了良好效果。纳米微粒在性能上与通常所用的宏观材料完全不同，具有很多特殊性。这些特殊的性能主要是由其特殊的体积所引起，主要表现为表面与界面效应、小尺寸效应和宏观量子隧道效应等。纳米微粒的这些特殊性能使得其在实际应用中具有很多特殊效果，如比表面积大、表面活性中心多、表面反应活性高、强烈的吸附能力、较高催化能力、低毒性以及不易受体内和细胞内各种酶降解等。这些特殊的表现，使得其在生物医学方面得到广泛应用。

### 1. 拓扑结构

生物材料表面的形貌一直是生物材料科学中一个主要的研究课题。表面形貌对于增加其表面积来讲意义重大。表面积的增加能为组织整合（机械连锁）提供更大的潜力。多篇综述表明了一致的观点：形貌的确会影响细胞行为[3,4]。在探索形貌对细胞行为影响的初期研究中，通常使用微米结构的形貌。细胞对和它相接触的微结构形貌的反应形式多种多样，包括取向、延伸、运动和激活。当细胞在刻有微沟槽的基底上培养时，可以观察到一种被称为接触引导的现象，细胞会沿着这些沟槽的轴向排列。对细胞排列（包括细胞延伸的排列）进行控制可能会在神经和其他规则结构组织生成时，对协调细胞形态和取向起到至关重要的作用。

随着微纳制造技术的发展，研究人员可构建特定微图案化仿生拓扑结构，从而实现对细胞的黏附、增殖、迁移和分化等一系列行为进行控制，以满足组织工程及再生医学的需求。材料表面微纳米图案化不但可以提供结构模版，用以研究细胞对生长环境的响应特性，而且可以为组织再生用支架和植入性器件的设计提供基础数据。目前改变材料表面物理形貌的方法有自组装技术、电子束刻蚀、微纳压印技术等。近些年来，由于自组装技术和光刻微加工技术可以在微纳尺度范围内制备多尺寸多功能的微结构，因此在细胞培养、细胞生物学、再生医学和组织工程领域具有越来越多的应用以及越来越重要的意义。

### 2. 等离激元效应

#### 1) 细胞检测

细胞是完成生命活动的基本单位，从单个细胞层面甚至单个分子层面开展研究是生物医学发展的趋势。近年来，表面增强拉曼光谱（surface-enhanced Raman spectroscopy，SERS）技术在细胞领域的研究发展迅速，并表现出显著的优势，这主要得益于 SERS 信号不易光漂白，谱线宽度很窄适合多元检测，可以用红外线激发，受生物样品自身荧光及水的干扰很小，适合生物应用。SERS 细胞内检测根据信号的来源同样可分为两大类[5]：①拉曼标记（Raman label）SERS 细胞检测；②非标记（label-free）SERS 细胞检测。

非标记的 SERS 检测，即直接利用金属纳米颗粒增强细胞表面或内部靶分子的拉曼光谱。非标记方法主要用于鉴别细胞成分，研究外来物质如药物与细胞的相互作用等。通过分析细胞内 SERS 光谱的信息可以获得细胞内信号传导，鉴别肿瘤组织和正常组织等。

Kneipp 等[6]最早用金纳米颗粒研究了上皮细胞和巨噬细胞成分的SERS光谱，检测方案如图 1-4 所示，金纳米颗粒通过内吞作用进入细胞并结合细胞内分子，纳米颗粒与分子的相互作用致使金纳米颗粒聚集获得显著的增强效应，在入射光激发下获得细胞成分灵敏的拉曼信号。

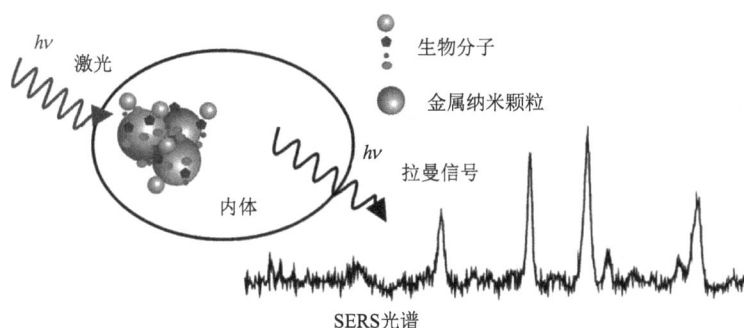

图 1-4 金纳米颗粒在细胞内体中的 SERS 测量示意图[6]

2) 细胞成像

因为生物组织、血液等在可见光区存在较大的背景干扰，所以生物成像需要在近红外区(650～900nm)进行，而传统染料难以满足此要求。单颗粒等离子体激元的散射信号强度相对于荧光染料更强，并且等离子体激元共振带可以通过调节颗粒尺寸、形貌、成分和表面微环境等条件在可见到近红外区域内进行调控。此外，纳米等离子体激元具有很好的稳定性和生物相容性，可以简便地与多种生物分子结合，如抗体、多肽、糖类、叶酸等，可用于细胞表面受体、细胞组织和细胞核的无损标记(无同位素、无毒性)，因此可广泛地应用于细胞成像研究[7]。

3) 癌症治疗

表面等离子体共振(surface plasmon resonance，SPR)技术表现出独特的可协调的光学性质，在 SPR 频率范围内，样品的电场强度和散射、吸收切面积等都显著增强。基于 SPR 技术的以上特点，具有近红外等离子体共振吸收带的纳米棒广泛应用于细胞和组织成像；而其能在短时间内吸收能量，使样品温度有较大的提高，则广泛应用于癌症的光热治疗。如图 1-5 所示，Irudayaraj 等在多色(不同长

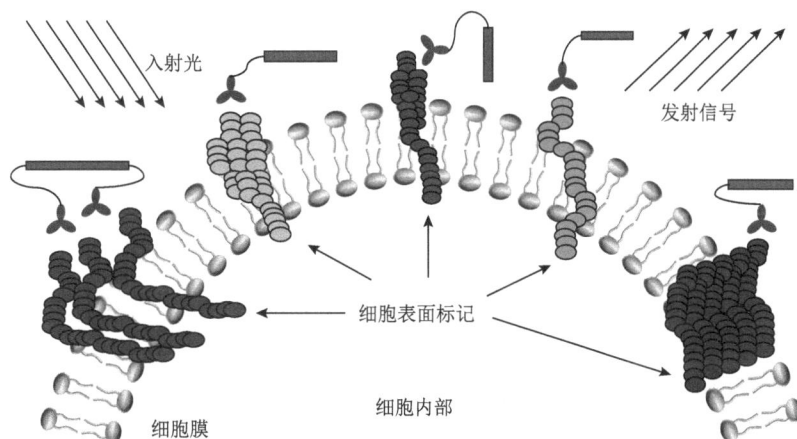

图 1-5 GNR 多靶向胞内分析原理[8]

径比)金纳米棒(gold nanorod, GNR)界面连接不同的抗体作为等离子体激元探针(GNrMP),可以实现探针与肿瘤细胞过表达的肿瘤标志物分别特异性结合,从而实现了 GNR 的靶向定位多重成像。同时这些标志物的表达水平与 GNrMP 的信号强度呈一定正比关系,这一原理可用于肿瘤细胞表面蛋白标志物表达过程的半定量分析与评价[8]。

### 1.3.3　生物医学仪器中的微纳器件

#### 1. 纳米孔测序

纳米孔测序是第三代用于生物聚合物的测序方法,可以对单个 DNA 或 RNA 分子进行测序,而无须对样品进行聚合酶链式反应(PCR)放大或化学标记。纳米孔测序具有提供相对低成本的基因分型、高测试迁移率和快速处理样品的潜力,并能够实时显示结果。关于该方法的出版物概述了其在病毒病原体快速识别、埃博拉病毒监测、环境监测、食品安全监测、人类基因组测序、植物基因组测序、抗生素耐药性监测等方面的应用。

纳米孔测序有着广泛的应用,相对于其他测序技术,纳米孔测序仪 MinION 技术对样本的要求极其简单,不需要 DNA 聚合酶、连接酶及 dNTPs,因此它的检测价格非常低廉,更有可能实现 1000 美元的基因组测序目标[9]。MinION 技术在病原体检测与分型、宏基因组、微生物 16S~18S rRNA 基因组测序等领域均得到广泛应用。

例如,宏基因组学是以环境中包括细菌、病毒、真菌等在内的全部微生物作为整体进行研究,能够对微生物群落基因组成、微生物多样性、基因功能、微生物与宿主或环境之间的联系等多方面进行解读。当使用第二代测序技术进行宏基因组学的研究时,测序读长较短将会导致一些基因信息丢失。然而第三代测序技术可以更好地解决这一问题,真实地反映群落构成和基因功能甚至发掘新的功能基因。因此,第三代测序技术相对于以往的测序技术在研究微生物系统发育、分类鉴定等方面更加快速、细致、简便。

#### 2. 纳米驱动型传感器

##### 1)生物传感器

众所周知,在传感器中可以使用微生物、亚细胞结构和生物分子(如抗体)、多种生物材料充当受体元件。它们都必须与检测器(如气体传感电极)相结合。目前,检测器已实现小型化,但与纳米电子器件的标准仍存在较大差距。而在检测系统中使用液体环境来支持这些元件往往更有利,生物传感器也可以用在气相检测中。

许多紧要的问题都可能从生物传感器的不断发展中获益，未来的挑战包括需要在有机材料的背景中迅速确认出危险毒素或微生物。纳米技术在其未来应用中的一个关键问题是：探索能否通过分子级别的选择性的检测，避免食物遭受那些难以检测或目前尚无法检测的毒素污染。一般生物传感器技术将对检测那些难以培养的微生物更有用些。

2) 电子鼻

现在正处于开发阶段的电子鼻被期望能在检测爆炸物或其他危险化学类物质中充当犬(或其他动物)的作用[10]。该技术将会提供搜寻地雷、恐怖炸弹、毒品、工业化学物品的意外释放以及任何危险化学物品的存在的更安全方法。微技术和纳米技术(如果具有成本效益)将继续把它们小型化，并能在部署传统上的机动检测器如质谱或气相色谱外，大范围使用这类检测器。

3) 微悬臂

最近的研究成功检测到生物分析物在微悬臂表面上的结合，引起微悬臂结构的细小变化。微悬臂是微小的片状或叶子状结构，通常 $0.2\sim1.0\mu m$ 厚，$20\sim100\mu m$ 宽及 $100\sim500pm$ 长。微悬臂表面可修饰不同材料，当暴露于分析物时，微悬臂会产生结构变化。传感器的机理依赖于使用的响应性涂层和检测的分析物类型。微悬臂已被用来检测挥发性有机化合物(volatile organic compound, VOC)、离子性样品、蛋白质和寡核苷酸。基于微悬臂技术的蛋白质传感器是利用蛋白质结合引起的结构变化。该技术已成功应用于对蛋白质和 DNA/RNA 的检测。生物传感器的灵敏度随着尺寸变小而得到改善，可以检测到极低浓度的分析物。这种方法还可以检测到单个碱基对错配的程度。然而，这些技术还需要在实际样品条件下进行测试以确定其假阳性率。

4) 纳米颗粒和纳米晶体

纳米颗粒和纳米晶体可用于生物传感器系统，通常由金组成且直径小于 70nm。近期的研究开发了几种方法用于检测 DNA 和 RNA，包括光谱技术和电化学变化的测量。这些方法能够通过测量互补分子的结合引发的纳米颗粒的可测量变化来进行检测。在生物传感器内使用纳米颗粒或纳米晶体可以提高检测速度、便携性、灵敏度和选择性。这些传感器还可以通过使用 DNA 模拟物来减少 DNA 杂交技术的不稳定性。虽然这些传感器通常不用来检测核苷酸碱基错配的程度，但在某些情况下，也可以利用非完美杂交的核苷酸稳定性的降低来获得这种灵敏度。

5) 功能化纳米管和纳米线

近期开发的生物传感装置小型化工具包括纳米线和纳米管。它们可以通过功能化涂层和内置检测机理集成到生物传感器内。纳米管由于耐用性及对电子输运和电压的极端灵敏性，具有特别的潜力[11]。它们的形状和耐用性使其成为能集成到自带传感装置的便携式设备内的理想候选者，这也许会使在远离实验室的现场应用成为可能。

### 3. 微针阵列

微针阵列是通过微细加工制作的微米级尺寸的针状结构，可以用于生物医学测量、药物传输和微量采样分析等领域。微针的直径为 30～80μm，长度超过 100μm，由硅、聚合物或金属等材料制成，可以穿透外层皮肤的角质层，提供传送通道到达导电组织，而不会触及深层组织的神经，因此不会引起疼痛。微针在生物医学领域的应用得益于其微小体积和优越性能，如精确、无痛、高效和便利，极大促进了生物医学的发展，使仪器更加人性化。

生物微针技术虽然在国内起步较晚，但在国外已取得了一定的进展。目前，该技术在生物医学领域的应用原理及最新进展主要集中在生物医学测量系统、药物传输系统和微量采样分析系统等三个方面。

#### 1) 基于微针阵列的微电极

电极广泛应用于生物医学测量工作中，可分为三种类型：测量生物电位、测量组织阻抗和施加电刺激。微针电极的设计考虑了皮肤的分层结构，能够刺穿角质层并进入导电表皮层，以避免疼痛和出血同时确保较低的电极阻抗。这种设计使得微针电极具有较小的阻抗和电化学噪声。微针电极通过导线连接到分析仪器，而微针阵列中间设计的通孔确保了良好的导电性能。通过使用薄薄的圆盘封装和环形胶带加固电极与皮肤的连接，微针电极的使用方便快捷。

实验证明，基于微机电系统工艺的微针阵列生物电位电极相比传统电极，体积显著减小。电极-皮肤-电极阻抗测试和脑电图记录表明，微针电极无须进行皮肤准备和使用电解凝胶即可获得性能更好的结果，更适合长期测量使用，可广泛应用于现代临床和生物医学领域。

#### 2) 经皮药物传输微针

虽然采用现代生物技术已经生产出成熟有效的药物,但是目前的传送技术(药品口服和注射)限制了许多药物的有效传输。口服投药受到胃肠道中药物降解和肝脏排出的影响，而静脉注射在非医疗场所不易使用，对患者不方便且有痛感。通过皮肤传送药物是一种新型方法，但受到皮肤渗透性的限制。微针阵列提供了一种新型传送药物的方法，可以增强经皮肤对药物分子的传输，实现高效、无痛投药。微针刺入皮肤，创造了通过角质层传输药物的导管，建立了高效的传送系统。得益于微纳加工技术的高速发展，微针阵列制造技术也迅速发展起来，微针阵列的设计制作已经成为新型经皮药物传送系统研发的重要方向。

#### 3) 流体采样微针

微针在生物医学领域的另一个重要应用是流体采样。采样是检测体液(尤其是全血)的第一步，对检测结果至关重要。微针采样因其微小尺寸可以实现无痛微量采血。加拿大 Kumetrix 公司研制的硅微针直径如人的发丝，可以实现无痛采血，类似蚊子吸血过程。现在荷兰 Micronit 研制出了通过毛细血管张力吸出血液的微针阵列，不需要外部微泵。微针流体采样有助于人们更好地自主监测健康状况，提高生活质量，降低医疗费用。技术难点包括高强度微针的制造工艺，设计流体设备以实现快速有效的试管灌注，以及使用适当的传感器以控制采样量。

## 思　考　题

1. 举例说明制造业对国家的重要性。
2. 举例说明微纳加工对制造业的重要性。
3. 对比生物体系典型构成(如原子、分子、细胞器等)与常见微纳材料和器件的尺度关系。
4. 调研一种核酸提取原理及其相应的微流控芯片并阐述其应用。
5. 举例说明药物缓释微针贴片的原理和制备方法。

## 参　考　文　献

[1] Niculescu A G, Chircov C, Bîrcă A C, et al. Fabrication and applications of microfluidic devices: a review. Int J Mol Sci, 2021, 22(4): 2011.

[2] Kim E, Choi S, Kang B, et al. Creation of bladder assembloids mimicking tissue regeneration and cancer. Nature, 2020, 588(7839): 664-669.

[3] Singhvi R, Kumar A, Lopez G P, et al. Engineering cell shape and function. Science, 1994, 264(5159): 696-698.

[4] Walboomers X F, Jansen J A. Cell and tissue behavior on micro-grooved surfaces. Odontology, 2001, 89(1): 2-11.

[5] Chourpa I, Lei F H, Dubois P, et al. Intracellular applications of analytical SERS spectroscopy and multispectral imaging. Chem Soc Rev, 2008, 37(5): 993-1000.

[6] Kneipp J, Kneipp H, McLaughlin M, et al. In vivo molecular probing of cellular compartments with gold nanoparticles and nanoaggregates. Nano Lett, 2006, 6(10): 2225-2231.

[7] Li M, Cushing S K, Zhang J M, et al. Three-dimensional hierarchical plasmonic nano-architecture enhanced surface-enhanced Raman scattering immunosensor for cancer biomarker detection in blood plasma. ACS Nano, 2013, 7(6): 4967-4976.

[8] Yu C X, Nakshatri H, Irudayaraj J. Identity profiling of cell surface markers by multiplex gold nanorod probes. Nano Lett, 2007, 7(8): 2300-2306.

[9] 徐海燕, 冯淑贞, 孙志宏, 等. 测序技术的研究进展及三代测序的应用. 中国乳品工业, 2016, 44(4): 33-37.

[10] Yinon J. Peer reviewed: detection of explosives by electronic noses. Anal Chem, 2003, 75: 98A-105A.

[11] Baughman R H, Zakhidov A A, de Heer W A. Carbon nanotubes: the route toward applications. Science, 2002, 297(5582): 787-792.

# 第 2 章　微细切削加工技术

微细加工通常指通过加工工艺在微米尺度上获得零件的形状与特征。随着工业领域对小尺寸零部件需求的激增，人们愈发重视微细加工所带来的固有优势：尺寸缩小不仅意味着更轻、更紧凑的产品，也往往伴随着性能的提升。然而，传统的切削方法受制于切削力、材料特性及加工难度等因素，对微米级尺寸的零件已凸显其局限性，因此急需创新刀具设计及多种非传统微细加工技术的补充。钟表工业是微细切削加工应用最为成熟的行业之一：手表内部由大量微小机械部件构成，而微细加工技术的引入，使得更小、更轻的部件得以量产，从而推动了手表整体尺寸的减小和重量的进一步减轻。在生物医学领域，药物递送系统和医疗器械的小型化同样依赖现代微细加工，若缺少这种技术，许多精准治疗手段将无法实现。微机电系统(MEMS)几乎完全建立在微型零件的制造及其在微尺度范围内的集成装配之上，没有微细加工，MEMS 产品也无法成型。本章将围绕传统微细切削加工展开：首先阐述微细切削的基本原理；接着介绍适用于微细加工的机床及其关键特性；最后重点讨论各类微细切削方法在生物医学中的具体应用。

## 2.1　微细机械加工技术概述

### 2.1.1　微细加工的出现

对于工程师而言，持续创新并积极采用新技术是推动人类文明发展的核心动力。为了满足现代社会对高性能产品的需求，必须不断开发新的制造工艺与技术。在日常生活中，我们所使用的诸多创新产品，正是现代工业进步的体现。在不同的制造流程中，一部分产品可直接从原材料加工成最终成品，而更多产品则需通过零部件的逐步制造与组装来实现。这要求制造工艺具备高度的多样性与灵活性，以适应不同产品特性与性能要求。

制造工艺拥有悠久而丰富的历史。从最早期人类使用天然或简易工具，到当代复杂精密的机床设备，其核心理念始终围绕着材料去除以形成所需形状。尽管所用工具与手段经历了巨大变化，加工工艺的本质未曾改变。现代制造技术可以视为数千年来人类制造智慧不断积累与演进的结果。尤其在工业化快速发展的今天，制造工艺不仅要满足基本的生产需求，还需具备应对快速变化市场需求的柔性与创新能力。

## 2.1.2　加工及微细加工的历史

加工技术的演变贯穿人类文明史。从石器时代起，人类便通过各类工具对不同材料进行加工，逐步掌握了从简单成型到复杂制造的各类技术手段。20 世纪，加工技术迎来了飞速发展。传统意义上，加工被定义为以经济有效的方式，通过从工件上去除预定量的材料以获得所需形状。随着数控技术（CNC）的应用，加工工艺在精度、可控性和自动化水平上取得了革命性突破，使得更小尺寸和更高复杂度的加工任务得以完成。与此同时，计算机、电子与机器人技术的迅猛进步，进一步提升了加工精度与效率，推动制造业进入高度自动化和智能化的新阶段。到了 20 世纪 90 年代，微细加工技术的兴起，标志着制造尺度进入微米甚至纳米量级，极大拓展了制造工艺的应用领域。

## 2.1.3　传统和非传统加工

现代工业根据产品特性和市场需求，采用多种不同的制造技术。根据材料去除方式与能量输入形式，加工工艺大致可分为传统加工与非传统加工两类。

（1）传统加工。主要依靠刀具与工件之间的机械接触，利用切削力实现材料去除。传统加工要求刀具硬度高于工件材料，典型工艺包括车削、铣削、钻削与磨削。在加工过程中，由于切削力作用，材料以切屑形式剥离，同时伴随一定热量传递至工件内部，因此刀具磨损控制与过程监测成为保障加工质量的关键环节。

（2）非传统加工。利用电能、热能、化学能或光能等形式，通过非接触方式实现材料去除。典型代表包括电火花加工（EDM）、电化学加工（ECM）、激光加工等。这类方法特别适用于传统机械加工难以胜任的高硬度材料或超高精度零件的制造。

本章主要介绍传统的微细切削加工技术在生物医学工程尤其是医疗器械和装备领域中的应用。图 2-1 为加工技术的分类。

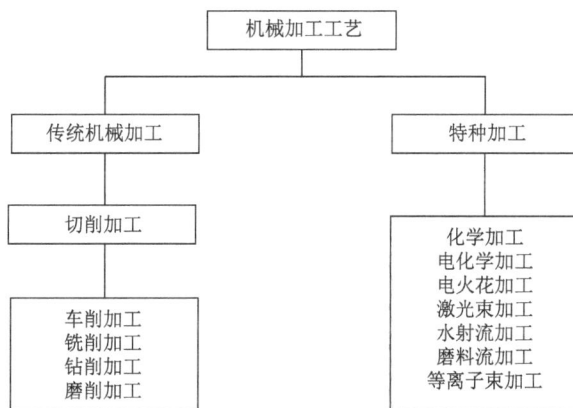

图 2-1　加工技术的分类[1]

# 2.2  微细切削加工技术详述

## 2.2.1  微细切削加工原理

微细切削在运动学特性上与传统切削相似，但其本质远非简单地将宏观切削缩小至微米尺度。当未切削的切屑厚度接近刀具刃口半径或工件晶粒尺寸时，加工过程中会出现一系列新的现象：产生切削刃半径效应、有效前角变负、后刀面-工件接触长度发生变化、最小切削厚度发生变化以及材料微观结构对切削行为产生影响等。这些现象都源于尺寸效应，同时对切屑形成机制、表面生成过程、毛刺产生以及刀具磨损机制均产生深远影响。此外，微细切削工艺的性能不仅取决于工艺参数与材料特性，还与机床刚性、刀具制造质量以及测量与检测系统的精度密切相关。

**1. 微细切削的特征**

微细切削通常指通过机械加工手段，在微米尺度范围内实现材料去除与结构成型的过程。根据所用刀具的几何特性，微细切削可细分为微细车削、微细铣削、微细钻削与微细磨削等类别。微细切削广泛应用于各类工程材料的高精度三维结构制造，典型加工尺寸范围为几微米至数毫米。与传统宏观切削相比，微细切削的显著特点在于：未切削的切屑厚度极小，且与刀具微观几何特性及材料内部微观结构尺寸处于相同量级，从而显著影响切削机理和加工结果。

**2. 微细切削力学**

尽管宏观切削的力学特性已在过去几十年中得到了系统研究，并建立了多种实验模型与理论框架，但这些传统模型通常假设刀具半径远小于切削深度，且忽略了材料微观结构的影响。因此，直接将宏观切削模型应用于微细切削往往会导致严重偏差。在微细切削过程中，材料的微细结构、表面生成特性以及亚表面变形行为变得尤为关键，尺寸效应成为解释微细切削力学现象的核心要素。

1)尺寸效应

当切削参数如切削深度、未切削的切屑厚度与刀具刃口半径同一数量级时，有效的刀具前角变成了负的。在微细切削过程中，来源于未切削的切屑厚度/刀具刃口半径表征的尺寸效应将主导材料去除机理和切屑的形成。该比值决定了加工过程的切削、犁耕、滑动现象，进而影响了加工后的表面粗糙度和表面完整性。在超精密加工的研究中，诸多研究者讨论过尺寸效应，如最小切屑厚度、切削能、延展机理、表面产生和毛刺的形成。所有这些研究成果都可以为微细切削机理的研究提供支撑。

当工件的微细结构如晶粒尺寸与刀具的刃口半径和切削深度相当时，微细结构的尺寸效应就出现了。图 2-2 展示了传统切削与微细切削中机械特征的尺寸效应[2]。工程材料典型的晶粒尺寸为 100nm～100μm，而未切削的切屑厚度在几微米，因此切屑的形成在单个晶粒的内部。在微细切削工程中，材料不像宏观切屑可以当成各向同性；也不同于传统单晶加工，因为在这个尺寸，晶粒的边界效应出现了。微结构尺寸影响了微细切削工艺，包括切屑形成的机理、表面生成、切削力的波动。由于尺寸效应，微细切削难以控制表面质量。

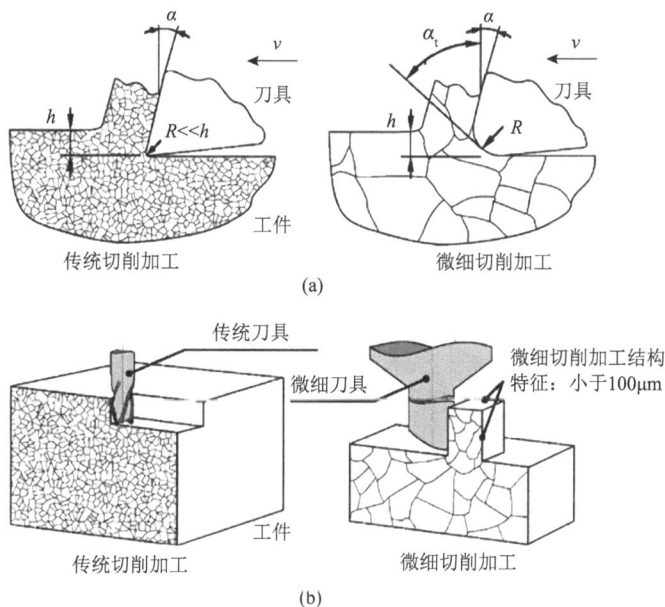

图 2-2　机械特征的尺寸效应[2]

(a)来源于未切削的切屑厚度/刀具刃口半径以及晶粒尺寸/刀具刃口半径的尺寸效应；(b)当微结构大小与晶粒尺寸相当时，尺寸效应增强。$v$ 表示刀具进给速度；$R$ 表示刀尖的圆弧半径；$h$ 表示未切削的切屑厚度；$\alpha$ 表示名义刀具前角；$\alpha_t$ 表示刀具前角

当最小结构尺寸与晶粒尺寸一致时，产生机械特性的尺寸效应。从材料机械特性的观点来看，当材料的结构尺寸减小到几微米时，尺寸效应占据主导地位。在如此小的尺度范围，尽管由于材料弹性特性依赖于原子之间的黏接特性而没有产生影响，但是应变引导下的位错对于塑性变形有很大的影响。运动的难易程度受到晶界、缺陷和表面等的影响。尺寸效应通过产生几何限制而主导塑性行为，如阻止位错的产生和滑移。反过来，材料特性的改变也影响微细切削的可加工性。当微结构的大小与晶粒尺寸相当时，尺寸效应增强。

2)切屑形成和最小切屑厚度

在微细切削过程中,如果未切削的切屑厚度小于最小切屑厚度就可能不能形成切屑。此时,会出现挤压和耕犁现象,直到未切削的切屑厚度超过最小切屑厚度。许多研究人员研究微细切削过程中切屑的形成,定量研究不同材料和切削条件下的最小切屑厚度。

图 2-3 为最小切屑厚度影响。当未切削的切屑厚度小于最小切屑厚度时,出现挤压现象,仅仅发生弹性变形,而不形成切屑。当未切削的切屑厚度接近最小切屑厚度时,犁耕现象发生,切屑由于弹性变形而出现。当未切削的切屑厚度大于最小切屑厚度时,弹性变形减小,进而切屑形成。

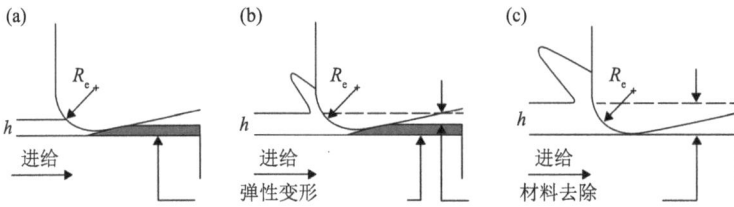

图 2-3 最小切屑厚度影响[2]

(a)$h<h_m$; (b)$h=h_m$; (c)$h>h_m$。$h$ 表示未切削的切屑厚度; $R_e$ 表示刀尖的圆弧半径; $h_m$ 表示最小切屑厚度

可以肯定,最小切屑厚度现象来源于材料抵抗塑性变形的能力,主要依赖于:未切削的切屑厚度/刀具刃口半径;工件的材料特性,材料的延展性增加了最小切屑厚度;刀具和工件材料之间的摩擦系数。

3)切削能量和微细切削力模型

(1)具体的切削能量。

切削能量是指去除单位体积的材料所需要的能量。

切削能计算为切削力/切屑面积,见式(2-1):

$$E(\text{J/mm}^3, \text{N/mm}^2 \text{或MPa}) = \frac{P}{\text{MRR}} = \frac{F_c v}{vbd} = \frac{F_c}{bd} \tag{2-1}$$

式中,$P$ 为切削过程的动量消耗,N·mm/s;MRR 为材料去除率,mm³/s;$v$ 为切削速度,mm/s;$b$ 为切削宽度,mm;$d$ 为切屑的厚度,mm;$F_c$ 为切削力,N。

(2)微细切削力模型。

模拟微细切削工艺,特别是预测切削力,对于反映微细切削特征有很大作用。

(3)微细切削进给率/刀具半径。

在微细切削过程中,微细切削进给率/刀具半径远高于传统切削工艺。模拟未切削的切屑厚度时相关研究发现,微细切削进给率/刀具半径这个参数对于准确预测微细切削的切削力很重要。

(4)切削刃口半径的影响。

在微细切削力模型中，切削刃口半径的影响可以用等效滑移面和等效前角来模拟。微细刀具的等效前角如图 2-4 所示，计算公式为

$$\alpha_{\mathrm{t}} = \arcsin\left(\frac{h}{r_{\varepsilon}} - 1\right) \qquad h < h_{\lim}$$

$$\alpha_{\mathrm{t}} = \alpha \qquad\qquad\qquad h > h_{\lim} \tag{2-2}$$

$$h_{\lim} = r_{\varepsilon}(1 + \sin\alpha)$$

式中，$\alpha$ 为名义刀具前角；$r_{\varepsilon}$ 为切削刃口半径；$h$ 为未切削的切屑厚度；$h_{\lim}$ 为未切削的切屑厚度的极限值。

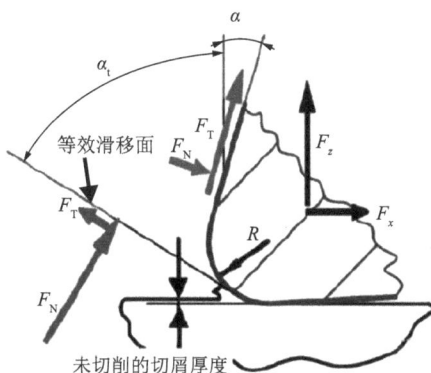

图 2-4　等效滑移平面和前角[2]

$R$ 表示刀尖圆弧半径；$\alpha$ 表示名义刀具前角；$\alpha_{\mathrm{t}}$ 表示刀具前角；$F_{\mathrm{N}}$ 表示接触面的法向力；$F_{\mathrm{T}}$ 表示接触面的切向力；$F_x$ 表示 $x$ 方向的力；$F_z$ 表示 $z$ 方向的力

另外，模拟微细切削力时，与刀具刃口半径相关的尺寸效应可以用后刀面的摩擦力体现。当后刀面与工件发生弹性回复，刀具和工件在滑移和犁耕时产生摩擦力。在微细切削加工过程中，该摩擦力对于切削力的贡献很大。刀具后刀面-工件接触长度 $L_{\mathrm{f}}$ 为

$$L_{\mathrm{f}} = \frac{S}{\sin\theta_{\mathrm{f}}} = \frac{K_1 r_{\varepsilon} H}{E \sin\theta_{\mathrm{f}}} \tag{2-3}$$

式中，$S$ 为回弹长度；$K_1$ 为常数；$r_{\varepsilon}$ 为切削刃口半径；$H$ 为维氏硬度；$E$ 为弹性模量；$\theta_{\mathrm{f}}$ 为刀具的后角。进而，后刀面刀具-工件接触摩擦力在切削方向的正交方向分量为

$$F_{\mathrm{fc}} = \frac{CY}{\sqrt{3}} L_{\mathrm{f}} b \tag{2-4}$$

$$F_{\mathrm{ft}} = CY L_{\mathrm{f}} b$$

式中，$F_{fc}$ 为后刀面切向力；$F_{ft}$ 为后刀面法向力；$C$ 为常数；$Y$ 为材料强度；$b$ 为切削宽度。

## 2.2.2 微细切削机床

本节将介绍相关的工艺和机床，为生物医学工程相关专业的学生提供一个概念性的引导。微细切削加工工艺包括微细车削、微细铣削、微细钻削、微细磨削等，每种加工工艺的机床各不相同。下面将就不同工艺的机床及其参数要求等进行简单介绍。

1. 微细车削机床[2]

微细车削加工离不开车削机床。微细车削可以在传统的超精密车削加工系统进行，不过，传统的车削系统不适合微细车削加工。微细车削系统与传统超精密车削系统相比具有一些优点：对环境变化不敏感，低成本，高柔性，模块化高，空间紧凑，需要的能量低。

1）工业化的微细车削机床

图 2-5 是瑞士的微细车削机床，该机床对于加工小的零件有成本优势，获得的微细零件直径小于 0.5mm。

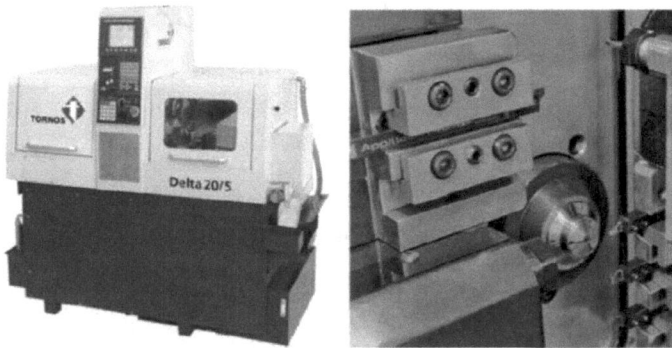

图 2-5 瑞士微细车削机床[2]

2）非商用化的微细车削车床

市场上有对于微细车床的需求是"小零件用小机床获得"，因此很多非商用的、自制的小机床满足了这个需求。

Kitahara 等开发了微细车床，参数如下：长 32mm，宽 25mm，高 30.5mm，质量 100g。这是最小车床之一。工作平台采用压电材料的尺蠖运动控制模式。机床进给驱动分辨率 50nm，定位精度 500nm，最大工件直径 2mm。主轴功率 1.5W，转速 10000r/min。该微细车床加工黄铜材料可以获得 1.5μm 直线精度，2.5μm 回转精度，实验中最小工件直径 60μm。

2. 微细铣削机床[2]

不同于以往的机床设置，精密和高精密的铣削机床可用于微细加工或者高精密的铣削操作，在医疗领域、模具制造和航空领域有广泛应用。在这些小型化机械需求的驱动下，要求铣削刀具直径达到 50nm，加工精度低于 5μm，可以加工硬材料如碳化钨等。

常用的 3 轴、5 轴精密铣削机床，单个直线导轨的长度为 100～1000mm。线定位精度低于 10μm。机床系统由于采用的基本元件不同而存在差异，例如滚珠和滚针导轨、旋转轴承、线性驱动等。

关于高精度的铣削机床，单个轴线定位精度低于 1μm，可以加工的范围也缩小了。目前市场上对于不同高精度铣削机床整体性能的直接对比数据仍较为有限。

KERN 公司推出的微细铣削机床 Pyramid Nano（图 2-6），是专为高精度零件制造设计的一款数控加工中心。该机床于 2006 年推向市场，采用三轴液压直线驱动，垂直方向布置，床身采用铸铁与大理石复合材料以提高热稳定性。各轴采用静压导轨，由伺服电机通过静压螺杆驱动，实现单轴定位精度达±300nm 的超高精度运动。Pyramid Nano 支持 5 轴联动，加工体积约为 100dm³，尤其适用于复杂自由曲面和精密模具腔体的微细加工。

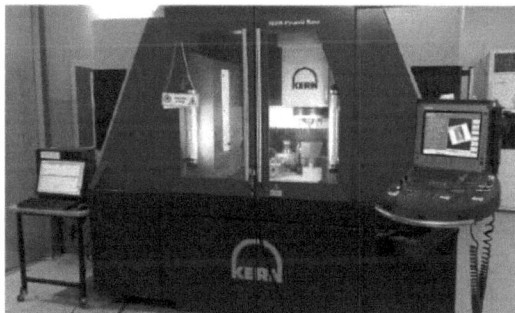

图 2-6　KERN 公司的微细铣削机床 Pyramid Nano[2]

此外，文献[3]对微细铣削机床的典型特征进行了系统总结。微细铣削机床通常归属于超精密铣削设备范畴，其加工精度通常优于 1μm，部分机型可实现 0.1μm 的超高精度水平。

在此精度等级下，微细铣削机床主要应用于显微尺度工件的精密加工，能够在工具或工件表面形成亚微米乃至介观尺度的复杂特征结构。为了满足极高精度与稳定性要求，此类机床通常具备如下主要特征：

(i) 主轴系统采用超精密线性驱动，确保高稳定性与响应速度；

(ii) 配备无摩擦导轨，显著降低运动微振动与能量损耗；

(iii) 拥有优异的热设计与主动热补偿机制，抑制因温升引发的几何误差；

(iv) 配备超高速主轴，转速一般超过 40000r/min；

(v) 床身与立柱结构采用大理石基座，提升机床整体的热稳定性与减振性能；

(vi) 集成超精密位置反馈系统，使 CNC 单元能够实时处理并显示纳米级运动精度；

(vii) 配备非接触式刀具监测与测量系统，以及高倍放大监控系统，用于实时监控加工过程。

为了进一步提高微细铣削加工质量，近年来，诸多研究团队探索了基于切削力监测与图像识别技术的过程在线监测方法，有效提升了加工过程的稳定性与最终成品的一致性。

文献[4]介绍了商品化的小型化刀具系统以及获得的微细流道的扫描电子显微镜(scanning electron microscope，SEM)照片，如图 2-7 所示。微流体芯片技术

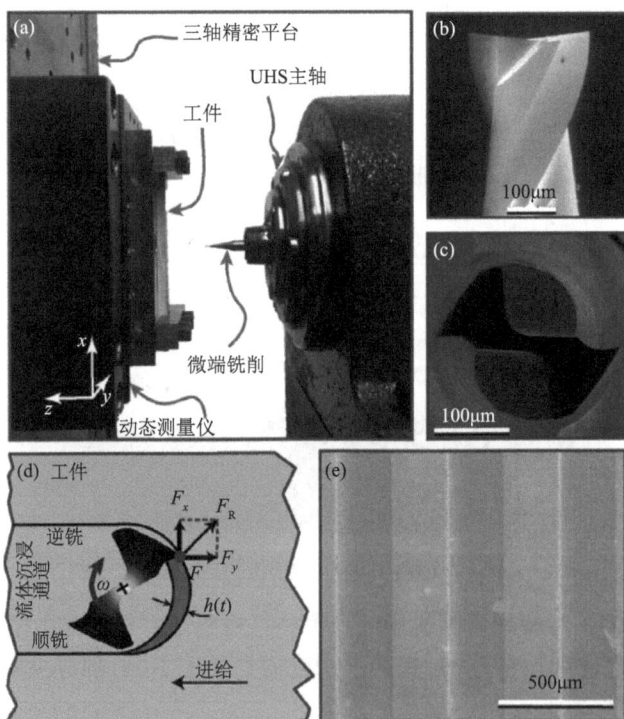

图 2-7　商用化的小型化刀具系统以及获得的微细流道的 SEM 图[4]

(a)商用的小型化刀具系统；直径 254μm 微细刀具的侧视图(b)和俯视图(c)；(d)通道微细铣削的力的方向；
(e)微细加工通道的 SEM 照片

已成为体外诊断(IVD)行业的关键技术，微细铣削机床系统为微流体芯片的快速验证提供了支持。

### 3. 微细钻削机床

微孔加工是微细制造中的关键环节，常用的方法包括微细钻削、激光加工与电火花加工(EDM)等。其中，微细钻削作为传统工艺，仍在诸多高精度制造场景中占据重要地位。传统微细钻削工艺通常依托于数控加工中心、双轴车床或专门定制的微细钻削机床完成。根据加工需求与材料特性，可选择不同类型的钻削装备与工艺参数，以实现直径微米级别的高精度孔加工，广泛应用于微电子、医疗器械与微流控系统等领域。

### 4. 微细磨削机床

微细磨削是实现超高表面质量与复杂形状微结构加工的重要手段。文献[5]介绍了一种专用微细磨削加工机床(图 2-8)，其系统构成与功能在图 2-9 中进一步展示。文献[6]则提出并设计了一种面向纳米级加工精度的纳米磨削加工中心。微细磨削工艺可广泛应用于平面、沟槽及小型复杂零件(如微型轴、微型钻头等)的加工。采用金刚石磨削工具，微细磨削可以有效加工包括半导体材料、玻璃、陶瓷与烧结碳化物等在内的高硬脆材料，具有极高的加工精度与表面完整性优势。随着微纳制造需求的不断增长，微细磨削机床系统在医疗器械、光电子元件及高端模具制造领域发挥着日益重要的作用。

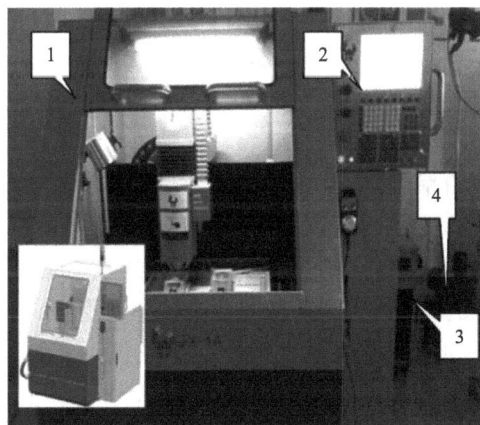

图 2-8　微细加工机床[5]

1. 机床；2. 控制界面；3. 主轴冷却设备；4. 空气压缩机

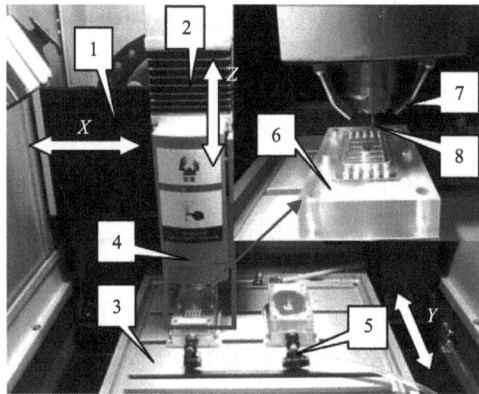

图 2-9　微细磨削系统建立[5]

1. X进给；2. Z进给；3. Y进给；4. 主轴；5. 真空吸头；6. 工件；7. 冷却水；8. 微细磨削工具

## 2.2.3　微细切削加工技术在生物医学工程领域的应用

### 1. 微细车削加工技术的应用

尽管近年来针对微细机床加工微细结构的研究不断深入，但基于传统机床平台的微细车削加工技术在生物医学工程、航空航天与光学领域的应用仍得到了广泛探讨与验证。通常而言，基于 3D 打印技术的自下而上制造方法被推荐用于微流道结构的制备。虽然增材制造技术在快速原型制作中表现出一定优势，但其分辨率较低、表面粗糙度较高，这些因素限制了 3D 打印技术在高质量微流道加工中的应用。相比之下，微细铣削作为一种自上而下的机械加工方法，能够高效、低成本地实现多种材料上的微流道结构制备。微细铣削工艺具有生产效率高、适用材料范围广等优点。然而，在加工复杂微流道结构时仍面临诸多挑战，主要源自微细铣削刀具的几何特性及其加工动力学行为的限制。此外，由于加工路径与壁面曲率的耦合关系，微细铣削技术在微流道曲面壁面叠加二阶结构(如梯度微结构)方面的应用存在一定局限性。与微细铣削相比，金刚石车削技术凭借使用单晶金刚石刀具(刀尖半径可达数微米至数十纳米)，为微纳米结构加工提供了新的可能。文献[7]提出了一种新型可调节金刚石车削技术，用于复杂微流道结构的制造。该研究建立了微纳流道结构车削工艺方法体系，并进行了相关实验验证。图 2-10 展示了微纳流体通道加工所使用的车削系统硬件配置以及单晶金刚石刀具的显微照片。图 2-11 为通过该方法获得的螺旋形微纳流体通道结构图。

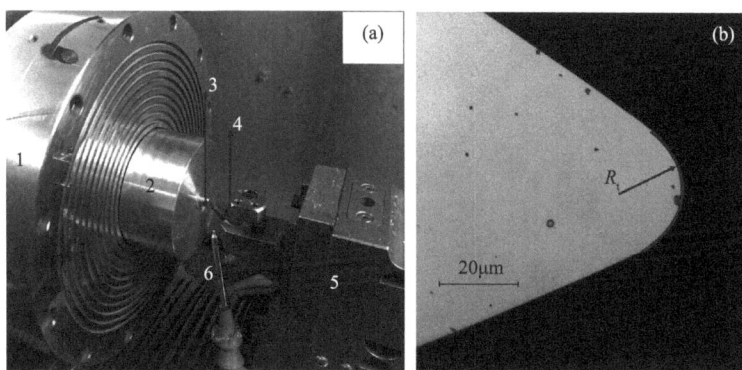

图 2-10　(a)获得微纳流体通道的加工系统的硬件；(b)金刚石刀具的 SEM 照片[7]

1. 真空夹持；2. 夹持；3. 旋转样品；4. 金刚石工具；5. 刀具夹持；6. 润滑供给。

$R_\mathrm{t}$ 表示金刚石刀具的刀尖半径

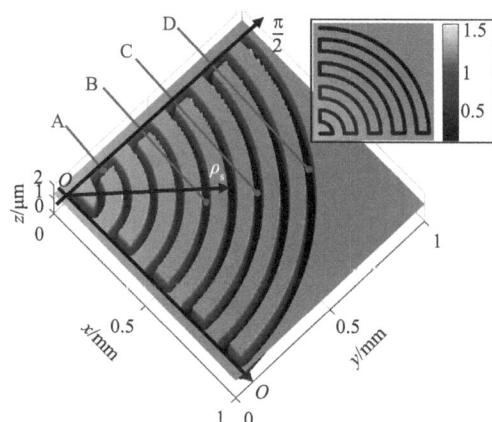

图 2-11　获得的微纳流体通道[7]

图中 A、B、C、D 显示不同的位置，不同位置的底部表面粗糙度不同

在实际应用中,直接采用微细车床配合微细刀具加工微细零件存在诸多限制,如设备稳定性、刀具强度及加工精度难以完全满足高要求场景。为此,在超精密加工领域,通常利用超精密机床搭配微细刀尖进行微细车削,例如单点金刚石车削技术能够实现光学零件的超镜面表面加工。为了在工件表面制备微细结构,研究者开发了一种在刀具表面复制微细结构的方法。即首先在刀具表面预制微细特征,再在加工过程中将刀具表面的结构特征复制到工件表面,进而实现高效、一致的微细表面结构制造。此外,采用飞刀切削(fly cutting)技术,也可灵活高效地制备多种复杂微细结构,它适用于大面积高精度表面纹理的加工。文献[8]报道了采用单点金刚石车削工艺制备菲涅耳(Fresnel)微镜阵列的研究工作,并给出了加工系统示意图及典型微镜阵列的测试图像,如图 2-12～图 2-14 所示。

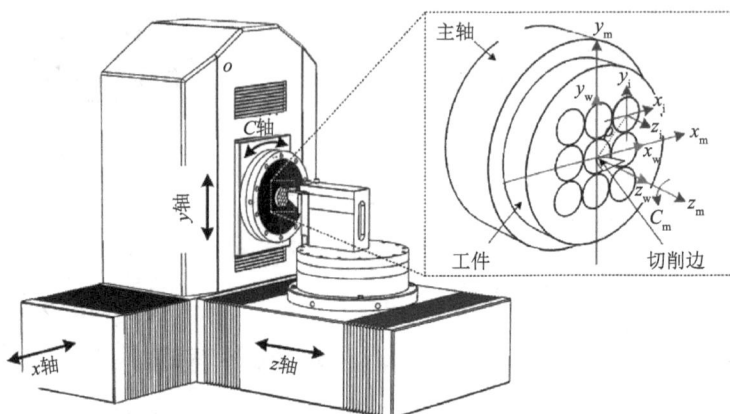

图 2-12　采用金刚石车削获得菲涅耳微镜阵列的模具[8]

机床的全局坐标系：$o_m\text{-}x_my_mz_m$；$C_m$：旋转运动 $C$ 轴；工件坐标系：$o_w\text{-}x_wy_wz_w$；局部坐标系：$o_i\text{-}x_iy_iz_i$

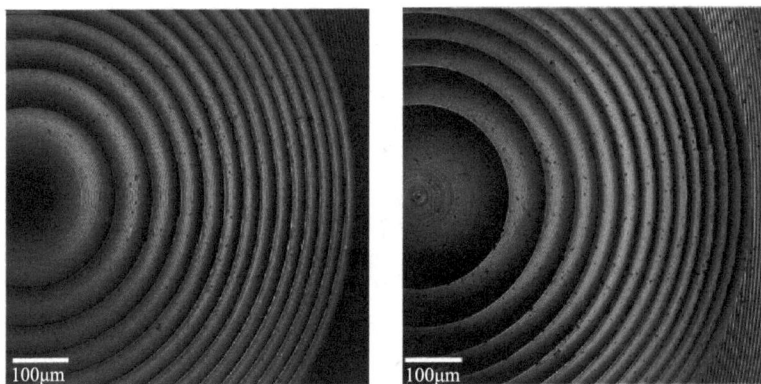

(a)　　　　　　　　　　　　　　　　　　　　(b)

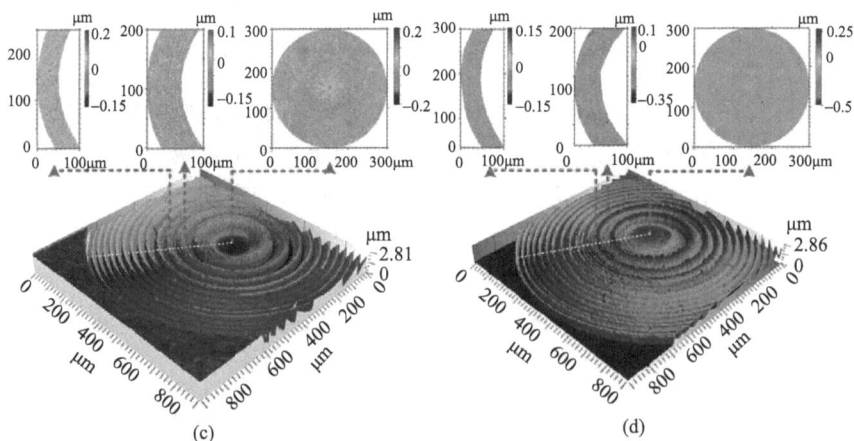

(c)　　　　　　　　　　　　　　　　　　　　(d)

(e)　　　　　　　　　　　　　　　　　　　　(f)

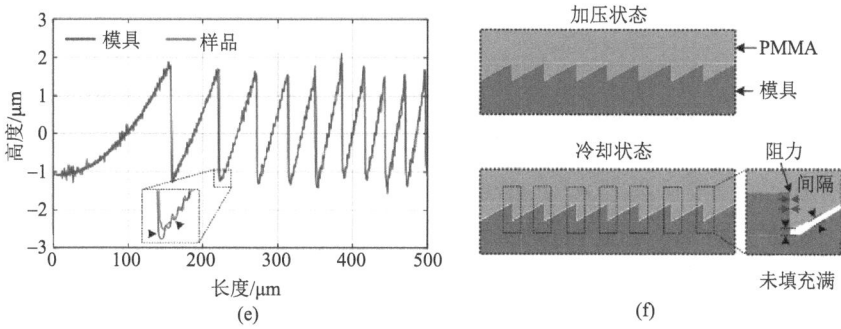

图 2-13　模具照片[8]

(a)复制件照片；(b)模具的 3D 图；(c)复制件的 3D 图；(d)2D 截面轮廓；(e)模具和复制件的结合；
(f)模具插入和复制样品的对比

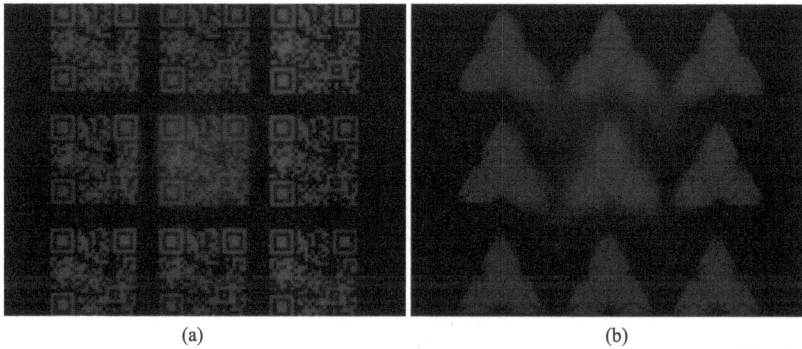

(a)　　　　　　　　　　　　　　　　　(b)

图 2-14　菲涅耳微镜阵列的测试[8]

(a)多色物体；(b)单色物体

　　文献[9]采用飞刀切削和单点金刚石刀具，获得了金字塔型等多种微细结构，如图 2-15 所示。

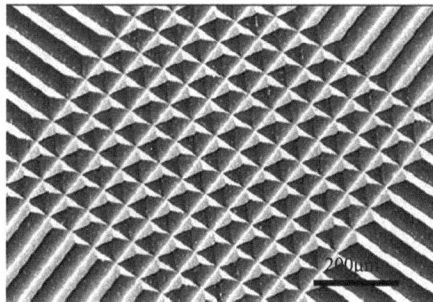

图 2-15　微金字塔阵列[9]

加工参数：切削速度为 380m/min，进给速度为 80mm/min

在机械、电子、光学与生物医药等领域，微沟槽结构是一类极为重要的微细功能单元。典型应用包括：光纤通信系统中的微镜阵列、热交换器中的微通道结构，以及生物医药应用中的微凸台阵列等。高质量微沟槽的制备对器件性能有着直接影响，因此，对微细沟槽加工技术的研究尤为重要。飞刀切削被认为是实现微沟槽加工的重要手段之一。与传统车削方法不同，飞刀切削过程中，工件通常固定在旋转卡盘上，通过刀具与工件间的相对运动，在工件表面加工出高精度沟槽结构。该方法具有加工轨迹可控性强、表面质量高、可实现多种复杂沟槽形貌等优点，已成为微细结构制造领域的重要技术之一。

文献[10]介绍了采用飞刀切削工艺制备周期性微结构的研究工作。聚合物光波导因其优异的光学性能、低制造成本、工艺易控性与结构多样性，近年来在光学互联、电光印刷电路板等领域受到了广泛关注。目前，制造聚合物光波导的方法多种多样，其中模具注塑成型因其经济性高、适合大规模生产而被广泛采用。不过，金刚石飞刀切削技术凭借其高精度与工艺流程简便的优势，逐渐成为聚合物光波导批量制造中的关键工艺之一。该工艺不仅属于超精密加工范畴，而且能够在聚合物材料上形成复杂精细的光学表面结构，特别适用于微沟槽阵列的高精度成型，如图 2-16 所示。

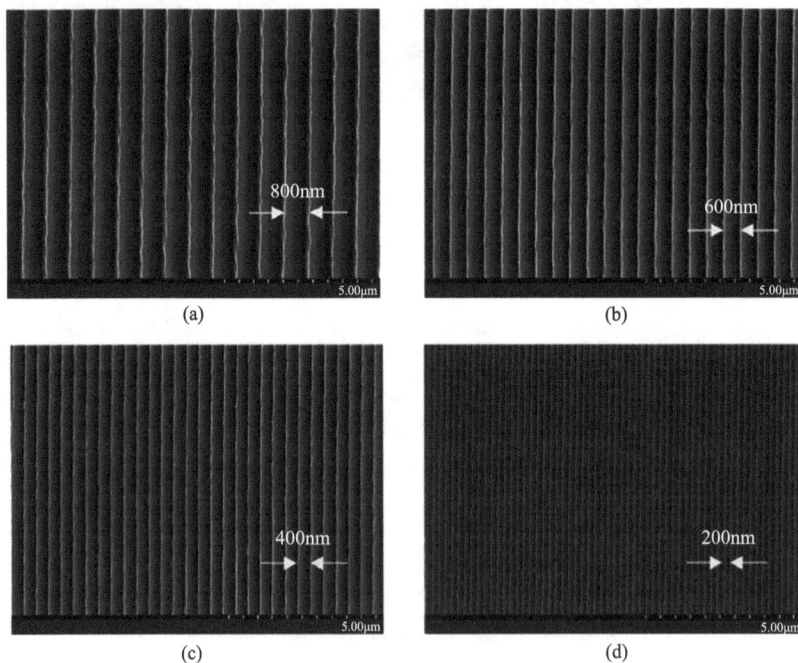

图 2-16　不同间隔的二阶亚微米沟槽[10]

(a) 800nm；(b) 600nm；(c) 400nm；(d) 200nm

飞刀切削在保证加工表面高质量的同时，还具有可灵活调控结构尺寸与周期性的能力，进一步拓展了聚合物光波导在高性能光学器件制造中的应用范围。

2. 微细铣削加工技术的应用

文献[11]介绍了微细铣削加工技术的应用，如图 2-17 所示。文献[12]介绍了一种典型的将微细铣削和软 LIGA[德文 lithographie galvanoformung und abformung 的缩写，英文为 lithogrophy electroforming micro molding，X 光(光刻电铸微成型)]相结合获得微流道的方法，如图 2-18 和图 2-19 所示。其中，图 2-18 展示了微流体通道的制造工艺，特别是采用微细铣削方法获得金属模具。

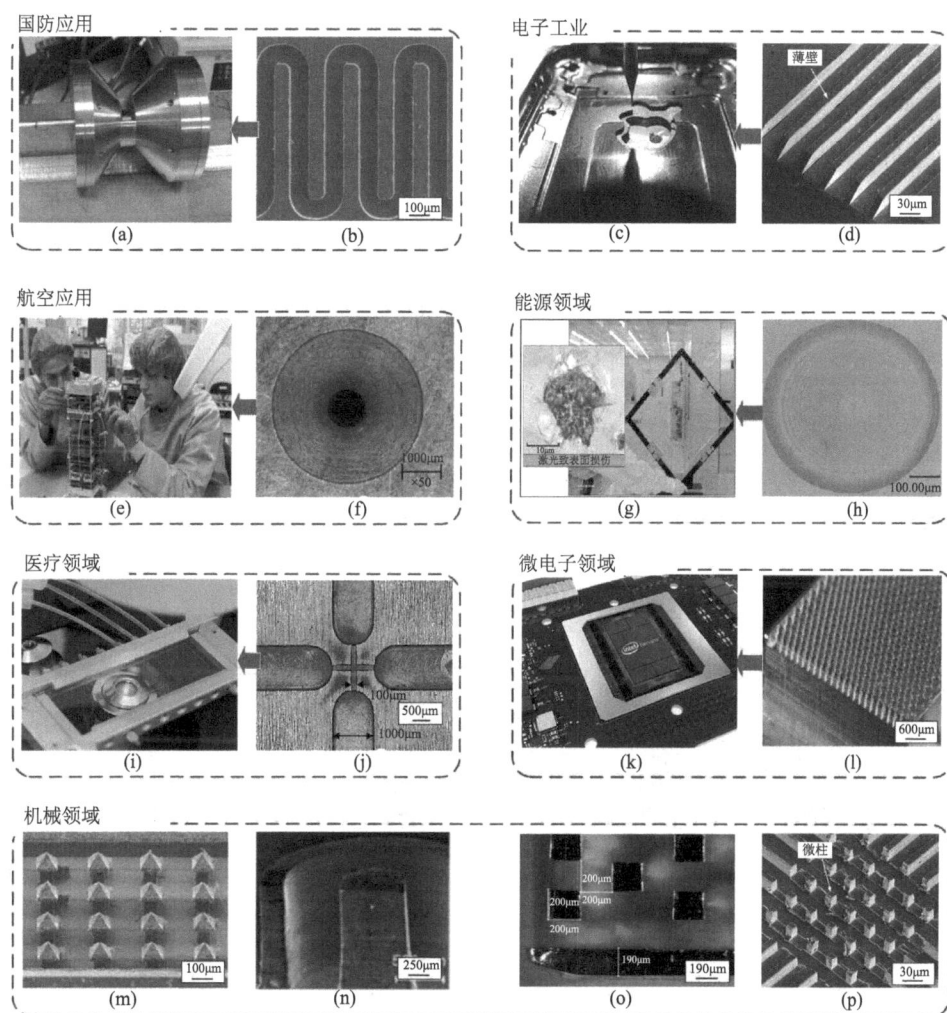

微细模具

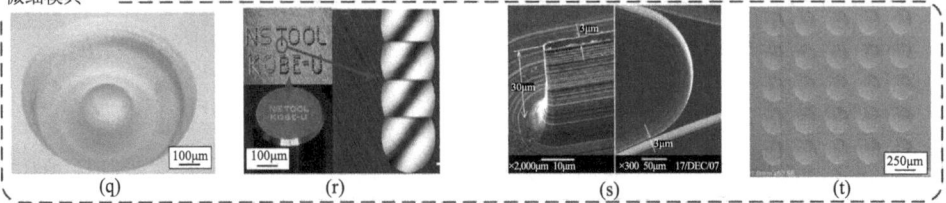

(q)　　　　　　　(r)　　　　　　　　(s)　　　　　　　(t)

图 2-17　典型的微细铣削加工技术的应用[11]

(a，b)电子真空放大器和慢波；(c，d)手机和微沟槽；(e，f)卫星的微细推进器和微细喷嘴；(g，h)激光核聚变的晶体和高斯表面；(i，j)医疗领域的流体传感器和微流道；(k，l)芯片和微细鳞；(m～p)医疗器械的微细阵列；(q～t)微细模具阵列

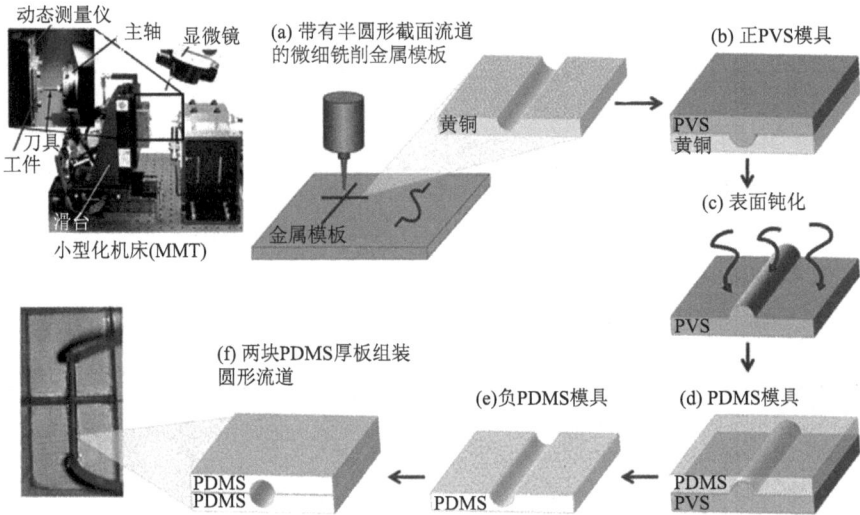

图 2-18　微流体通道的制造工艺：采用微细铣削方法获得金属模具[12]

(a)由金属微细加工获得金属模板；(b)获得原型验证系统(prototype verification system，PVS)模具；(c)PVS 表面处理；(d，e)聚二甲基硅氧烷(PDMS)模具；(f)PDMS 模具封装

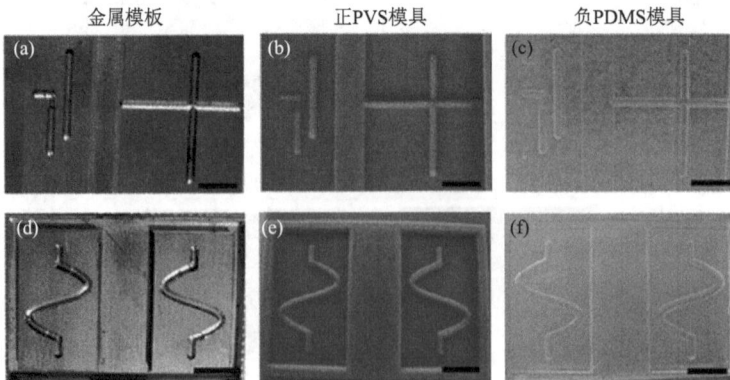

金属模板　　　　　　　正PVS模具　　　　　　负PDMS模具

图 2-19　微细铣削获得的金属模具(不同流道形状)[12]

(a)黄铜模板；(b，e)正 PVS 模具；(c，f)负 PDMS 模具；(d)铝模板。图中比例尺为 5mm

文献[13]介绍了采用数控端微细铣削获得的热塑性微流体器件，如图 2-20 所示。该研究团队通过高精度微细铣削技术，成功在热塑性材料上加工出复杂微流道结构，验证了微细机械加工在微流控芯片制造领域的应用潜力。此外，该团队

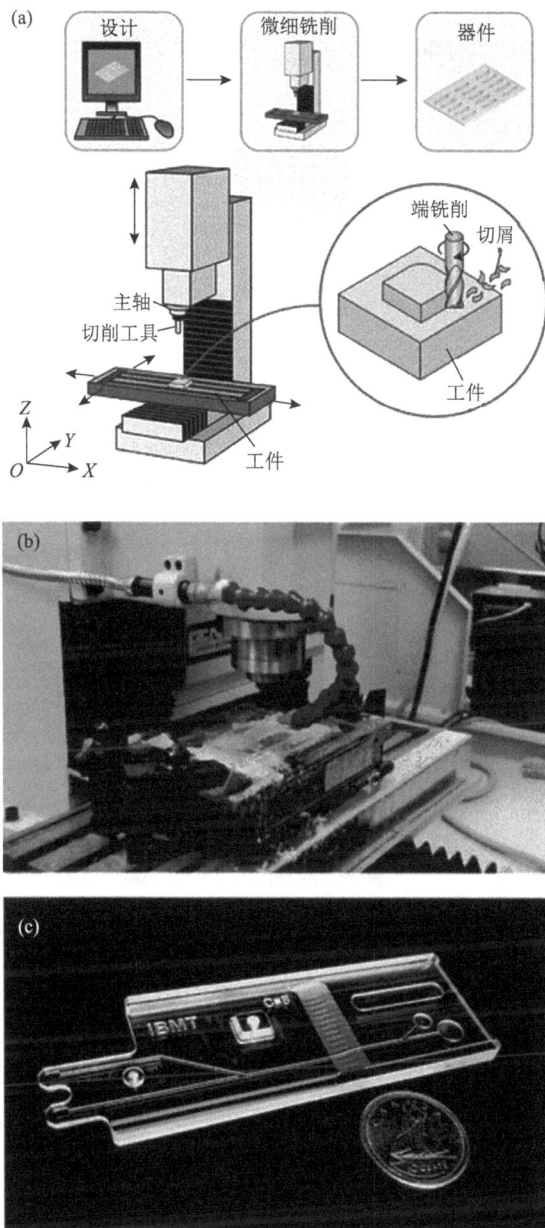

图 2-20　(a)数控端微细铣削的示意图；(b)加工机床照片；(c)获得的热塑性微流体器件[13]

还进一步探讨了微细铣削制备的微流道内细胞培养的可行性。通过实验验证，在微细铣削加工的微流道内，细胞能够稳定附着并生长，证明了机械加工方法在生物医学应用中良好的生物相容性与实用性。如图 2-21 所示，展示了微流道内部细胞培养的显微图像。这一研究结果表明，数控微细端铣削不仅能够实现高质量热塑性微流体器件的加工，同时也为细胞生物学实验平台的快速构建提供了有效的技术路径。

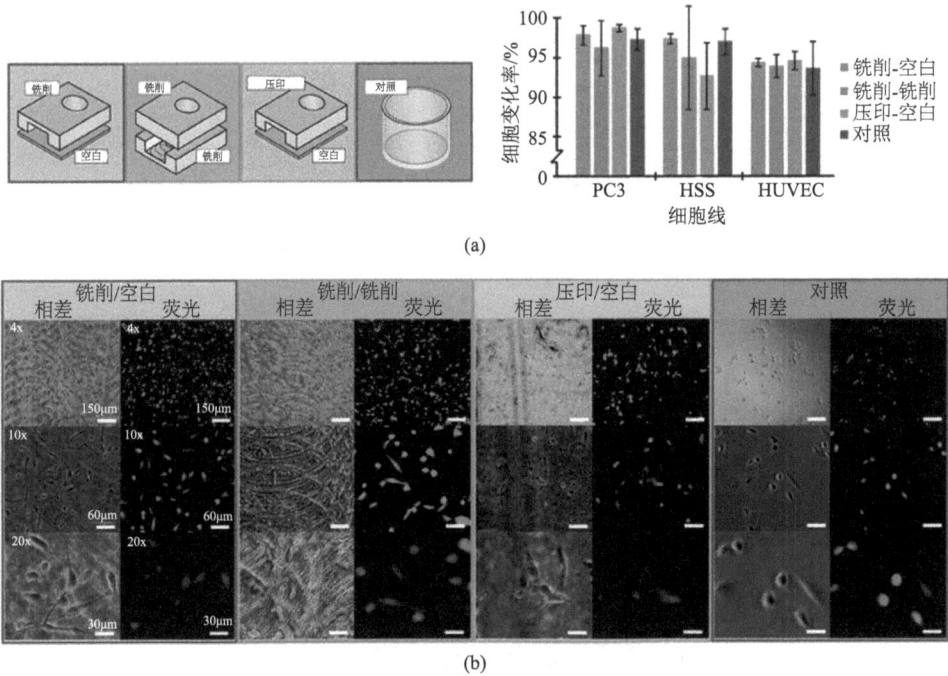

(a)

(b)

图 2-21　微细铣削的微流道内细胞的培养[13]

(a)微流道的组装方式对于细胞变化率的影响；(b)表面粗糙度对于图像质量的影响

生物医学植入器械的成功应用在很大程度上依赖于器械与活体组织之间的有效黏接。尽管基于微尺度刺穿单元的机械黏接技术被认为具有广阔应用前景，但在微尺度下精确制造刺穿单元仍然面临诸多技术挑战。文献[14]介绍了微细铣削工艺在生物医学植入物中制备微细倒钩结构的应用。该研究首先提出了利用微细机械铣削方法，在生物医学工程材料表面加工微细倒钩的工艺流程。加工过程中，采用了两种通用形状的微细铣削刀具，实验材料为聚甲基丙烯酸甲酯(polymethyl methacrylate，PMMA)，系统分析了切削力、表面粗糙度及毛刺形成等因素对加工质量的影响规律。随后，该研究进一步扩展至多种材料体系，包括 304 不锈钢、PMMA、聚乳酸(polylactic acid，PLA)和纤维蛋白聚合物，探索了不同材料条件下微细倒钩结构的成型工艺特性。图 2-22 展示了通过微细铣削工艺获得的典型微细倒钩结构的 SEM 图像。

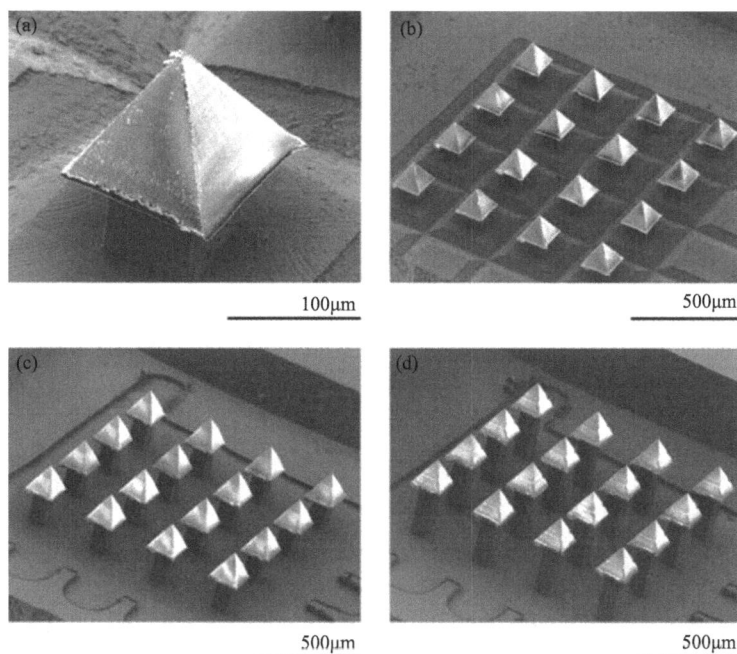

图 2-22　微细倒钩的 SEM 图[14]

(a)微细倒钩角度 60°；(b)微细倒钩阵列(高度 260μm)；(c)微细倒钩阵列(高度 360μm)；
(d)微细倒钩阵列(高度 460μm)

### 3. 微细钻削加工技术的应用

微细钻削技术在生物医学工程领域具有广泛的应用。长期以来，微细钻削工艺的研究一直是微制造领域的重要课题，特别是在微流控芯片制造过程中，微细孔的成型通常采用高精度钻削方法完成。除了微流控芯片制造，钻削工艺在外科手术器械制造与医疗操作中也有着重要应用。例如，王成勇团队[15]系统综述了钻削工艺在生物医学工程中的典型应用案例，包括骨科手术中采用钻削进行骨组织穿孔，牙科领域则广泛采用磨削技术进行牙体预备等操作。针对软材料基体的微细孔加工，文献[16]研究了在 PDMS 等聚合物材料上实施微细钻削工艺的可行性与工艺特性。图 2-23 展示了在 PDMS 材料表面通过微细钻削获得的小孔结构图像，验证了微细钻削技术在软质生物医用材料加工中的潜力与适用性。

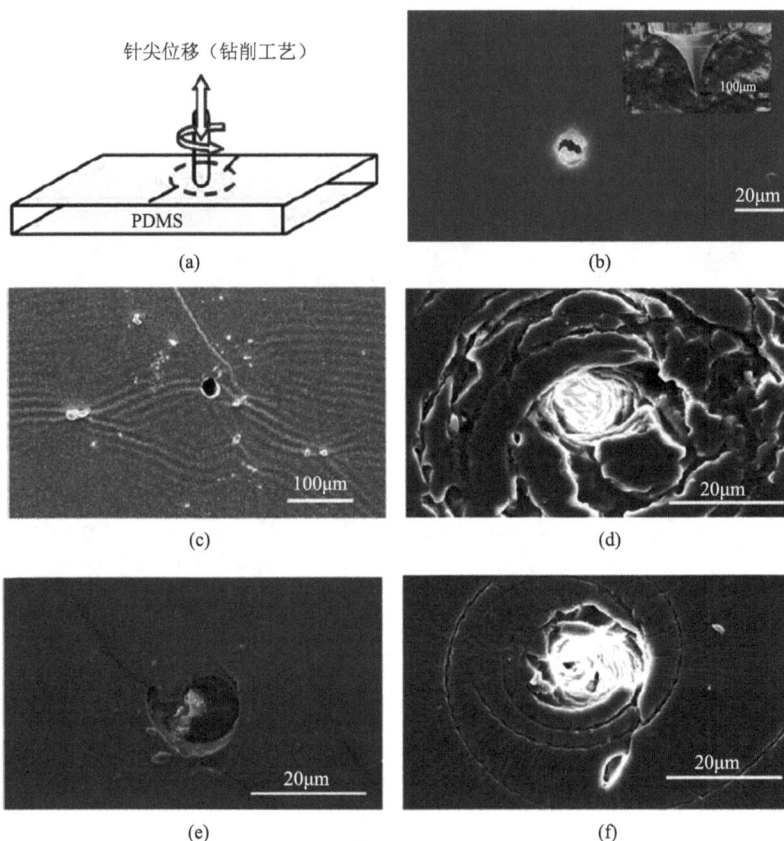

图 2-23　软材料的微细钻削[16]

(a)使用超细针尖钻削工艺示意图；(b)0.5h PDMS 软材料的回复；(c) 2h PDMS 圆孔；0.5h PDMS(d)和 1.5h
PDMS(e)愈合的高分辨率照片；(f)孔边缘的螺旋形辐射

**4. 微细磨削加工技术的应用**

微细磨削加工技术主要应用于不对称模具和光纤连接器等精密结构的制造领域。如图 2-24 和图 2-25 所示，微细磨削在实现高精度复杂表面加工方面发挥了重要作用[2]。

图 2-24 展示了利用微细磨削技术加工的不对称模具实例。该工艺采用Toshiba ULG-1002 超精密磨削机床完成，其主要参数如下：两轴运动分辨率为 10nm，主轴最高转速达 20000r/min，工作台最大移动速度为 1000mm/min，共建主轴转速范围为 100~3000r/min。通过高精度控制系统与超稳定机床结构，能够有效实现复杂曲面的微米级精密磨削成型。

图 2-25 展示了微细磨削在光纤连接器加工中的应用案例。光纤连接器对端面质量和几何精度要求极高，微细磨削技术可在保证极低表面粗糙度的同时，实现

高精度端面轮廓控制,满足光通信系统对信号损耗最小化的严苛要求。随着光电子器件与生物医学器械对微纳结构质量要求的不断提升,微细磨削技术正逐渐成为复杂微结构制造的重要工艺手段。

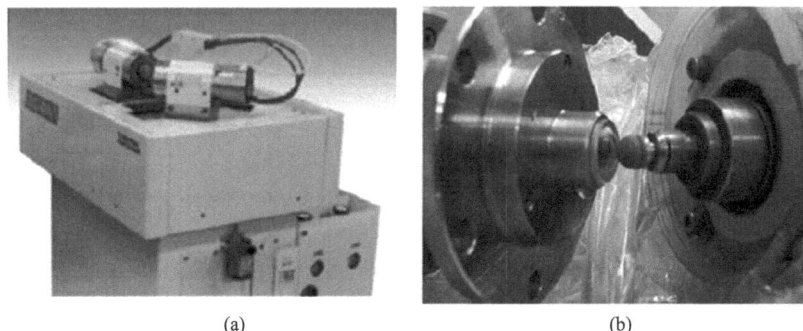

(a)　　　　　　　　　　　　　　　　(b)

图 2-24　Toshiba ULG-1002 超精密磨削机床用于微细磨削非球面碳化钨(WC)模具[2]

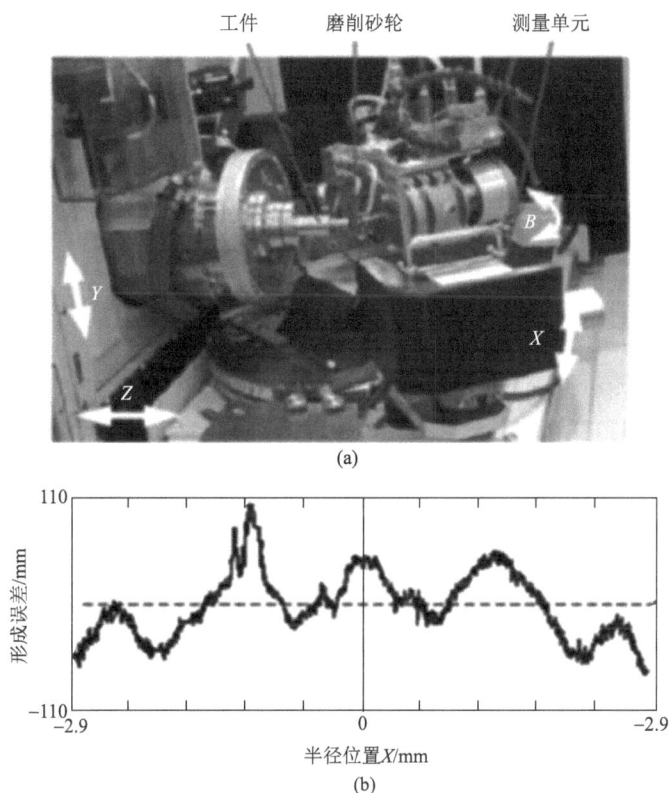

(a)整体照片;(b)磨削装置

工件　　　　磨削砂轮　　　　测量单元

(a)

半径位置 X/mm

(b)

图 2-25　微细磨削光纤连接件的应用[2]

(a)带有在线加工监测探针的超精密磨削机床(图中 X、Y、Z 为三维坐标轴,B 为旋转轴);

(b)Talysurf 轮廓测量结果

## 思 考 题

1. 简述微细加工的切削力学原理。
2. 简述微细铣削加工在微流体芯片制造中的应用。
3. 简述微细钻削加工在微流体芯片制造中的应用。
4. 简述微细机械加工在医疗器械与装备中的应用。

## 参 考 文 献

[1] Saleh T, Sultan M, Ali M, et al. Micro Electro-Fabrication Micro and Nano Technologies. Amsterdam: Elsevier, 2021: 387.

[2] Cheng K, Huo D H. Micro-cutting: Fundamentals and Applications. Hoboken: John Wiley & Sons, 2013: 345.

[3] de Lacalle L N L, Lamikiz A. Machine Tools for High Performance Machining. Berlin: Springer, 2009: 369.

[4] Onler R, Korkmaza E, Kate K, et al. Green micromachining of ceramics using tungsten carbide micro-endmills. J Mater Process Tech, 2019, 267: 268-279.

[5] Cheng J, Gong Y D. Experimental study on ductile-regime micro-grinding character of soda-lime glass with diamond tool. Int J Adv Manuf Technol, 2013, 69: 147-160.

[6] Jackson M J, Davim J P. Machining with Abrasives. Berlin: Springer Sciencet Business Media, LLC, 2011: 303.

[7] Zhu Z W, To S, Tong Z, et al. Modulated diamond cutting for the generation of complicated micro/nanofluidic channels. Precis Eng, 2019, 56: 136-142.

[8] Zhang L, Yi A Y, Yan J W. Flexible fabrication of Fresnel micro-lens array by off-spindle-axis diamond turning and precision glass molding. Precis Eng, 2022, 74: 186-194.

[9] Leondes C T. MEMS/NEMS Handbook: Techniques and Applications, Vol 3. Manufacturing Methods. New York: Springer, 2006: 84-99.

[10] He Y P, Zhou T F, Dong X B, et al. Generation of high-saturation two-level iridescent structures by vibration-assisted fly cutting. Materials and Design, 2020, 193: 108839.

[11] Chen N, Li H N, Wu J M, et al. Advances in micro milling: from tool fabrication to process outcomes. Int J Mach Tool Manu, 2021, 160: 103670.

[12] Wilson M E, Kota N, Kim Y T, et al. Fabrication of circular microfluidic channels by combining mechanical micromilling and soft lithography. Lab Chip, 2011, 11: 1550-1555.

[13] Guckenberger D J, de Groot T E, Wan A M D, et al. Micromilling: a method for ultra-rapid prototyping of plastic microfluidic devices. Lab Chip, 2015, 15: 2364-2378.

[14] Filiz S, Xie L K, Weiss L E, et al. Micromilling of microbarbs for medical implants. Int J Mach Tool Manu, 2008, 48: 459-472.

[15] Zhang Y, Robles-Linares J A, Chen L, et al. Advances in machining of hard tissues: from material removal mechanisms to tooling solutions. Int J Mach Tool Manu, 2022, 172: 103838.

[16] Cheng C M, LeDuc P R. Microdrilling for fabricating micrometer-scale holes in soft matter. Appl Phys A, 2006, 85: 195-198.

# 第 3 章  激光微纳制造技术

1964 年，诺贝尔物理学奖授予了微波激射器和激光器；

1971 年，诺贝尔物理学奖授予了全息技术；

1981 年，诺贝尔物理学奖授予了激光光谱学与电子能谱学；

1997 年，诺贝尔物理学奖授予了激光冷却和陷俘原子技术；

1999 年，诺贝尔化学奖授予了飞秒化学；

2009 年，诺贝尔物理学奖授予了光纤通信；

2014 年，诺贝尔化学奖授予了超分辨荧光显微成像技术；

2017 年，诺贝尔物理学奖授予了引力波的直接探测；

2018 年，诺贝尔物理学奖授予了光镊和啁啾脉冲放大技术。

这一系列科学技术的突破都得益于高性能激光器的发展。自从世界上第一台红宝石激光器在 1960 年问世以来，各种类型的激光器凭借着亮度高、方向性优异、单色性出色以及相干性好等诸多优点，广泛应用于电子信息、医疗卫生、科学研究等领域。在微纳制造领域，激光可以提供高精准、非接触式加工方案。在传统加工领域，主要利用大功率激光器将光能转化为热能，使材料发生熔融、气化、等离子化等物理化学反应，从而实施打孔、切割、焊接等操作。随着超快激光的发展，具有更短脉冲的激光光源改变了传统的热加工模式，激光与物质相互作用时发生的非线性光学吸收效应进一步提高了目标器件的加工精度和三维成型能力。近年来，以双光子聚合为代表的三维激光直写逐渐发展成为一类重要的增材制造技术，为生物医学工程中微纳器件的制造提供了新的解决方案。

## 3.1  激光制造基础

### 3.1.1  激光器的选择

物质的发光机理可以分为自发辐射和受激辐射。在自发辐射过程中，原子自发从高能级向低能级跃迁，跃迁时发出的光子表现出随机的相位、偏振和方向。阿尔伯特·爱因斯坦在 1917 年提出了受激辐射机理，并得到保罗·狄拉克的实验验证。在受激辐射中，高能级 ($E_2$) 的原子跃迁至低能级 ($E_1$) 受到外来光子的激励，同时辐射出一个与激励光子频率、相位、偏振和方向都相同的光子。在一定的状态下，能够发生弱光激发出强光的现象，即为"受激辐射放大"。其英文"light amplification by stimulated emission of radiation"的首字母缩写组成了英文单词"laser"；而中文名"激光"由钱学森院士命名，既反映了其受激辐射的工作原理，又表明它的本质是一种光源。

受激辐射的过程可以表达为

$$E_2 - E_1 = h\nu \tag{3-1}$$

式中，$E_2$ 和 $E_1$ 分别为高能级和低能级。

$$\nu = c / \lambda \tag{3-2}$$

式中，$h$ 为普朗克常数；$\nu$ 为频率；$c$ 为传播速度；$\lambda$ 为激光波长。

在此基础上，一个典型的激光器包括激励系统、工作介质和谐振腔。激励系统用于将工作介质激发到激发态，并维持粒子数反转，其激励方式包括光学激励、电激励、化学激励和核能激励等。工作介质须具有亚稳态能级结构，能实现粒子数反转并产生受激辐射放大作用的物质体系，也可以进一步成为激光增益介质。谐振腔通常由具有一定几何形状和光学反射特性的反射镜组合而成，使受激辐射光子在腔内持续振荡，确保输出的激光具有良好的方向性和相干性。

根据工作介质的不同，激光器主要分为固态激光器、气体激光器、半导体激光器及染料激光器。在激光加工系统的构建中，需要根据实际条件和需求选择合适的激光器。表 3-1 列举了典型的激光器类型及可提供的激发波长[1]。伴随着从红宝石（ruby）到钇铝石榴石晶体（Nd:YAG）的升级换代，固态激光器凭借着体积小、输出功率高的优势一直是激光加工的重要选择。气体激光器的光学性质好、造价低，但输出能量低、整体结构大，通常适用于特种材料的加工。半导体激光器利用半导体材料替代了固态激光器中昂贵的晶体材料作为工作介质，具有效率高、体积小、质量轻、价格低的优势，但面临着光束发散角大（约 40°）的缺点。染料激光器通常采用染料溶液作为工作介质，不仅提供了宽阔的可调带宽，还能够提供较高的脉冲能量。

**表 3-1　典型激光器汇总**

| 激光器类型 | 激发波长/nm | 激光器类型 | 激发波长/nm |
| --- | --- | --- | --- |
| 红宝石 | 694 | Cu 蒸气 | 510.6, 578.2 |
| 翠绿宝石 | 700~820 | 气体 Kr | 520~676 |
| 钛蓝宝石 | 700~1100 | Au 蒸气 | 628 |
| Nd:玻璃 | 1062 | 气体 He 和 Ne | 632.8 |
| Nd:YLF | 1047 | 气体 $CO_2$ | 10600 |

续表

| 激光器类型 | 激发波长/nm | 激光器类型 | 激发波长/nm |
|---|---|---|---|
| Nd:YAG | 1064 | 半导体 AlGaInP | 630～680 |
| Er:YAG | 2940 | 半导体 AlGaAs | 780～880 |
| 气体 ArF | 191 | 半导体 InGaAs | 980 |
| 气体 KrF | 249 | 半导体 InGaAsP | 1150～1650 |
| 气体 XeCl | 308 | 染料二苯乙烯 | 403～428 |
| 气体 HeCd | 325, 441.5 | 染料香豆素 102 | 460～515 |
| 气体 XeF | 351 | 染料罗丹明 6G | 570～640 |
| 气体 Ar | 488, 514.5 | | |

注：YLF. 氟化锂钇；YAG. 钇铝石榴石

　　根据工作方式的不同，激光器可以分为连续式和脉冲式。随着调 $Q$、锁模、色散补偿、啁啾脉冲放大等技术的不断完善，激光器能够提供脉冲宽度达到纳秒（$10^{-9}$s）、皮秒（$10^{-12}$s）、飞秒（$10^{-15}$s）、阿秒（$10^{-18}$s）量级的超快激光。其中，脉冲宽度小于百皮秒的超快激光不仅可以提供高时间分辨率，还提高了激光的瞬时功率，进一步拓展了光与物质相互作用的研究与应用，为微纳尺度的激光减材制造与增材制造奠定了基础。在超快激光的发展过程中，获得 2018 年诺贝尔物理学奖的啁啾脉冲放大技术做出了具有里程碑意义的贡献。飞秒激光振荡器的输出能量通常在纳焦耳级，难以满足实际加工的需要。而利用增益介质提高超快激光脉冲能量又会由于峰值功率过高损坏增益介质和谐振腔。在啁啾脉冲放大技术（图 3-1）中，

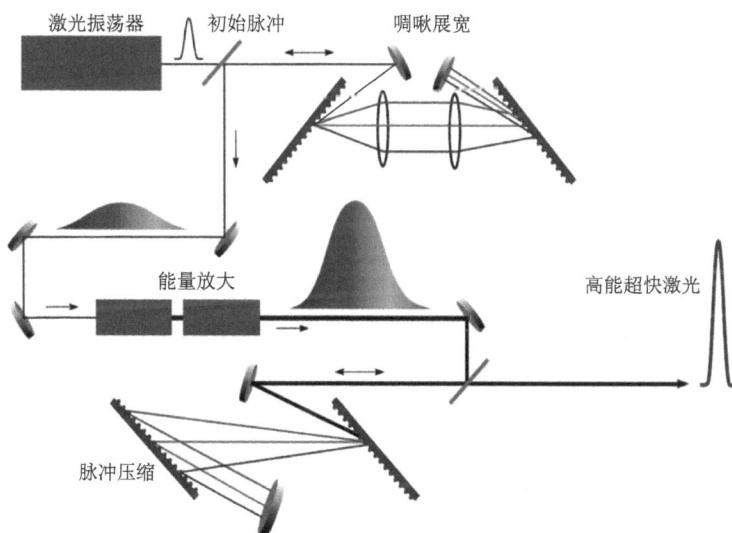

图 3-1　啁啾脉冲放大技术示意图

脉冲能量放大前使用一对光栅在初始激光脉冲中引入色散,将脉冲宽度从飞秒级展宽至皮秒或纳秒级,从而降低能量放大过程中的峰值功率;当激光脉冲获得较高能量后,再通过一对光栅进行反向色散补偿,将激光脉冲压缩至原先的脉冲宽度。这一技术解决了增益介质无法承受过高瞬时功率的问题,使得超快激光功率获得飞跃式提升。

### 3.1.2 激光与物质的相互作用

早在激光器诞生之初,其就因高输出功率而被预言可用于材料的切割与焊接。随着激光器的发展,激光加工的优势被不断放大,逐渐成为现代工业体系中一类重要的机械加工手段。当激光与物质接触后,会在物质表面和内部发生反射、吸收、散射和折射等现象。传统激光加工主要利用的是光的吸收效应引起物质表面形貌或性能改变。光的吸收效应可能使物质中电子向上跃迁到不同电子激发态的不同振动能级上,也有可能使分子在不同的振动能级之间跃迁。为了把多余的能量消耗掉,电子从高能级向低能级的衰变过程中需要通过无辐射跃迁的方式向周围发出热,形成光热、光声、光电导等现象。当能量突破物质的熔点或沸点时,材料发生相变,如熔化、蒸发乃至等离子化。这类基于激光与物质热效应的"热加工"可用于金属、非金属和高分子材料的焊接、切割、表面强化。同时,聚焦激光束中高密度高能量光子能够诱导被照射材料发生光化学反应,这类"冷加工"包括沉积、刻蚀、掺杂、氧化等。

超快激光使得激光与物质的相互作用发生在一个更短的时间尺度内。从图3-2可以看出,当激光与物质作用后,物质中电子吸收光子的反应发生在皮秒级,光场的强度梯度带来的光压和冲击波脱离聚焦区域的过程发生在纳米级,而热量辐射传递出聚焦范围则需要微秒量级。因此,当超快激光聚焦到目标材料时,激光脉冲宽度短于物质相互作用中电子-声子耦合时间(皮秒量级),大部分激光能量被电子吸收后迅速转移到材料晶格,无热扩散损耗。因此,超快激光加工也被称作"冷加工",它能够显著抑制热能向焦点周围区域的扩散,从而显著降低热影响区的形成,进一步提高加工精度。需要注意的是,如果使用高重复频率的超快激光,激光脉冲之间的热累积效应还是会造成明显的热扩散作用区。另一方面,超快激光的峰值功率高,容易引发多光子吸收效应,即同时吸收多个光子完成电子跃迁。这一非线性光学吸收现象需要激光强度超过一定阈值时才能发生,因此多光子吸收仅发生在超快激光聚焦焦点附近的极小区域内。得益于这一特性,基于多光子吸收效应的超快激光加工不仅在加工精度上突破衍射极限,还能够直接聚焦至透明材料内部进行加工。

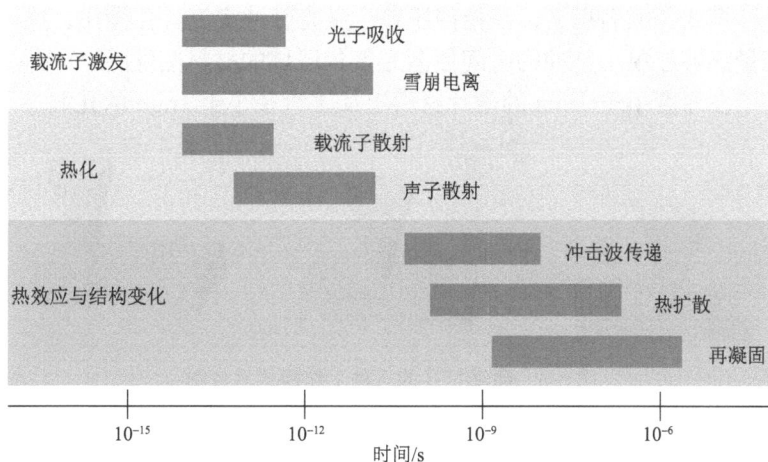

图 3-2　不同时间尺度上飞秒激光与物质的相互作用[2]

## 3.2　激光减材制造

减材制造是指基于毛坯块体逐渐减少材料的加工过程。激光减材制造中通过时间域和空间域上激光能量的累积分布控制材料的形貌变化。当使用连续激光或脉冲宽度在皮秒以上的脉冲激光时，激光能量在脉冲照射期间传递给晶格，引发材料的加热、熔化乃至烧蚀，主要通过热效应实现材料剥离；而当使用脉冲宽度在飞秒量级或更短时，激光脉冲宽度小于电子-声子相互作用的时间尺度，材料发生的是"冷刻蚀"反应。基于激光与材料的相互作用可以开展的激光减材制造包括激光打孔、激光切割等。与传统机械加工方式相比，激光减材制造的优势在于：①加工精度高，可以达到 100μm 以下；②能够实现高深宽比的孔洞或沟槽加工；③容易控制切削角度；④适用于合金、陶瓷、复合材料等容易造成刀具磨损的材料；⑤加工效率高。

### 3.2.1　激光打孔

在激光打孔过程中，高能量的激光光束被聚焦在材料表面后使得材料被加热、熔化或者剥离，钻孔轨迹随着激光传播方向向材料内部延伸。激光打孔过程中需要目标区域的能量使材料迅速达到沸点，因而通常选用具有较高能量的脉冲激光器作为光源。尤其是需要加工更小的开孔直径、更大深宽比的孔洞时，短波长激光器效果更好。为了防止钻孔过程中产生的碎片飞溅损坏光学镜片，通常使用保护气体或者液体覆盖开孔区域。在具体操作策略上，激光打孔可以分成三种模式：单脉冲、钻孔和冲击钻孔。

单脉冲模式，顾名思义，是指使用单个激光脉冲实施打孔操作，这一过程需要激光能量能够在单个脉冲的时间使激光聚焦区域的材料蒸发[图 3-3(a)]。该模式通常用于在厚度小于 1mm 的薄片材料上加工直径小于 1mm 的孔洞。

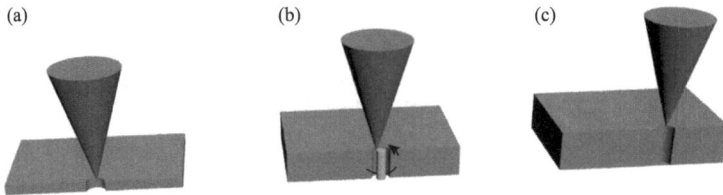

图 3-3　激光打孔的三种工作模式示意图
(a)单脉冲模式；(b)钻孔模式；(c)冲击钻孔模式

钻孔模式中可以使用连续或者脉冲激光器，常见有 $CO_2$ 激光器和 Nd:YAG 激光器。在实施过程中，利用机械位移台或者光机械装置，使激光焦点与目标材料沿一个圆形轨迹做相对运动[图 3-3(b)]。该模式可以看作利用一系列重叠的孔洞实现环形切割，因而适用于开孔直径在 1～3mm 的打孔操作。

冲击钻孔模式中使用脉冲宽度小于 1ms、工作频率小于 100Hz 的脉冲激光器。在实施过程中，聚焦激光束直接对准目标区域持续冲击，直至孔洞贯穿材料[图 3-3(c)]。由于 Nd:YAG 激光器能够提供足够高的单脉冲能量，因而广泛用于冲击钻孔模式。实际加工过程中，可以在厚度 25mm 的金属上实施开孔操作。

激光冲击钻孔的物理变化(图 3-4)可以分为三个阶段。在最初阶段，表面区域的材料由于吸收激光能量被熔化；经过一定时间的持续照射，熔融材料达到蒸发温度，形成的蒸气压使得熔融池内的材料喷射出；在喷射过程中，部分材料会在孔洞侧壁上重新沉积固化。上述三个过程的时间尺度分别为 $10^{-5}$～$10^{-4}$s、$10^{-5}$s 和 $10^{-5}$s。值得注意的是，一旦喷射材料在侧壁沉积，就会造成孔洞侧壁的不平整，甚至出现非对称的孔洞。因而冲击钻孔模式更适用于那些激光照射过程中直接分解而不发生熔化的材料，如石墨、金刚石、聚甲基丙烯酸甲酯等。

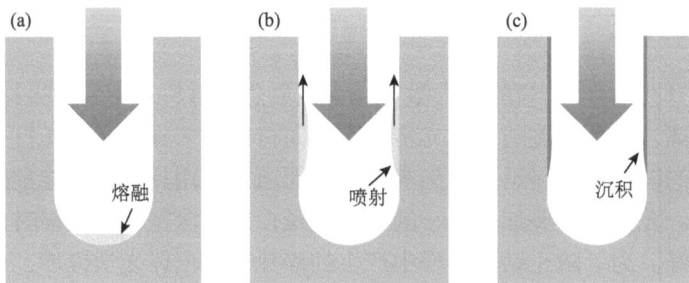

图 3-4　激光冲击钻孔过程的工作机理
(a)熔融阶段；(b)喷射阶段；(c)沉积阶段

除了激光能量外，激光打孔的加工分辨率可以通过光学调制来控制。如图 3-5 所示，经透镜汇聚的激光焦点最小直径 $d$ 可以表示为

$$d = f\theta \tag{3-3}$$

式中，$f$ 为透镜的焦距，$\theta$ 为激光汇聚的弧度。而焦点的聚焦深度 $\Delta f$ 可以表示为

$$\Delta f = 2df/D \tag{3-4}$$

式中，$D$ 为入射激光的光束直径。由上述公式可知，使用焦距较小的透镜可以缩小焦点尺寸，提高聚焦能量密度，加快打孔速度；但这也会造成焦点深度减小，对材料的平整度要求提高。

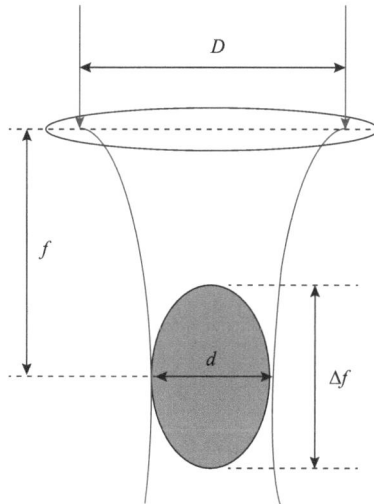

图 3-5　透镜的激光聚焦示意图

## 3.2.2　激光切割

与激光打孔类似，激光切割过程中使用聚焦的高能激光束完成材料剥离。所不同的是，激光切割中使用机械位移台或光机械装置使焦点与目标材料在二维平面按指定的路径做相对移动，从而实现大面积图案化切割。如表 3-2 所展示的参数，几乎所有材料都可以通过激光切割实施加工。

在不同材料的激光切割过程中，基本的工作机理可以分为气化、熔化、反应熔化、可控破裂等四种类型。气化过程主要应用于纺织物、木材、纸等低传导率材料，它们在激光折射下被直接气化分解。熔化和反应熔化主要是高传导率的金属材料，区别在于前者指铝、钛等材料被熔化后被辅助气体去除，而后者在熔化过程外还有额外的放热反应，协助熔化物的去除。可控破裂过程通常见于易碎的

陶瓷材料在激光能量下产生的局部机械破碎。基于这四种反应机理，选择合适的激光和辅助气体就可以对目标材料实施切割加工。

表 3-2　典型材料的激光切割参数[3]

| 材料类型 | 激光能量/W | 切割厚度/mm | 切割速度/(mm/s) |
|---|---|---|---|
| 低碳钢 | 2000 | 2.0 | 90.0 |
| 不锈钢 | 100 | 1.0 | 26.6 |
| 钛 | 850 | 2.2 | 30.0 |
| 铝 | 100 | 1.0 | 15.6 |
| 氧化铝 | 200 | 0.03 | 37.5 |
| 木材 | 850 | 0.5 | 54 |
| 玻璃 | 500 | 5.0～10.0 | 6.66～75 |
| 聚甲基丙烯酸甲酯 | 250 | 0.6 | 3.3 |
| 聚乙烯 | 200 | 1.3 | 230 |
| 聚丙烯 | 100 | 0.75 | 25 |
| 聚苯乙烯 | 150 | 0.635 | 8.3 |
| 尼龙 | 1000 | 2.0 | 33.3 |
| 丙烯腈-丁二烯-苯乙烯 | 950 | 8.0 | 1.6 |
| 聚碳酸酯 | 945 | 7.8 | 3.3 |
| 聚氯乙烯 | 225 | 5.0 | 20 |

1）激光器类型

激光切割中常用的激光器有连续 $CO_2$ 激光器（波长 10.6μm）和脉冲 Nd:YAG 激光器（波长 1.06μm）。连续 $CO_2$ 激光器的优势在于能量高、光束质量好，因此切割速度快、加工质量高。近年来，脉冲 Nd:YAG 激光器逐渐取代了连续 $CO_2$ 激光器，成为激光切割加工的首选。这是由于以下原因：①脉冲 Nd:YAG 激光器的波长短，提高了激光能量的吸收率，可以切割铝、铜等高反射率材料；②脉冲 Nd:YAG 激光器的峰值功率高，所适用的材料更广泛，可以加工更厚的材料；③脉冲 Nd:YAG 激光器的聚焦性能好，切口宽度小，可以加工更加复杂的图案。

2）辅助气体类型

在激光切割中常用的气体包括氧气、氮气、氩气、氦气等。对于金属材料和可反应材料而言，合适的辅助气体能够有效提高激光切割中热量的使用效率。以低碳钢为例，使用氧气作为辅助气体时聚焦激光提供了 30%～40%的能量，而氧化反应提供了其余的 60%～70%的能量。对于不锈钢、钛等材料，使用氧气辅助切割比使用其他惰性气体可以获得更高的切割速度。然而，氧气辅助激光切割也会造成切口大，不利于精密加工的问题。惰性气体能够提供气体保护，避免切口边缘的材料被氧化，提供更精细的切口痕迹。而对于非金属材料而言，切割速度与质量受辅助气体的影响较小。

## 3.3　激光增材制造

与减材加工相比，增材制造采用材料累加的方式，将数字化模型直接制造获得实体器件。在众多增材制造技术中，激光增材制造方案可以提供无喷头的微纳加工方法，其基本原理是曝光产生的自由基分子引起聚合物单体发生的聚合反应。根据自由基产生过程中光敏物质吸收光子数的多少，可以分为单光子聚合和多光子聚合[4]。如图 3-6 所示，在单光子吸收过程中，当激发光子能量 $hv_1$ 大于物质内原子或分子的能级时，其吸收一个光子使原子或分子从基态 $S_0$ 跃迁至激发态 $S_1$，然后通过发射荧光或者无辐射跃迁回到基态。多光子吸收发生在激发光强足够强时，原子或者分子可以同时吸收多个光子，从基态 $S_0$ 跃迁至激发态 $S_1$ 或者 $S_2$、$S_n$ 后，经过无辐射跃迁到达 $S_1$ 态，再经过与单光子吸收相同的方式回到基态。因此，单光子聚合所需的能量较低，曝光区域均会生成大量自由基而发生聚合。而多光子聚合需要高强激光的激发，产生的有效聚合区域限制在焦点范围内。基于上述聚合反应原理的差异，激光增材制造可以分为面投影微立体光刻和三维激光直写。

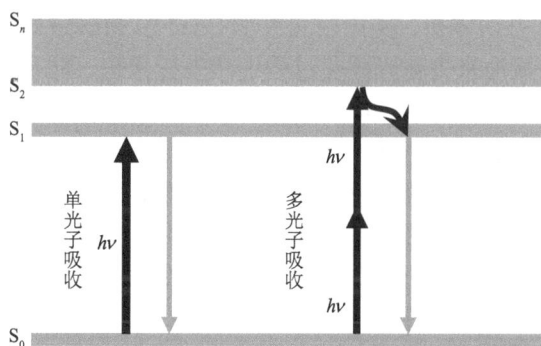

图 3-6　单光子吸收与多光子吸收示意图

### 3.3.1　面投影微立体光刻

对于单光子聚合反应，通常采用紫外光作为激发光源，利用掩模版来控制曝光区域以加工不同形状的二维目标。为了实现三维结构的加工，面投影微立体光刻应运而生。如图 3-7 所示，其具体操作步骤包括：①将加工目标的数字模型按固定厚度分层；②将每一层模型切片对应的入射光投射到光刻胶界面；③利用位移台控制分层的叠加组装；④利用显影液去除未聚合的光刻胶，完成干燥成型。由于该方法不依赖于实体的光掩模版来控制加工形状，而是通过数字微镜器件、微透镜阵列或空间光调制器等设备直接调制入射光的形状，增加了图案变化的灵活度。同时，在光路中可以通过透镜聚焦控制实际投射图案的大小。

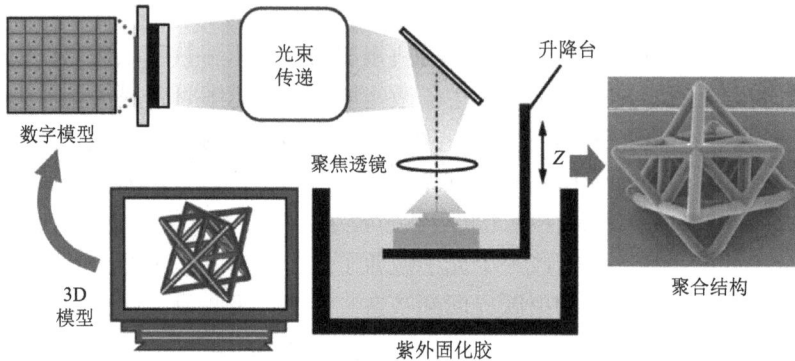

图 3-7　面投影微立体光刻示意图及加工样品图[5]

2006 年，加利福尼亚大学洛杉矶分校 Xiang Zhang 团队确立了以数字微镜器件为动态掩模的面投影微立体光刻技术。为了提高加工效率，美国 Carbon3D 公司开发出连续液体界面制造技术，通过透氧膜调节光刻胶聚合界面处氧气浓度，达到抑制自由基聚合的目的。基于该技术，面投影微立体光刻的加工速度提升了1000 倍。为了增大打印体积，美国西北大学 Chad A. Mirkin 团队在光刻胶聚合界面设置一层流动的氟油来去除光固化过程中热效应累积，防止新生成层与基座的粘连。使用该方法，每小时可加工 $430mm^3$ 的目标，3h 可加工出 $0.3m×0.3m×1.2m$ 的晶格结构。为了提高加工精度，德国勃兰登堡应用科学大学 Martin Regehly 团队基于双色聚合原理，控制聚合反应发生在两束激光的交汇处，一方面利用垂直方向光投影调节聚合形状，另一方面利用侧向入射光控制聚合的厚度及位置。由于采用光片技术控制侧向入射光，该方法的加工精度提高至 $10μm$ 级别。

### 3.3.2　三维激光直写

受紫外聚合原理的限制，面投影微立体光刻在实际加工中也受到两个限制：①加工精度上难以突破亚微米级；②加工模式必须依赖于层层堆叠。对于微尺度可控结构而言，这两方面的不足造成一些精细、复杂结构难以实现。基于飞秒激光的双光子聚合能够弥补这两方面的不足。飞秒激光可以聚焦于目标材料表面或内部，激活光引发剂产生自由基，通过自由基扩散诱导单体发生聚合反应。通过激光在三维空间上的连续扫描,由聚合反应得到的体元连接形成想要的目标结构。

在这一过程中,自由基的激发状况直接影响聚合反应的发生及聚合体元的尺寸。当某处自由基浓度超过材料聚合反应所需的最小浓度值时,可以诱导该处的聚合反应发生。而自由基浓度与激光光强密切相关,通常用激光能量阈值来控制双光子聚合反应。即当激光能量达到阈值时,材料可以通过双光子吸收产生的自由基实现目标区域固化;如果激光能量低于阈值,则不能实现聚合反应,产生的自由基会在一定时间内被其他分子猝灭。因此,在基于双光子聚合的三维激光直写加工中可以通过改变激光能量和曝光时间有效控制自由基浓度,达到微纳加工的目的。

对于双光子聚合中单个聚合体元而言,它只能发生在光强高于阈值能量的聚焦焦点区域内。这样的聚合体元呈椭球形,其聚焦平面内的短轴可表示为

$$D(r) \propto \omega_0 \sqrt{2\ln\left[I(r)/I_{th}\right]} \tag{3-5}$$

式中, $I_{th}$ 表示光聚合所需的阈值能量。其沿光轴方向的长轴可表示为

$$L(z) \propto 2z_R \sqrt{\left[I(r)/I_{th}\right]^{\frac{1}{2}} - 1} \tag{3-6}$$

式中, $\omega_0$ 为激光聚焦后的束腰直径; $z_R$ 为激光焦点的瑞利长度; $I(r)$ 为激光光束沿半径方向的强度分布,可以表示为

$$I(r) = I_0 \exp\left(-2r^2/\omega_0^2\right) \tag{3-7}$$

当使用波长为 800nm 的飞秒激光,数值孔径为 1.4 的物镜,折射率为 1.5 的光刻胶材料进行加工时,其束腰直径和瑞利长度分别为 491nm 和 1087nm。由于双光子聚合反应需要的激光能量超过阈值,因而其实际体元的大小可以突破衍射极限,达到亚微米甚至纳米级别。2001 年,日本大阪大学的 Satoshi Kawata 团队率先验证了双光子聚合具有 120nm 的加工精度,同时能够直写制造出三维微米牛和微弹簧装置。其具体操作步骤包括:①将加工目标的数字模型转化成激光扫描路径;②利用机械位移台或扫描振镜使激光焦点与光刻胶做相对运动;③利用显影液去除未聚合的光刻胶,完成干燥成型。

传统双光子聚合的加工精度主要通过调节激光能量或者曝光时间来提高。但这样的调节方式往往造成聚合得到的结构聚合度低、机械强度差,难以在显影后保存。为了得到尺寸更加精细且聚合度高的结构,受激发射损耗技术被应用于双光子聚合中(图 3-8)。2013 年,顾敏院士团队基于该原理实现了最小线宽 9nm、最窄间距 52nm 的世界纪录。在这一技术中,聚合光和抑制光经过同一物镜聚焦于目标

焦点，其中具有甜甜圈状的抑制光可以阻止其照射区域内聚合反应的发生，使得有效聚合区域的大小进一步降低，同时聚合反应可以在较高的激发光强下发生。

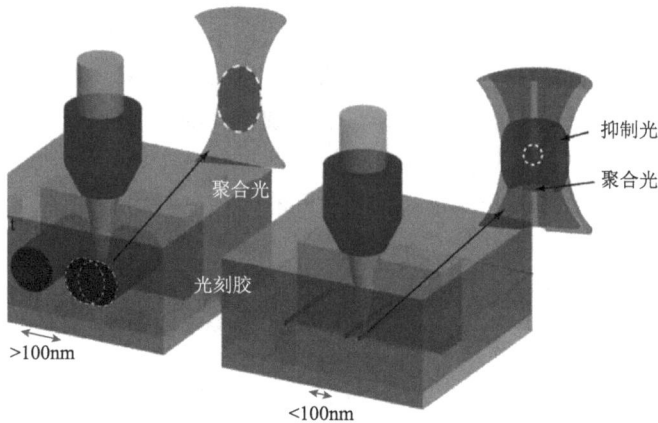

图 3-8　基于双光子聚合和受激发射损耗技术的三维激光直写示意图[6]

　　另一方面，由于采用逐点扫描的成型模式，双光子聚合的加工效率远远低于面投影立体光刻技术。亚微米级的激光焦点导致加工精度与加工效率难以兼顾。针对周期性结构的加工，基于多焦点阵列的并行激光直写技术应运而生。其中，微透镜阵列和空间光调制器确保了可编辑、高质量多焦点阵列的生成。2019 年，美国劳伦斯伯克利国家实验室 Sourabh K. Saha 和中国香港大学 Shih-Chi Chen 的团队结合时空压缩和多焦点阵列技术，实现了 165μm×165μm 范围内最高 100 万像素点的投影，单层厚度可达 1μm 以下，层间切换时间仅 20ms。

　　除了聚合物材料外，金属材料也可以通过双光子吸收过程实现三维激光直写。这主要得益于光子吸收过程中产生的自由基可以用于金属离子的还原。具体实施过程中，将飞秒激光聚焦到含有金属离子的溶液中，通过调节激光能量和曝光时间还原出金属结构。当基本介质为溶液时，可以通过混入表面活性剂控制金属颗粒成核过程，防止生成过大的金属颗粒，达到提高加工分辨率和结构表面平整度的效果。已有报道中，该方法可实现 160nm 线宽的银线结构。然而，受制于局部热效应，双光子还原得到的金属结构机械性能和导电性能比较差。针对这一问题，德国卡尔斯鲁厄理工学院 Christopher Barner-Kowollik 团队以 Irgacure 2959 为光引发剂，氯金酸为金属前驱体，丙烯酸修饰的聚乙二醇为聚合物前驱体，配制了新型水溶性光刻胶。在加工过程中，通过聚焦波长 700nm 的飞秒激光，同时进行聚合和还原加工，得到聚合物-金属混合材料(图 3-9)。通过后续热处理(200℃，10min)熔化混合体系中的金颗粒，进一步增强金属颗粒的连接，使得制备结构的导电性能达到块状金的水平。

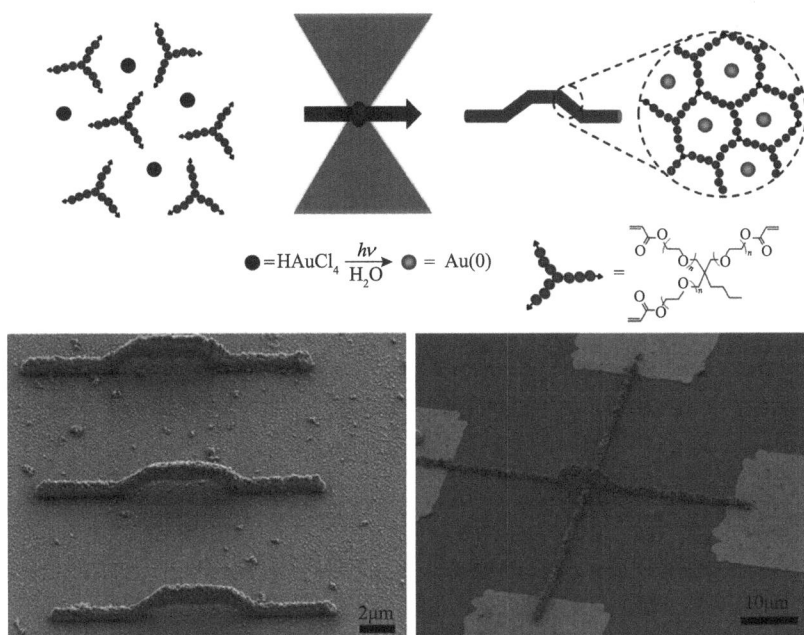

图 3-9 基于三维激光直写的金属微纳结构加工及样品图[7]

# 3.4 激光制造在生物医学工程中的应用

## 3.4.1 激光诱导转移

在人体器官芯片、组织工程等研究中，活细胞操作是人工器官体外培养的关键技术之一。现有的喷墨打印虽然能够达到单细胞的精度，但容易造成细胞损伤；声波排列法适用于大规模细胞阵列的生成，但无法满足单个细胞的独立操作。

为此，基于超快激光的液滴诱导转移技术(laser-induced forward transfer, LIFT)被用于细胞分类和操作。由于生物组织在 700～1500nm 的红外波段吸收小，因此图 3-10 所示的系统中选用波长 1030nm 的飞秒激光作为激发源，在这一波长下光子与生物材料的相互作用达到最小，激光能量不会被细胞和水凝胶材料吸收从而造成损伤。通过成像系统定位到液面的单个细胞或者细胞团后，飞秒激光(脉冲宽度 600fs，单脉冲能量 3μJ)聚焦目标细胞液面下 70μm 处，高密度光子使得焦点内水溶液迅速气化产生气泡，而气泡向液面溢出过程中裹挟周围的溶液形成一个直径约 25μm 的凝胶团。凝胶团喷射并最终沉积在冷凝板上，从而将目标细胞转移到指定位置。图 3-10(b)中心展示的即为收集到的单细胞阵列，绿色荧光标记的为间充质干细胞，红色荧光标记的为甲状腺乳头状癌细胞。通过将激光诱导转移装置与显微成像装置集成，不仅可以基于细胞形貌与荧光标记完成单细胞分类，还可以根据需要将指定数目的细胞转移至指定位置。该方法转移获得的细胞存活率达到93%以上，并且可以通过多个液滴的叠加实现三维器官组织的构建。

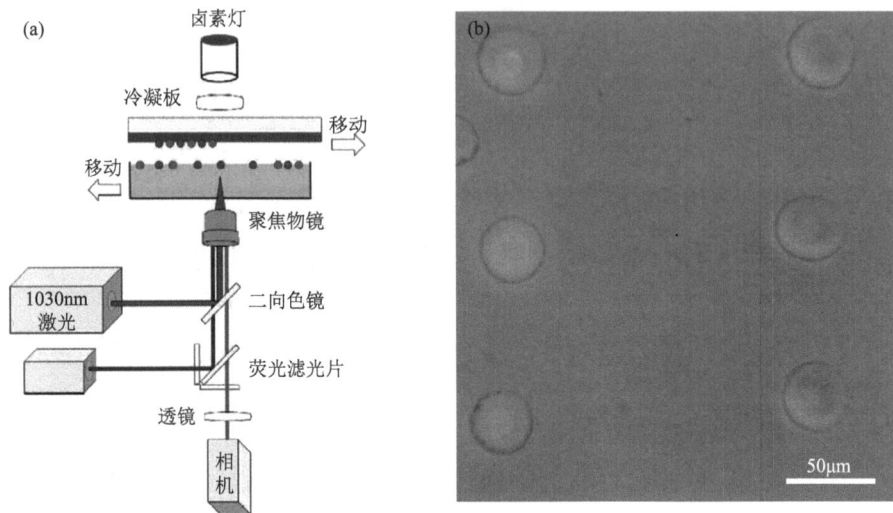

图 3-10　激光诱导转移技术[8]

(a)液滴诱导转移系统示意图；(b)收集获得的单细胞转移样品

## 3.4.2　复合激光加工

基于微流控芯片的生物检测芯片和人体器官芯片是当前生物医学领域的研究热点。微流控芯片的优点在于将复杂的化学、生物、电子装置集成到一个厘米级芯片内，实现高通量、高效率、高精准的分析、合成、分离等操作。然而，微流控芯片的难点也在于其制备过程中需要集成厘米至微米级的分级结构。这些结构的形貌包含管道、支架、螺旋等三维结构，涉及的材料包含聚合物、金属、玻璃等。现有研究中通常逐个加工各个器件单元，再通过组装键合完成芯片封装。这样的离散加工容易造成装配误差，进而影响芯片的性能。

基于激光减材制造和激光增材制造的复合加工模式能够为微流控芯片提供一体化加工方案。图 3-11 展示了一种结合激光湿法刻蚀和双光子聚合的复合激光加工方案，能够用于玻璃/聚合物集成芯片的加工。该微流控芯片的主体由光敏玻璃构成，内部精细结构由聚合物构成。首先利用 522nm 波长的飞秒激光对光敏玻璃内微流道区域进行改性操作，结合氢氟酸和高温热处理，获得内壁光滑的微流道芯片。通过激光湿法刻蚀获得的微流道孔径可以达到 10μm 级的精度。随后向流道内灌注 SU-8 光刻胶，利用物镜将飞秒激光聚焦到指定位置实施三维扫描加工，最后通过显影液灌注去除未聚合的区域。实际加工的样品图片如图 3-11(b)所示，而最终具有颗粒筛选功能的微流道芯片的使用效果如图 3-11(c)所示。这样的复合加工方案充分利用了激光与多种材料的相互作用,同时展示了飞秒激光的非线性光学吸收效应可以在材料内部实施微纳尺度的精细加工。

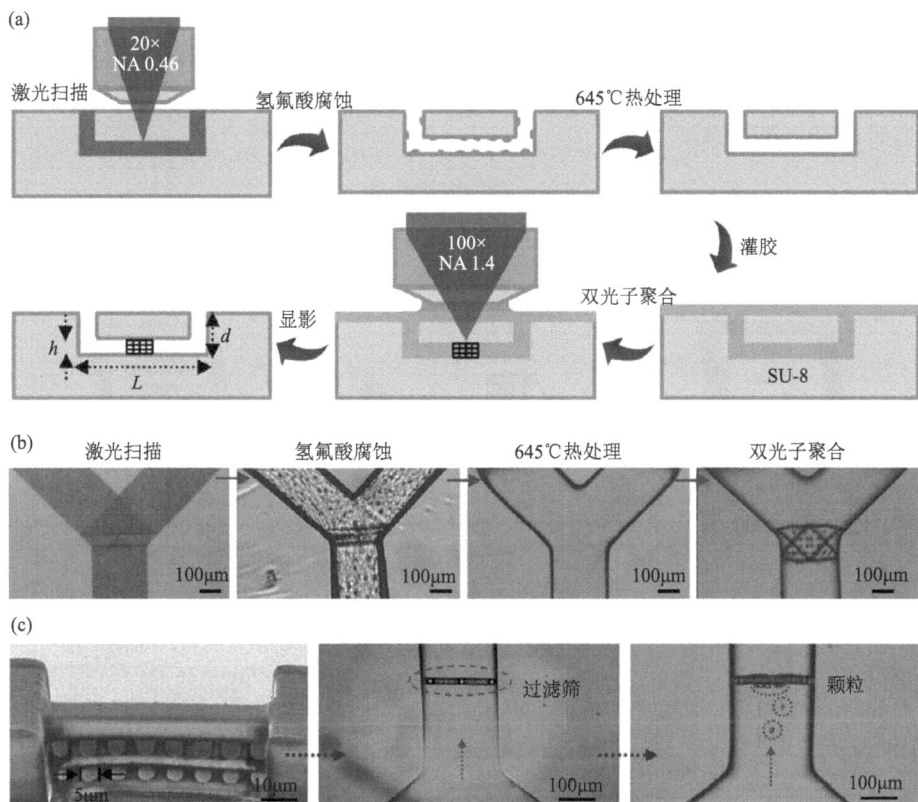

图 3-11　复合激光加工技术[9]

(a)复合激光加工的流程图；(b)复合激光加工实际样品；(c)具有筛选功能的芯片样品

### 3.4.3　原位成像与加工

由于激光成像与激光加工的光路部分基本类似,将两套系统相结合就可以为生物医学研究提供原位成像与加工功能的工具。尤其是基于超快激光的双光子显微成像系统与双光子聚合加工系统组合,不仅提供亚微米精度的三维成像与加工能力,而且对于生物组织可以开展原位、无损操作。

图 3-12(a)展示了一套利用双光子显微镜改造的生物打印装置。该装置不仅继承了双光子显微镜的光学成像功能,还可以开展区域的无损加工。具体实施过程中,首先向小鼠体内的目标区域注射生物相容性水凝胶材料,该亲水性凝胶聚合后可与周围细胞组织紧密胶黏；随后利用 850nm 的飞秒激光照射到指定

区域加工出目标结构，在这一过程中为了防止活体的呼吸、血流抖动造成周围组织的位移，单根线条的最佳扫描时间在 1ms；加工完成的结构及活体组织可通过双光子成像进一步观测。通过成像结果可以证明，通过该方法在小鼠体内加工的水凝胶结构能够将植入的细胞固定并嫁接到指定的组织部位，并实现组织器官的再生。如图 3-12(c) 所示，将成纤维细胞和小鼠肌肉干细胞混入水凝胶预聚液中注射到小鼠表皮下并完成双光子聚合，经过七天的培养可以观察到三维血管化网络的形成。

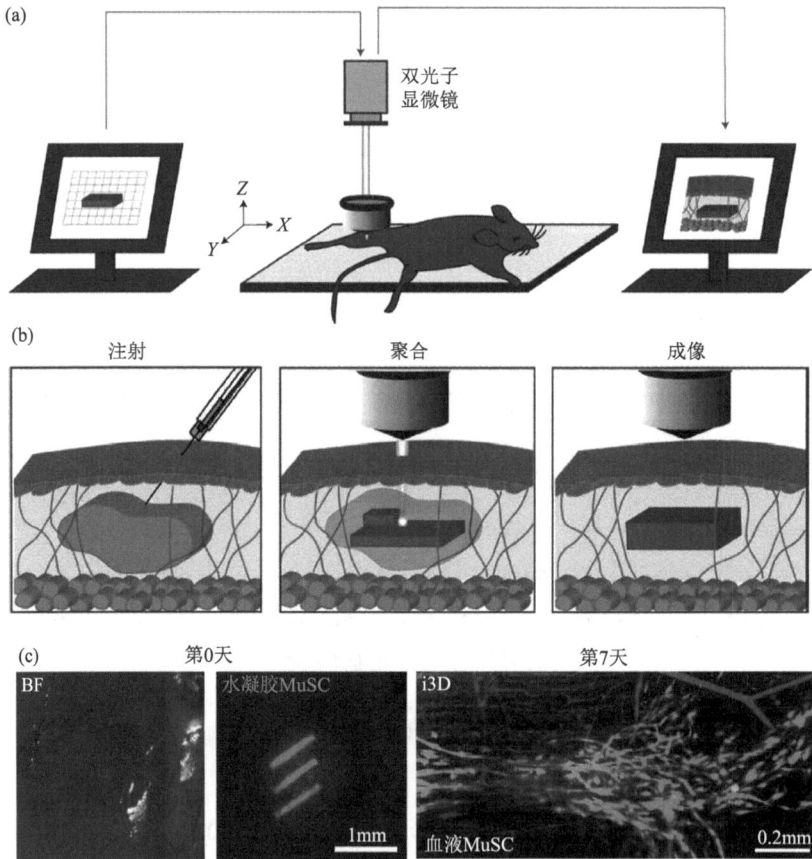

图 3-12　原位成像与加工技术及实物图[10]

(a) 系统示意图；(b) 工作流程图；(c) 加工获得的三维血管样品。BF 表示明场；MuSC 表示肌源性干细胞；i3D 表示无损三维

## 思　考　题

1. 下表为一款典型飞秒激光器的参数，计算其峰值功率。

| 参量 | 数值 |
|---|---|
| 脉冲宽度 | <100fs |
| 调谐范围 | 690～1040nm |
| 平均功率@ 800nm | >2.5W |
| 重复频率 | 80MHz ±1MHz |
| 光束指向稳定性 | <50μrad/100nm |
| 稳定性 | <±1% |
| 光束直径 $(1/e^2)$ * | <1.2mm |

\* $e$ 表示欧拉常数。

2. 针对水凝胶材料的光聚合加工，常见的光引发剂包括 Irgacure 2959、Irgacure 369、Irgacure 819，请问如何选择对应的激光波长？

3. 针对包含活细胞的生物墨水，光聚合加工过程中需要考虑哪些因素？

4. 针对微流体通道的构建，本章所提到的激光切割、面投影微立体光刻、双光子聚合各有什么优缺点？

## 参 考 文 献

[1] Dahotre N B, Harimkar S. Laser Fabrication and Machining of Materials. New York: Springer, 2008: 23.

[2] Gattass R R, Mazur E. Femtosecond laser micromachining in transparent materials. Nat Photonics, 2008, 2: 219-225.

[3] Dahotre N B, Harimkar S. Laser Fabrication and Machining of Materials. New York: Springer, 2008: 200.

[4] Ding H, Zhang Q, Gu H, et al. Controlled microstructural architectures based on smart fabrication stratcgics. Adv Funct Mater, 2020, 30: 1901760.

[5] Zheng X, Lee H, Weisgraber T H, et al. Ultralight, ultrastiff mechanical metamaterials. Science, 2014, 344: 1373-1377.

[6] Gan Z, Cao Y, Evans R A, et al. Three-dimensional deep sub-diffraction optical beam lithography with 9nm feature size. Nat Commun, 2013, 4: 2061.

[7] Blasco E, Müller J, Müller P, et al. Fabrication of conductive 3D gold-containing microstructures via direct laser writing. Adv Mater, 2016, 28: 3592-3595.

[8] Zhang J, Byers P, Erben A, et al. Single cell bioprinting with ultrashort laser pulses. Adv Funct Mater, 2021, 31: 2100066.

[9] Wu D, Wu S Z, Xu J, et al. Hybrid femtosecond laser microfabrication to achieve true 3D glass/polymer composite biochips with multiscale features and high performance: the concept of ship-in-a-bottle biochip. Laser Photonics Rev, 2014, 8: 458-467.

[10] Urciuolo A, Poli I, Brandolino L, et al. Intravital three-dimensional bioprinting. Nat Biomed Eng, 2020, 4: 901-915.

# 第4章　半导体微加工技术

随着科技的不断发展，半导体微纳加工技术在制造和加工领域中的应用日益广泛，是高端制造业的代表技术之一。传统微纳加工技术，如紫外光光刻和干湿法刻蚀等，主要用于微电子和光电子器件的制造。近年来，微纳加工技术与生物医学工程的交叉与融合越来越广泛，这两个行业之间的壁垒越来越小。在微纳生物制造中，将微电子工艺与生命科学中的分析过程集成，实现生化分析装置的微型化，能够大幅降低成本，减少人为因素造成的误差，同时有效提升处理生物信息的速度。以微流控芯片、生物芯片、生物传感器为代表的微系统技术发展迅速，但以光刻、刻蚀、键合、封装等为代表的半导体微加工技术仍是其主要制备技术。本章将主要介绍几种主要的半导体微加工技术及其在微纳生物制造中的应用。

## 4.1　光　　刻

### 4.1.1　光刻概述

光刻是利用照相复制与化学腐蚀相结合的技术，在工件表面制造精密、微细和复杂薄层图形的化学加工方法。光刻原理在 19 世纪初就为人们所知，但长期以来由于缺乏优良的光致抗蚀剂而未得到应用。直到 20 世纪 50 年代，高分辨率和优异抗蚀性能的柯达光致抗蚀剂出现之后，光刻技术才迅速发展起来，并开始应用于半导体工业方面。随着集成电路(integrated circuit，IC)制作技术的飞速发展，芯片由每个芯片上只有几十个器件发展到现在每个芯片上可包含 10 亿个以上的器件。在集成电路飞速发展过程中，光刻技术的进步起到了极为关键的作用，其决定了 IC 芯片最小刻线的宽度，即 IC 芯片的集成度。

在半导体微纳加工技术中，光刻就是利用光致抗蚀剂(或称光刻胶)感光后发生光化学反应而形成耐蚀性的特点，将光掩模版上的图形刻制到被加工表面上的过程。这里光刻胶是涂在基底表面上的临时材料，仅是为了必要图形的转移，一旦图形经过刻蚀或离子注入就要被去掉。光掩模版上包含了要在基底上重复生成的图形，就像投影用电影胶片的底片一样，也常称为投影掩模版或掩模版。在图形转移到光刻胶过程中，曝光所需的光源是最关键的因素，要求光的能量能激活

光刻胶并将图形从光掩模版中转移过来。目前，应用最广泛的就是紫外
(ultraviolet，UV)光源，对于光刻重要的几种紫外光波长在表 4-1 中列出。

表 4-1　光刻曝光的重要 UV 波

| 波长/nm | 类型 | 发射源 |
|---|---|---|
| 436 | G 线 | 汞灯 |
| 405 | H 线 | 汞灯 |
| 365 | I 线 | 汞灯 |
| 248 | 深紫外(deep ultraviolet，DUV) | 汞灯或氟化氪(KrF)准分子激光 |
| 193 | 深紫外 | 氟化氩(ArF)准分子激光 |
| 157 | 真空紫外(vacuum ultraviolet，VUV) | 氟(F₂)准分子激光 |
| 13.5 | 极紫外(extreme ultraviolet，EUV) | 激光等离子体光源或放电等离子体光源 |

　　光刻胶主要由主体材料、光敏材料、其他添加剂和溶剂组成。光敏材料在光
照下产生活性物种，促使主体材料结构改变，进而使光照区域的溶解度发生转变，
经过显影和刻蚀，最终实现图形从掩模版到基底的转移。根据所用光刻胶的种类
不同，光刻包括两种基本的工艺类型：负性光刻和正性光刻，如图 4-1 所示。

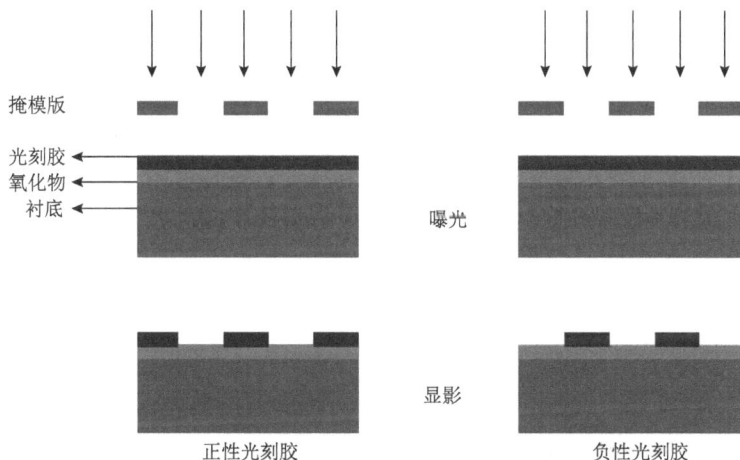

图 4-1　正性光刻和负性光刻的光刻示意图

　　负性光刻把与光掩模版上图形相反的图形复制到硅片表面。负性光刻的基本
特征是当曝光后，光刻胶会因交联而变得不可溶解，并会硬化不易被洗掉，光刻
胶上的图形与光掩模版上的图形相反，这种光刻胶被称为负性光刻胶(负胶)。与
之相反，正性光刻胶(正胶)把与光掩模版上相同的图形复制到基底上，曝光的正

性光刻胶区域将在显影液中被除去，而不透明的掩模版下的没有被曝光的光刻胶仍保留在基底上。负性光刻胶在光刻工艺上应用最早，其工艺成本低、产量高，但它吸收显影液后会膨胀，导致其分辨率不如正性光刻胶。从 20 世纪 70 年代，正性光刻胶逐渐成为亚微米光刻的主流光刻胶并延续至今。

在每一代的光刻技术中，光刻胶都是实现光刻过程的关键材料之一，因其技术含量，光刻胶也被称为"半导体材料皇冠上的明珠"。获得分辨率、灵敏度、粗糙度等性能满足更先进芯片制造要求的光刻胶，一直是光刻胶研发者的终极目标。当下半导体光刻胶主要是根据最常用的曝光波长分类：G 线、I 线、KrF、ArF和最先进的 EUV 光刻胶，甚至未来需要更高性能的高数值孔径（High NA）光刻胶。由于 DUV/EUV 光刻机分为干法和浸没式，因此 ArF 光刻胶也对应分为干法和浸没式两类。

目前全球光刻胶行业呈现寡头垄断格局，长年被日本、欧美专业公司垄断。前五大厂商占据了全球光刻胶市场 87% 的份额，行业集中度较高。但近年来，受益于消费电子、液晶显示屏（liquid crystal display，LCD）及半导体产业等下游产能的转移，国内光刻胶市场增速远高于全球。同时，国内厂商开始在光刻胶领域加速布局，在印刷电路板（printed circuit board，PCB）领域已初步实现进口替代，在LCD 领域随着部分关键技术的突破，国内企业逐步开始自给，随着国内对半导体企业在资金、政策方面大力扶持，光刻胶国产化进程可期，光刻胶进口替代成为必然趋势。

## 4.1.2　光刻工艺流程

光刻工艺是一个复杂过程，有很多影响其工艺宽容度的工艺变量，如减小的特征尺寸、对准偏差、掩模层数及基底表面的清洁度等。硅基芯片一般将光刻工艺分为以下八个步骤：底膜处理、涂胶、前烘、对准和曝光、显影、坚膜和检验、刻蚀、去胶和显影后检验，如图 4-2 所示。以硅基芯片为例，具体步骤分述如下。

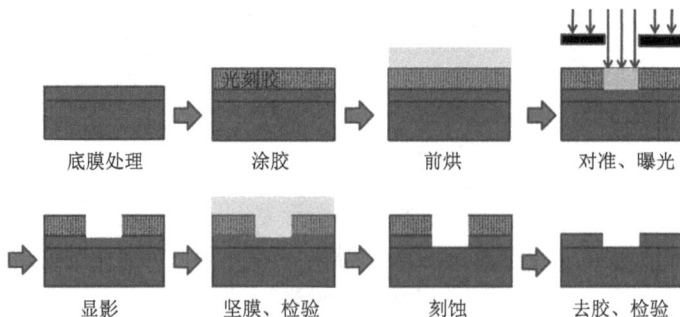

底膜处理　　　　涂胶　　　　　前烘　　　　　对准、曝光

显影　　　　坚膜、检验　　　　刻蚀　　　　去胶、检验

图 4-2　光刻工艺流程图

### 1. 底膜处理

不良的硅片表面沾污，有颗粒、金属杂质、有机物和自然氧化产物等。光刻过程中硅片上的沾污物将使光刻胶与硅片的黏附性降低，这会在显影和刻蚀中引起光刻胶的漂移问题。同时，光刻胶中的颗粒沾污还会导致不平坦的光刻胶涂布或在光刻胶中产生针孔。因此，光刻的第一步是基底清洗，清洗包括湿法清洗和去离子水冲洗以去除沾污物。

然后是脱水烘焙。硅片容易吸附潮气到它的表面。对于光刻胶的黏附性，具有干燥呈疏水性的硅片表面非常重要。由于光刻胶黏附要求严格的干燥表面，所以在成底膜和光刻胶旋转涂胶前要进行脱水烘焙。实际的烘焙温度是可变的，常用的是 200～250℃。典型的烘焙是在传统的充满惰性气体的烘箱或真空烘箱中完成。目前，几乎所有的硅片加工厂都使用自动化硅片轨道系统，所以脱水烘焙过程被集成在硅片传送系统中。

最后是硅片成底膜。脱水烘焙后硅片立即用六甲基二硅胺烷(hexamethyldisilane，HMDS)成底膜，它起到提高黏附力的作用。HMDS 影响硅片表面使其疏离水分子，同时形成对光刻胶材料的结合力。它的本质是作为硅片和光刻胶的连接剂。HDMS 可以用浸泡、喷雾和气相方法来涂。硅片成底膜处理的一个重要方面在于硅片应该在进行成底膜操作后尽快涂胶，使潮气问题达到最小化。成底膜过程通常由自动化轨道系统上的软件来控制。

### 2. 旋转涂胶

成底膜处理后，硅片要立即采用旋转涂胶的方法涂上液相光刻胶材料。硅片被固定在一个真空载片台(一个表面有很多真空孔以便固定硅片的平的金属或聚四氯乙烯盘)上，然后滴加一定数量的液体光刻胶，通过高速旋转得到一层均匀的光刻胶涂层。

对于半导体光刻技术，在硅片表面涂上液体光刻胶来获得一层均匀覆盖层，最常用的方法是旋转涂胶。其基本步骤包括：首先是分滴，当硅片静止或旋转得非常缓慢时，光刻胶被分滴在硅片上。其次是旋转铺开，快速加速硅片的旋转到一高的转速使光刻胶伸展到整个硅片表面。再次是旋转甩掉，甩去多余的光刻胶，在硅片上得到均匀的光刻胶胶膜覆盖层。最后是溶剂挥发，以固定转速继续旋转已涂胶的硅片，直至溶剂挥发使光刻胶胶膜几乎干燥。光刻胶旋转涂胶的两个目的是在硅片表面上得到均匀的胶膜覆盖和在长时间内可重复的胶厚。光刻胶厚度由特殊的工艺规范来规定，通常在 1μm 数量级。整个硅片上的光刻胶胶膜厚度变化应小于 2～5nm，而大批量的片间厚度应小于 3nm。

### 3. 软烘（前烘）

通过在较高温度下进行烘焙，使基底表面涂覆的光刻胶胶膜的溶剂挥发，胶中溶剂降至 5%左右，同时增强与基底的黏附性。光刻胶被涂到硅片表面后必须要经过软烘，其目的是去除光刻胶中的溶剂。软烘既提高了黏附性，又提升了硅片上光刻胶的均匀性，可在刻蚀中获得更好的线宽控制。软烘的温度和时间视具体的光刻胶工艺和工艺条件而定。在旋转涂胶前，光刻胶通常包含 65%～85%的溶剂。旋转涂胶后，溶剂减少到 10%～20%，但是胶膜仍被认为处于液体状态。软烘后溶剂的理想量为 4%～7%。由于溶剂在软烘过程中减少，光刻胶胶膜的厚度也将减薄。常用光刻胶软烘方法是利用硅片在真空热板上的热传导，热量可以很快通过与硅片背面接触从热板传递到光刻胶。光刻胶由硅片和光刻胶的接触面向外加热，这可使残留溶剂最少。因为循环时间短（如 30～60s），这种单片热板方法适用于在自动硅片轨道系统中进行多片的流水作业。

### 4. 对准和曝光

将软烘好的基底放在光刻机上，经与掩膜版对准后进行曝光，接收到光辐照的光刻胶发生光化学变化，形成潜影。该工艺的关键点包括：

（1）曝光光源的选择。光源的波长对光刻胶的感光性有很大影响，每种光刻胶只对波长在吸收范围内的光才比较敏感，因此选择的曝光光源必须满足光刻胶的感光特性。

（2）对准。指掩膜版上与基底上的对准标记应精确对准，这样一套掩膜版各层之间的图形才能彼此套准。

（3）曝光时间。由光源强度、光刻胶种类和厚度等决定。

对准系统包含两个主要子系统：一个是要把图形在晶圆表面上准备定位的子系统；另一个是曝光子系统，包括一个曝光光源和一个将辐射光线导向晶圆表面的机械装置。对准与曝光系统主要包括光学系统（如接触式、接近式、投影式、步进式）和非光学系统（如 X 射线、电子束）。曝光系统即光刻机是制造芯片的核心装备，主要由投影物镜、光源及工作台三个核心系统构成，能够把掩模版上的精细图形通过光线的曝光印制到硅片上，被称为"现代光学工业之花"。光刻机按功能可分为：接触式光刻机、接近式光刻机、扫描投影光刻机、步进式光刻机、分布式扫描光刻机、X 射线光刻机、电子束光刻机等。

对准与曝光是光刻工艺中最关键的步骤，直接关系到光刻的分辨率、留膜率、线宽控制和套准精度。因此，对准和曝光的重要质量指标是线宽分辨率、套准精度、颗粒和缺陷。

5. 曝光后烘焙

对于 DUV 光刻胶，在 100～110℃的热板上进行后烘焙是必要的，这步烘焙应紧随在光刻胶曝光后。以前这一步骤对于非深紫外光刻胶而言是可选的，但现在即使是传统光刻胶也已成为一种实际标准。

6. 显影

显影是在硅片表面光刻胶中产生图形的关键步骤，需用显影液溶解掉不需要的光刻胶，将光刻掩模版上的图形转移到光刻胶上。显影液的选择原则：对需要去除的那部分光刻胶膜溶解得快，溶解度大；对需要保留的那部分光刻胶膜溶解度极小。

7. 坚膜烘焙

显影后的热烘指的就是坚膜烘焙。这个步骤要求挥发掉存留的光刻胶溶剂，提高光刻胶对硅片表面的黏附性。这一步主要目的是稳固光刻胶，对下面的刻蚀和离子注入过程非常关键。正胶的坚膜烘焙温度为 120～140℃，这比软烘温度要高，但也不能太高，否则光刻胶就会流动从而破坏图形。

8. 显影后检验

一旦光刻胶在硅片上形成图形，就要进行检验以确定光刻胶图形的质量。检验有两个目的：①找出光刻胶有质量问题的硅片；②描述光刻胶工艺性能以满足规范要求。如果确定胶有缺陷，通过去胶可以把它们除去，硅片也可以返工。显影后检查可以发现错误并就地纠正，这是硅片制造过程中少有的可以纠正的几步之一。一旦有缺陷的硅片被送到下一个图形形成步骤(通常是刻蚀)，就没有纠正错误的机会了。

## 4.1.3　光刻技术的发展

光刻工艺作为微纳加工中的重要环节，其发展水平直接决定了集成电路的集成度。如图 4-3 所示，随着摩尔定律的不断推进，光刻技术已从早期的 G 线和 I 线光刻技术，发展到 DUV 光刻技术、193nm 干湿光刻技术，甚至是最新的 EUV(13.5nm)光刻技术。然而，光刻技术一直面临着巨大挑战，光源、光刻胶、掩模和光刻设备等技术壁垒制约着半导体工艺的进一步发展。例如，尽管 EUV 光刻可以提供更短的波长和更高的解析度，但它的光源稳定性、光刻胶耐刻性、掩模工艺及设备成本等问题，都是亟待解决的难题。预测实际光刻技术的分辨率极限多年来都是徒劳的，某些分辨率极限使光学光刻技术的扩展不再可行。硅片图形转移亟须寻找一种可替换的光刻工艺，即下一代光刻技术，但这些技术的突破都需要多年的研究和大量的资金。光刻工艺的种类很多，下面以时间为线进行简述。

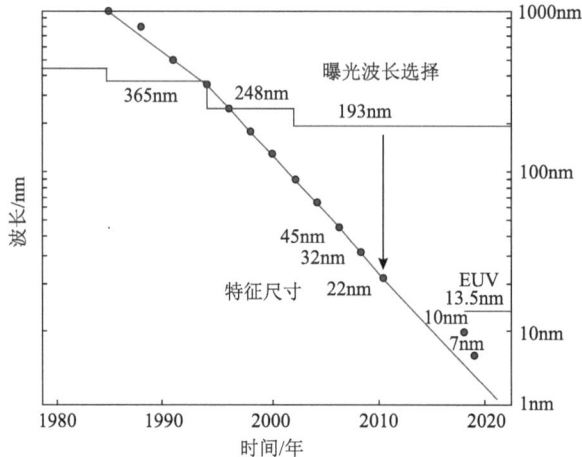

图 4-3　集成电路特征尺寸和光刻技术的发展进程

### 1. 以光子为光源的光刻技术

在光刻技术的发展过程中，以光子(photons)为基础的光刻技术种类繁多。其中，紫外光刻技术、深紫外光刻技术、极紫外光刻技术和 X 射线(X-ray)光刻技术的产业化前景最为广阔。这些技术不仅取得了显著的成就，而且在当前产业中得到了广泛应用，特别是前三种技术，在半导体工业的进步中发挥了重要作用。

紫外光刻技术是以高压和超高压汞或汞-氙弧灯在近紫外(350~450m)的 3 条光强很强的光谱(G、H、I)线，特别是波长为 365m 的 I 线为光源，配合使用像离轴照明(off-axis illumination，OAI)技术、相移掩模(phase shift mask，PSM)技术、光学接近矫正(optical proximity correction，OPC)技术等，可为 0.35~0.25μm 制程的芯片生产提供成熟的技术支持和设备保障。目前，此类设备和技术占整个光刻技术至少 50%的份额，同时还覆盖了低端和特殊领域对光刻技术的要求。

DUV 光刻技术是以 KrF、ArF 气体在高压受激而产生的等离子体发出的深紫外波长(248nm 和 193nm)的激光作为光源，配合使用 I 线系统的一些成熟技术和分辨率增强技术(resolution enhancement technology，RET)、高折射率图形传递介质(如浸没式光刻使用折射率常数大于 1 的液体)等，可完全满足 0.25μm 以下尺寸的生产线要求。当前，曝光波长为 193nm 的投影式光刻机，因其技术成熟、曝光线宽可延伸至 32nm 节点的优势，已成为目前光刻领域的主流设备。将 193nm 工艺扩展到更小的节点也给半导体行业带来了挑战和机遇。虽已被证明该工艺可实现

14nm 节点制程,但需确保 193nm 光刻技术与新兴趋势保持一致,保持低成本。

EUV 光刻技术,早期有波长 10~100nm 和波长 1~25nm 的软 X 射线两种。两者的主要区别是成像方式,而非波长范围。前者以缩小投影方式为主,后者以接触/接近式为主,而当前的研发和开发主要集中在 13.5nm 波长的系统上。例如,采用 EUV 光刻技术,7nm 节点几乎所有的图形层都仅需单次曝光即可完成,可减少 20 层以上掩模版,大大减小工艺复杂度,降低生产成本。考虑到技术的延续性和产业发展的成本等因素,EUV 光刻技术是众多专家和公司看好的、能够满足高精度芯片制造的主要技术。但由于 EUV 光刻掩模版的成本越来越高,产业化生产中掩模版费用增加会导致生产成本的增加,进而会大大降低产品的竞争力,这是 EUV 光刻技术快速应用的主要障碍。

X 射线光刻技术也是 20 世纪 80 年代发展起来,满足分辨率 100nm 以下要求生产的技术之一,主要包括传统靶极 X 射线、激光诱发等离子 X 射线和同步辐射 X 射线光刻技术。特别是以同步辐射 X 射线(主要是 0.8nm)作为光源的 X 射线光刻技术,光源具有功率高、亮度高、光斑小、准直性良好,通过光学系统的光束偏振性小、聚焦深度大、穿透能力强,并可有效消除半阴影效应等优越性。

### 2. 以粒子为光源的光刻技术

以粒子(particles)为光源的光刻技术主要包括粒子束光刻和电子束光刻。特别是电子束光刻技术,在掩模版制造业中发挥了重要作用,目前仍占据主导地位。然而,由于传统电子束光刻的产能限制,其在半导体生产线上的应用一直未能实现。因此,研究人员一直致力于将缩小投影式电子束光刻技术推向半导体生产线。近年来,该技术取得了显著进展,产能已经提高到 20 片/h(Φ200mm 圆片)。

传统电子束光刻、低能电子束光刻、限角度散射投影电子束光刻(scattering with angular limitation projection electron beam lithograhpy,SCALPEL)和扫描探针光刻(scanning probe lithography,SPL)技术的研发进展较快,其中传统电子束光刻技术已经被人们在掩模版制造业中广泛接受。热/冷场发射由于比六硼化镧热游离发射的亮度能提高 100~1000 倍之多,成为当前的主流,其分辨率覆盖了 100~200nm 的范围。在传统电子束光刻中存在前散射效应、背散射效应和邻近效应等,有时会造成光致抗蚀剂图形失真和电子损伤基底材料等问题,由此产生了低能电子束光刻和扫描探针电子束光刻。低能电子束光刻光源和电子透镜与扫描电子显微镜基本一样,将低能电子打入基底材料或者抗蚀剂,以单层或者多层 L-B 膜(Langmuir-Blodgett film)为抗蚀剂,分辨率可达到 10nm 以下。SPL 是利用扫描隧道电子显微镜和原子力显微镜原理,将探针产生的电子束,在基底或者抗蚀剂材料上直接激发或者诱发选择性化学作用,如刻蚀或者淀积进行微细图形加工和制造。另外一种比较有潜力的电子束光刻技术是 SCALPEL。由于 SCALPEL 的原理非常类似于光学光刻技术，使用散射式掩模版（又称鼓膜）和缩小分步扫描投影工作方式，具有分辨率高（纳米级）、聚焦深度长、掩模版制作容易和产能高等优势。很多专家认为 SCALPEL 是光学光刻技术之后，半导体生产进入纳米阶段的主流光刻技术，因此被称为后光学光刻技术。

湖南大学段辉高教授发明了一种"线描"电子束光刻技术，可大幅度提高电子束直写的加工效率（最高达到 400 倍）并显著降低了高密度图形加工时的邻近效应，为快速可靠地制作高精度微纳光电器件提供了一种解决方案。通过这一技术，实现了多尺度金属结构的高精度、高效制备，如图 4-4 所示。金属功能结构的最小特征尺寸可大面积均匀地做到 15nm，在纳米光学天线、高频电子晶体管及高效率光电探测器等器件领域具有广泛的应用价值[1]。

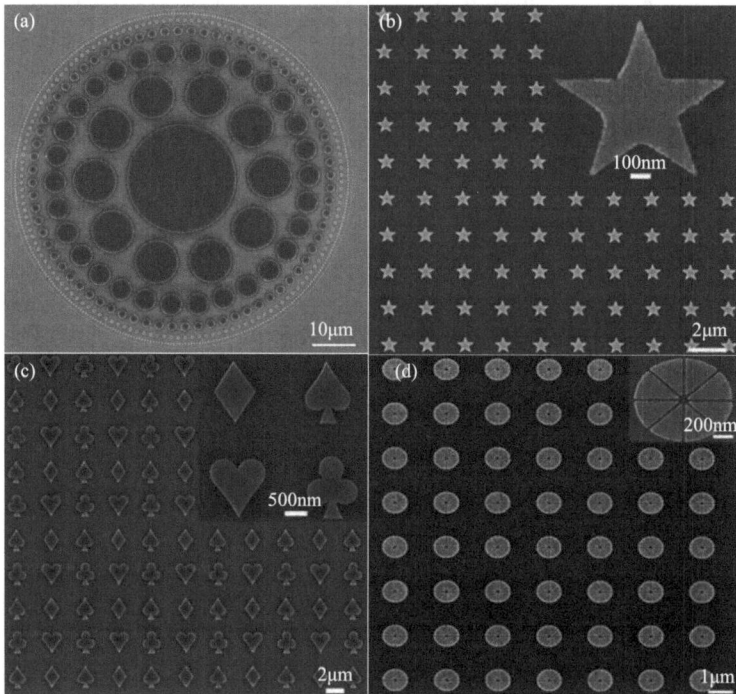

图 4-4　通过线描电子束光刻的金微纳结构（尺寸从 100nm 到 25μm）[1]

(a)不同尺寸圆形排列金圆盘形成的光子筛状图案；(b)五角星阵列及放大图案；(c)扑克牌中四种典型图案；(d)内部具有间隙的纳米电极图案

粒子束光刻发展较快的有聚焦粒子束（focused ion beam，FIB）光刻和投影粒子束光刻。聚焦粒子束光刻技术目前主要的应用：一是将 FIB 与场发射扫描电子显微镜（field-emission scanning electron microscopy，FE-SEM）联用，扩展 SEM 的功能和使得 SEM 观察方便；二是通过方便地注射含金属、介电质的气体进入 FIB

室，聚焦离子分解吸附在晶圆表面的气体，可完成金属淀积、强化金属刻蚀、介电质淀积和强化介电质刻蚀等。投影粒子束光刻的优点突出，如无背向散射效应和邻近效应，聚焦深度长（大于 10μm），单次照射面积大等。因此，该技术产能高，可达 60 片/h（Φ200mm 圆片），并可控制粒子对抗蚀剂的渗透深度，较容易制造宽高比较大的三维图形等。但投影粒子束光刻也有很多缺点，例如，空间电荷效应使得分辨率不好，目前只达到 80～65nm；较厚的掩模版散热差，易受热变形，有些时候还需要添加冷却装置等。

### 3. 物理接触式光刻技术

通过物理接触方式进行图像转印和图形加工的方法已发展多年，随着纳米压印技术取得了技术突破，已被纳入光刻产业领域。物理接触式光刻的核心是纳米级模板的制作，目前以纳米压印技术最为成熟和受人们关注。纳米压印技术是指通过光刻胶辅助，将模板上的微纳结构转移到待加工材料上的技术，最初由美国普林斯顿大学的 Stephen Y. Chou（周郁）教授在 20 世纪 90 年代中期发明。目前主流的纳米压印技术主要包括微接触印刷、热塑性纳米压印及紫外纳米压印（图 4-5）等，它的分辨率已经达到了 10nm，而且图形的均一性完全符合大量生产的要求。此外，纳米压印模板可反复使用，无疑大大降低了加工成本，也有效缩短了加工时间，主要应用于微机电系统、微型光机电系统、微应用流体学器件和生物器件等领域。纳米压印技术具有超高分辨率、易量产、低成本、一致性高的技术优点，被认为是一种有望代替现有光刻技术的加工手段。

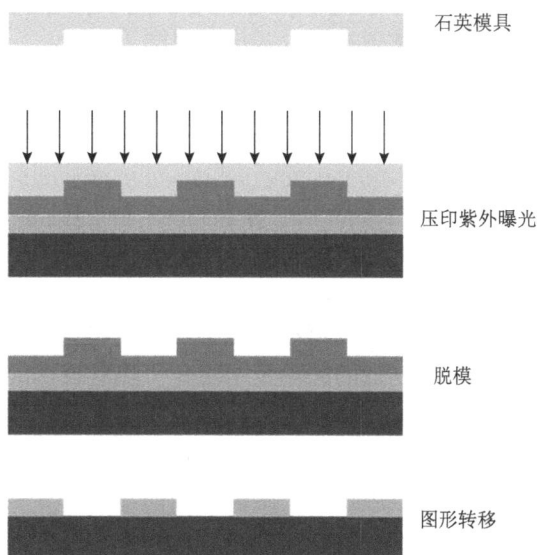

石英模具

压印紫外曝光

脱模

图形转移

图 4-5　紫外纳米压印流程

### 4. 其他光刻技术

近年来，在人们为纳米级光刻技术探索出路的同时，也出现了许多新的技术应用于光刻工艺中，主要有成像干涉光刻技术、激光聚焦中性原子束光刻技术、立体光刻技术、全息光刻技术和扫描电化学光刻技术等。其中，成像干涉光刻技术发展最快，主要是利用通过掩模版光束的空间频率降低，使透镜系统收集，然后再还原为原来的空间频率，照射基底材料上的抗蚀剂，传递掩模版图形。该技术可以解决传统光学光刻受限于投影透镜的传递质量和品质，无法收集光束的较高频率部分，使图形失真的问题。

### 5. 未来光刻技术的发展及应用前景

随着电子产业的技术进步和发展，光刻技术及其应用已经远远超出了传统意义上的范畴，几乎包括和覆盖了所有微细图形的传递、加工和形成过程。因此，未来光刻技术的发展也是多元化的，一些新的技术也在开发中，如电子束光刻技术和激光直写光刻技术等。未来光刻技术的发展将会更快，技术上将会更加集中，一些没有市场前景和应用的技术将会淘汰。在新兴技术的推动下，光刻技术除了在半导体制造中的应用外，还在生物医学、光电子、能源和材料等领域展示了广泛的应用价值。

(1)生物医学。光刻技术可以用于生物芯片和生物传感器的制造。通过将微米级别的结构和通道刻写在芯片表面，可实现实验室在芯片上的自动化和高通量分析，推动生物医学研究和诊断技术的发展。例如，通过微纳米制造技术可以实现更高灵敏度的生物传感器、微纳米流控芯片和组织工程等。

(2)光子学。光刻技术在光子学器件的制造中起到关键作用。例如，通过刻写微米级别的光子晶体结构和波导器件，可以实现光学芯片的制造，用于光通信、光传感和光电子学等领域。

(3)纳米器件。光刻技术在纳米器件制造中也有潜在应用。通过先进的光刻技术，可以实现纳米级别的结构和器件制造，如纳米线、纳米点阵等，拓展了纳米科技的应用领域。

总之，在过去几十年中，光刻技术在微纳米制造领域发展迅速，成为推动半导体制造和其他微纳米器件制造的关键技术之一。随着技术的不断发展和创新，光刻技术有望迎接更高的挑战，并持续推动微纳米制造行业的进步和突破。通过高分辨率、高精度的图形转移，光刻技术在芯片制造、集成电路生产以及生物医学、光子学和纳米器件等领域展现出广阔的应用前景。

# 4.2　刻　　蚀

## 4.2.1　刻蚀概述

所谓刻蚀，实际上狭义理解就是光刻腐蚀，先通过光刻将光刻胶进行曝光处理，然后通过其他方式实现腐蚀处理掉所需除去的部分。刻蚀是用化学或物理方法有选择地从硅片表面去除不需要的材料的过程，其基本目标是在涂胶的硅片上正确地复制掩模图形。随着微制造工艺的发展，广义上来讲，刻蚀成了通过溶液、反应离子或其他机械方式来剥离、去除材料的一种统称，成为微加工制造的一种普适叫法。

在半导体微纳加工工艺中，刻蚀就是通过物理/化学方法将下层材料中没有被上层掩蔽膜材料掩蔽的部分去掉，从而在下层材料上获得与掩蔽膜图形完全对应的图形——实现图形转移。在通常半导体工艺流程中刻蚀都是在光刻工艺之后进行的。从这一点来说，刻蚀可以看成在硅片上复制所想要的图形的最后主要转移工艺步骤。在刻蚀工艺中以下参数和因素需要特别关注：刻蚀速率、刻蚀剖面、刻蚀偏差、选择比、均匀性、残留物、聚合物、等离子体诱导损伤、颗粒污染以及缺陷。

1）刻蚀速率

刻蚀速率($R$)是指在刻蚀过程中去除硅片表面材料的速度，通常用 Å/min 表示，对产率有较大影响。刻蚀速率由工艺和设备变量决定，如刻蚀材料类型、刻蚀机的结构配置、使用的刻蚀气体和工艺参数设置。刻蚀速率常用式(4-1)来计算：

$$R = \Delta T / t \qquad\qquad (4\text{-}1)$$

式中，$\Delta T$ 为刻蚀掉的材料厚度，Å；$t$ 为刻蚀所用的时间，min。刻蚀速率主要包括：横向刻蚀速率，决定了刻蚀后剖面形貌和"钻蚀"程度；纵向刻蚀速率，决定了刻蚀工艺的产率。刻蚀速率通常正比于刻蚀剂的浓度，如硅片表面几何形状等因素都能影响硅片与硅片之间的刻蚀速率，要刻蚀硅片表面的大面积区域，则会耗尽刻蚀剂浓度使刻蚀速率慢下来；如果刻蚀的面积比较小，则刻蚀就会快些。

2）刻蚀剖面

刻蚀剖面指的是被刻蚀图形的侧壁形状。有两种基本的刻蚀剖面：各向同性和各向异性刻蚀剖面。各向同性的刻蚀剖面是在所有方向（横向和垂直方向）上以相同的刻蚀速率进行刻蚀，导致被刻蚀材料在掩模下面产生钻蚀而形成的，这带来不希望的线宽损失[图 4-6(a)]。湿法化学腐蚀本质上是各向同性的，因而不用于亚微米器件制作中的选择性图形刻蚀。一些干法等离子体系统也能进行各向同性刻蚀。由于后续工艺步骤或者被刻蚀材料的特殊需要，也有些要用到各向同性腐蚀的地方。对于亚微米尺寸的图形，希望刻蚀剖面是各向异性的，即刻蚀只在垂直于要刻蚀薄膜表面的方向进行，只有很少的横向刻蚀[图 4-6(b)]。这种垂直的侧壁使得在芯片上可制作高密度的刻蚀图形。各向异性刻蚀对于小线宽图形亚微米器件的制作非常关键。各向异性刻蚀大部分是通过干法等离子体刻蚀来实现的。

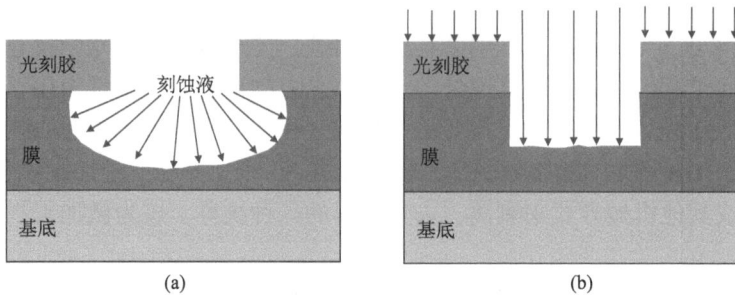

图 4-6　两种刻蚀技术
(a)各向同性刻蚀；(b)各向异性刻蚀

3) 选择比

选择比($S$)指的是在同一刻蚀条件下一种材料与另一种材料相对刻蚀速率快慢。它定义为同一刻蚀条件下，被刻蚀材料的刻蚀速率与另一种材料的刻蚀速率的比。器件结构中常含有多层不同材料形成的薄膜需要刻蚀，为严格控制每一层刻蚀图形的转移精确和避免对某层材料的刻蚀影响其他各层，需控制不同材料的刻蚀速率。一个高选择比的刻蚀工艺不刻蚀下面一层材料(刻蚀到恰当的深度时停止)，并且保护的光刻胶也未被刻蚀。图形几何尺寸的缩小要求减薄光刻胶厚度。高选择比在最先进的工艺中为了确保关键尺寸和控制剖面是必需的，特别是关键尺寸越小，选择比要求越高。

在半导体制造中有两种基本的刻蚀工艺：干法刻蚀和湿法刻蚀。干法刻蚀是利用等离子体(plasma)通过光刻胶中开出的窗口，与硅片发生物理或化学反应(或这两种反应)，从而去掉暴露的表面材料。干法刻蚀是亚微米尺寸下刻蚀器件的最主要方法，根据被刻蚀的材料类型主要分成三种：金属刻蚀、介质刻蚀和硅刻蚀。而在湿法刻蚀中，液体化学试剂(如酸、碱和溶剂等)以化学方式去除硅片表面的材料。湿法刻蚀一般只是用在尺寸较大(大于 3μm)的情况下。湿法刻蚀仍然用来腐蚀硅片上的某些层或用来去除干法刻蚀后的残留物。

## 4.2.2　湿法刻蚀

湿法刻蚀是通过化学刻蚀液和被刻蚀物质之间的化学反应来刻蚀成型的加工方法，其刻蚀反应往往受刻蚀液本身物化特性和晶体材料的原子结构特征影响。例如，刻蚀溶剂的扩散速度、吸附特性和腐蚀能力影响着刻蚀速率和刻蚀形貌特征。湿法刻蚀反应可以划分为以下两大类。

(1)扩散主导型刻蚀反应，最终将导致各向同性刻蚀。各向同性刻蚀导致刻蚀材料各方向均匀同速率被刻蚀，其结构面形成方向没有选择性，主要用于金属、晶体等材料生成图形或除去受损表面。由于各向同性刻蚀对器件的刻蚀深度和表面均匀性不易控制，且难以加工成大深宽比的结构，故应用范围较小。

(2)反应主导型刻蚀反应，最终将导致各向异性刻蚀。各向异性刻蚀导致被刻蚀材料各方向不被均匀同速率刻蚀，其结构面形成快慢和方向受刻蚀材料本身密度、晶向、原子结构等因素的影响。研究发现，扩散主导型刻蚀主要为多晶体的刻蚀反应，如玻璃和金属等；反应主导型刻蚀主要为单晶体的刻蚀反应，如单晶硅和石英等。

如图 4-7 所示，湿法刻蚀主要过程大概可分为三个步骤：①反应物质扩散到被刻蚀薄膜的表面；②反应物与被刻蚀薄膜反应；③反应后的产物从刻蚀表面扩散到溶液中，并随溶液排出。在这三个步骤中，一般进行最慢的是反应物与被刻蚀薄膜反应过程，也就是说该步骤的进行速率即是刻蚀速率。因此，湿法刻蚀速率可由化学反应速率常数随温度变化关系的经验公式——阿伦尼乌斯(Arrhenius)方程[式(4-2)]进行估算：

$$R = R_0 \exp(-E_a/kT) \tag{4-2}$$

式中，$R_0$ 为与刻蚀液浓度有关的常数；$E_a$ 为化学反应的激活能，它与被刻蚀物种类、杂质含量有关。刻蚀速率的主要控制因素包括刻蚀溶液的种类、溶液的浓度、反应温度、搅拌等。

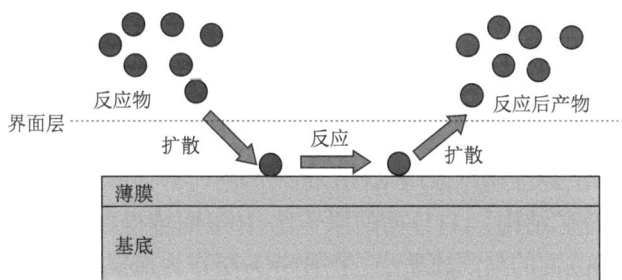

图 4-7　湿法刻蚀的主要过程

从半导体制造业一开始，湿法刻蚀就与硅片制造联系在一起。虽然湿法刻蚀已大部分被干法刻蚀所取代，但它在漂去二氧化硅($SiO_2$)、去除残留物、表层剥离及大尺寸图形刻蚀应用方面仍然起着重要的作用，如湿法清洗实际上可以看成是一个湿法刻蚀过程。湿法刻蚀的好处在于对下层材料具有高的选择比，对器件不会带来等离子体损伤，并且设备简单。几种主要材料的刻蚀如下。

### 1. 湿法刻蚀 SiO₂

$SiO_2$ 是无定形材料，各个方向的刻蚀速率都一样。$SiO_2$ 能够用氢氟酸（HF）来进行湿法刻蚀，化学反应方程式为

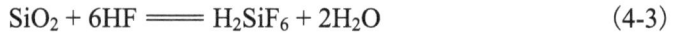

$$SiO_2 + 6HF \Longrightarrow H_2SiF_6 + 2H_2O \tag{4-3}$$

常用被氟化铵（$NH_4F$）缓冲的稀氢氟酸[称为缓冲二氧化硅腐蚀液（BOE）或缓冲氢氟酸（BHF）]喷射或浸泡硅片来有选择地去除 $SiO_2$。用 $NH_4F$ 来缓冲 HF 可使得刻蚀能被很好地控制，这种刻蚀液可减慢并稳定刻蚀过程，并不对光刻胶产生影响。硅片上的 BOE 是用去离子水和快倾泻或喷流清洗设备清洗掉。快倾泻清洗速度快并用水少，而且喷流清洗能显著地减少颗粒沾污程度。因为 $SiO_2$ 层的组成成分并不完全相同，所以 HF 对这些 $SiO_2$ 的刻蚀速率也就不完全一样。基本上以热氧化方式生成的 $SiO_2$ 层的刻蚀速率最慢。

### 2. 湿法刻蚀 Si

在湿法刻蚀 Si 的各种方法中，大多数都是采用强氧化剂对 Si 进行氧化，然后利用 HF 与 $SiO_2$ 反应来去除 $SiO_2$，从而达到对硅刻蚀的目的。最常用的刻蚀溶剂是硝酸与氢氟酸和水（或乙酸）的混合液，化学反应方程式为

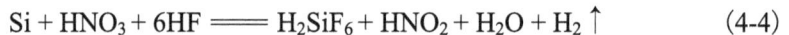

$$Si + HNO_3 + 6HF \Longrightarrow H_2SiF_6 + HNO_2 + H_2O + H_2 \uparrow \tag{4-4}$$

其中，反应生成的 $H_2SiF_6$ 可溶于水。在刻蚀液中，水是作为稀释剂，但最好用乙酸（$CH_3COOH$），因为乙酸可以抑制硝酸的分解，从而使硝酸的浓度维持在较高的水平。对于 HF-HNO₃ 混合的刻蚀液，当 HF 的浓度高而 $HNO_3$ 的浓度低时，Si 膜刻蚀的速率由 $HNO_3$ 浓度决定（即 Si 的刻蚀速率基本上与 HF 浓度无关），因为这时有足量的 HF 去溶解反应中生成的 $SiO_2$。当 HF 的浓度低而 $HNO_3$ 的浓度高时，Si 刻蚀的速率取决于 HF 浓度（即取决于 HF 溶解反应生成的 $SiO_2$ 的能力）。此外，对 Si 的湿法刻蚀还可以用 KOH 的水溶液与异丙醇（IPA）相混合来进行。对于金刚石或闪锌矿结构，(111)面的原子比(100)面排得更密，因而(111)面的刻蚀速率应该比(100)面的刻蚀速率小。采用 $SiO_2$ 层作为掩模对<100>晶向的硅表面进行刻蚀，可以得到 V 形的沟槽结构。如果 $SiO_2$ 上的图形窗口足够大，或者刻蚀的时间比较短，可以形成 U 形的沟槽。如果被刻蚀的是<110>晶向的硅片，则会形成基本为直壁的沟槽，沟槽的侧壁为(111)面。这样就可以利用刻蚀速率对晶体取向的依赖关系制得尺寸为亚微米的器件结构。图 4-8 为得克萨斯大学达拉斯分校研究团队设计的 Si 基微机电系统（micro electromechanical system，MEMS）待机零功耗加速度计。不过，这种湿法刻蚀的方法大多数用在 MEMS 器件的制造上，在传统的集成电路工艺中并不多见。

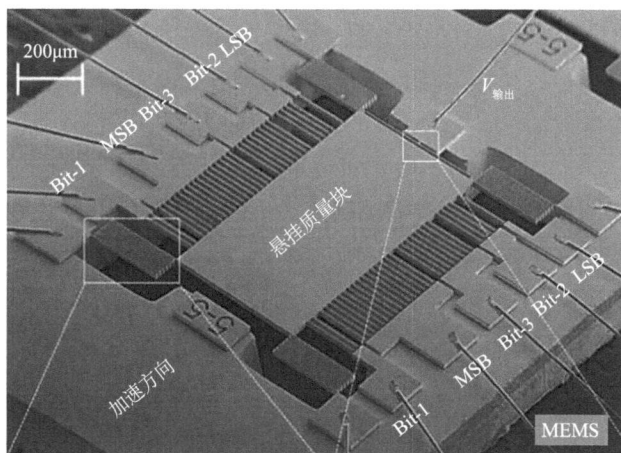

图 4-8　待机零功耗的 MEMS 加速度计[2]

Bit-1、Bit-2、Bit-3 代表芯片的引脚位数；MSB 为 most significant bit 的缩写，表示最高有效位，在二进制中代表
最高值的比特位，这一位对数值的影响最大；LSB 为 least significant bit 的缩写，表示最低有效位，在二进制中
代表最低值的比特位

### 3. 湿法化学剥离

由于湿法刻蚀的高选择比特性，湿法化学剥离有时用于去除包括光刻胶和掩蔽层的表面层材料。例如，在芯片制造过程中硅的局部氧化隔离、浅槽隔离和自对准接触结构制作方面，氮化硅被广泛用作掩蔽层材料。这层氮化硅掩蔽层是用热磷酸进行湿法化学剥离。在这种工艺过程中，酸槽一般始终维持在 160℃左右并对露出的二氧化硅具有所希望的高选择比。在暴露的氮化硅上常常会形成一层氮氧化硅，因此在去除氮化硅之前，需要在 HF 中进行短时间的刻蚀处理。如果这一层氮氧化硅没有完全去掉，就不能均匀地去除氮化硅。

## 4.2.3　干法刻蚀

干法刻蚀是利用气体辉光放电形成的等离子体进行刻蚀的技术。当气体以等离子体形式存在时，具备两个特点：一方面，等离子体中的这些气体的化学活性比常态下时要强很多，根据被刻蚀材料的不同，选择合适的气体，就可以更快地与材料进行反应，达到刻蚀去除的目的；另一方面，还可以利用电场对等离子体进行引导和加速，使其具备一定能量，当其轰击被刻蚀物的表面时，会将被刻蚀物材料的原子击出，从而达到利用物理上的能量转移来实现刻蚀的目的。因此，干法刻蚀是晶圆片表面物理和化学两种过程平衡的结果。在干法刻蚀工艺中，刻蚀作用是通过化学作用或物理作用，或者化学和物理共同作用来实现的。干法刻蚀可分为三种：化学性刻蚀、物理性刻蚀、物理化学性刻蚀。

### 1. 化学性刻蚀

在化学性刻蚀中，等离子体产生的反应元素（自由基和反应原子）与被刻蚀材料表面的物质发生反应。为了获得高的选择比（即为了与光刻胶或下层材料的化学反应最小），进入腔体的气体（一般含氯或氟）都经过了慎重选择。等离子体化学性刻蚀由于是各向同性的，因而线宽控制差。反应中产生的挥发性物质被真空泵抽走，刻蚀机理如图 4-9 所示。

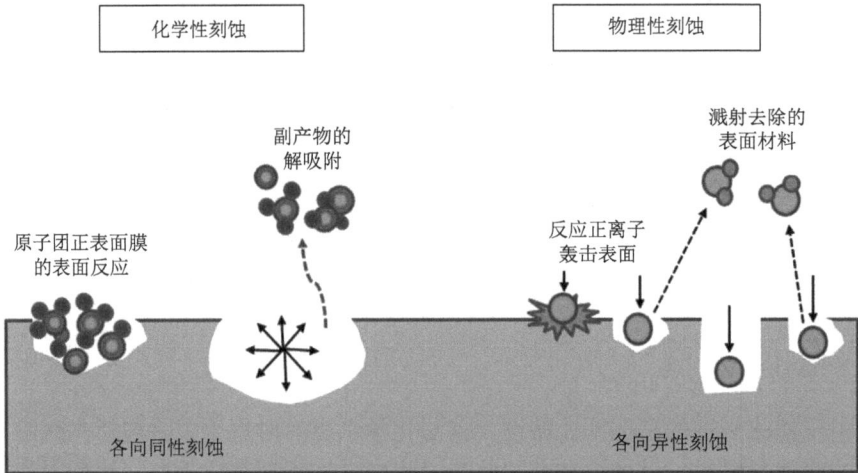

图 4-9　化学和物理的干法刻蚀机理

常见的化学性刻蚀系统有高压等离子体刻蚀机（真空度 $10^2 \sim 10^{-1}$ Torr，1Torr $=1.33322 \times 10^2$ Pa），可将等离子体中的刻蚀基扩散到刻蚀隧道内，具有各向同性和高选择比的纯化学性刻蚀过程。因为在刻蚀材料表面没有物理轰击，因而它具有最小的等离子体诱导损伤。在刻蚀中用到大量的化学气体，例如，通常氟基气体刻蚀二氧化硅，氯和氟基气体刻蚀铝，氯、氟和溴基气体刻蚀硅，氧去除光刻胶。在刻蚀过程中主要控制参数有：真空度、气体混合组分、气流流速、温度、射频功率和样品相对于等离子体的位置。该设备的主要特点是：主要依靠化学反应进行刻蚀，选择性好；离子的能量很小，各向异性差；对基底的损伤小；刻蚀速率低。

### 2. 物理性刻蚀

对于物理性刻蚀，利用辉光放电将惰性气体解离成带正电的离子，再利用偏压将离子加速，轰击被刻蚀物的表面，并将被刻蚀物材料的原子击出。这种机械刻蚀的好处在于它很强的刻蚀方向性，从而可以获得高的各向异性刻蚀剖面，以达到好的线宽控制目的。这种溅射刻蚀速率高，然而选择比低。另一个问题是被溅射作用去除的元素是非挥发性的，可能会重新淀积到硅片表面，带来颗粒和化学污染。

　　常见的物理刻蚀系统为离子束刻蚀(ion beam etching, IBE)，是一种利用离子束对材料进行物理刻蚀的技术。在 IBE 过程中，离子束与材料表面发生碰撞，通过能量转移和表面反应，使材料表面原子或分子从固态转变为气态，从而实现刻蚀效果。IBE 具有刻蚀速率快、刻蚀深度可控、刻蚀精度高等优点。IBE 主要应用于微纳器件制造、光学器件制造及表面处理等领域。IBE 的设备主要包括离子源、加速系统、束流控制系统和真空系统。离子源是 IBE 的核心部件，常用的离子源有离子注入源、离子束源和反应离子束源等。IBE 的刻蚀速率与离子束的能量、束流密度以及材料的物理性质等因素有关。IBE 可以实现对不同材料的刻蚀，如金属、半导体、陶瓷等。

### 3. 物理化学性刻蚀

　　物理化学性刻蚀是一种物理性的离子轰击和化学反应相结合实现的刻蚀技术，其中离子轰击改善化学性刻蚀作用。刻蚀剖面可以通过调节等离子体条件和气体组分从各向同性向各向异性改变。这种具有物理和化学混合作用机理的刻蚀技术，能获得好的线宽控制和高的选择比，因而在大多数干法刻蚀工艺中被采用。反应离子刻蚀可以是各向同性或各向异性，这取决于射频(radio frequency, RF)电场相对于刻蚀材料表面的方向。意思是指正离子溅射的发生是在刻蚀材料表面还是刻蚀材料的边缘。如果这个电场是垂直于刻蚀材料表面(图 4-10)，刻蚀作用就是重正离子溅射和一些基本的化学反应。如果这个电场平行于刻蚀材料表面，物理的溅射作用就很弱，因此刻蚀作用主要是表面材料和活性元素之间的化学反应。

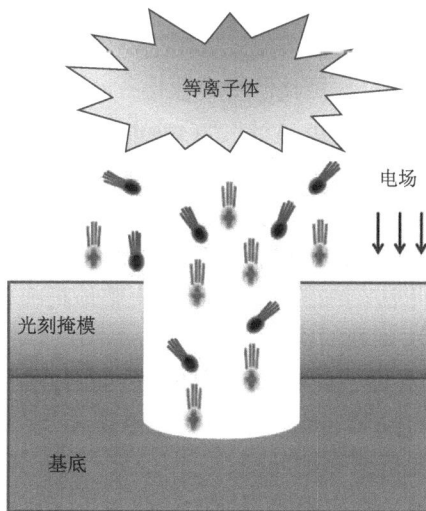

图 4-10　RF 电场垂直于刻蚀材料表面的反应离子刻蚀示意图

反应离子刻蚀(reaction ion etching，RIE)是一种采用化学反应和物理离子轰击去除硅片表面材料的技术。与离子束刻蚀不同的是，反应离子刻蚀在离子束刻蚀的基础上引入了化学反应。在反应离子刻蚀过程中，除了离子束的物理作用外，还有来自反应气体的化学作用。反应离子刻蚀可以通过选择不同的反应气体和工艺参数，实现对不同材料的选择性刻蚀。反应离子刻蚀的设备结构与离子束刻蚀类似，但在真空室中加入了反应气体，并通过控制反应气体的流量和压强来控制刻蚀过程。反应离子刻蚀可以实现更高的选择性刻蚀，同时可以控制刻蚀副产物的生成，从而提高加工质量。

离子束刻蚀和反应离子刻蚀在微纳加工中有着广泛应用。离子束刻蚀主要用于形成细微结构、刻蚀深度控制和表面处理等领域。例如，在半导体工艺中，离子束刻蚀可以用于制造微电子器件的槽型结构、刻蚀光刻胶等；而反应离子刻蚀则广泛应用于制备纳米结构、制造光学器件等。这两种刻蚀技术在微纳加工中相互补充，可以满足更加复杂的加工需求。然而，这些标准等离子体刻蚀系统在硅片制造中工作于相对直接产生等离子体的几百毫托的真空度下(例如，在两平行板之间加上 RF 信号)。但是对于 0.25μm 及以下尺寸的几何图形，它难以使刻蚀基进入高深宽比图形并使刻蚀后产物从高深宽比图形中出来。刻蚀反应速率降低并实际停止于图形的底部和低端。解决的方法是降低系统的工作压力以增加气体分子和离子的平均自由程，能有效减少影响图形剖面控制的碰撞。然而，这样做的缺点是由于压力的减小而减少了离子密度，从而降低了刻蚀速率。为了解决这个问题，需要高密度等离子体以产生足够的离子，从而在低压下获得可接受的刻蚀速率。高密度指的是在同样的工作压力下，相对于传统等离子体的等离子体中活性基的数目。在传统等离子体中，典型的离化率为 0.01%~0.1%，而高密度等离子体技术可更有效地使输入功率耦合等离子体，产生较大的刻蚀基分解，从而获得高达 10% 的离化率。这种技术产生高方向性的低能离子，在高深宽比图形中获得各向异性刻蚀。高密度等离子体技术主要包括电子回旋共振(electron cyclotron resonance，ECR)等离子体、电感耦合等离子体(inductively coupled plasma，ICP)、螺旋波等离子体(helicon wave plasma，HWP)等，其共同特点是利用交叉的电场和磁场提高电子在等离子体中的行程，使得电子和原子间碰撞加剧，导致等离子体中自由基和离子的密度大大提升。

在半导体工艺中，干法刻蚀的主要目的是完整地把掩模图形复制到硅片表面上。干法刻蚀相比于湿法刻蚀的优点在于：

(i)刻蚀剖面是各向异性，具有非常好的侧壁创面控制；

(ii)好的关键尺寸(critical dimension，CD)控制；

(iii)最小的光刻胶脱落或黏附问题；

(iv)好的片内、片间、批次间的刻蚀均匀性；

(v)较低的化学制品使用和处理费用。

　　干法刻蚀的主要缺点是对下层材料差的刻蚀选择比，等离子体带来的器件损伤和昂贵的设备。

## 4.2.4　刻蚀技术的发展

　　刻蚀技术随着微纳制造技术多年的发展有了许多改变，在平面结构(2D)半导体小型化和空间结构(3D)半导体堆叠技术的发展过程中，刻蚀工艺也在不断发展变化。在 20 世纪 70 年代，2D 半导体为主流，电路关键尺寸从 100μm 迅速下降到 10μm，甚至更低。在此期间，半导体制造流程中的大部分重点工艺技术已经成熟，同时刻蚀技术已经从湿法刻蚀过渡到干法刻蚀。对于层切割技术，最先采用的是化学湿法，这是一种相对简单的技术。由于从 20 世纪 70 年代早期开始，化学湿法难以满足 5μm 关键尺寸的要求，从而开发出利用等离子体的干法。发展到今天，刻蚀工艺大多数采用干法，而湿法刻蚀技术后来发展应用于清洁过程。

　　湿法刻蚀采用液体介质，故去除速度较快，每分钟能够去除更深的材料，但不会形成类似于直方结构的形态。湿法刻蚀会均匀地刻蚀所有方向，从而导致横向方向上的损耗，而对于关键尺寸小型化应该避免这种现象。相反，干法刻蚀可以在某一特定方向上进行切割，使得实现理想中纳米级的超精细图案轮廓。此外，湿法刻蚀会产生环境污染，因为使用过的液体溶液需在此工艺完成后进行丢弃处理。相比之下，采用干法刻蚀时，在排放管线中会布置洗涤器，能够在向大气中排放废气之前经过中和过程，从而减少对环境的影响。然而，由于晶圆上方多层复杂地缠绕在一起，所以在采用干法刻蚀过程中很难瞄准某一特定的层。在针对某一特定层进行刻蚀时，采用湿法刻蚀会更容易进行，因为它采用化学反应进行刻蚀。而在进行选择性刻蚀时使用干法并不容易，因为需要结合物理和化学技术。

　　当前，芯片制造已步入 3nm 节点，随着集成电路不断微缩，工艺技术面临极大挑战。其中，原子层刻蚀(atomic layer etching，ALE)工艺成为近年重新兴起的技术。ALE 能够将刻蚀精确到一个原子层(相当于 0.4nm)，要求刻蚀过程均匀地、逐个原子层地进行，并停止在适当的时间或位置，从而获得极高的刻蚀选择率。基于精确的刻蚀控制、良好的均匀性、小的负载效应等优点，ALE 也越来越受到重视而重新成为研究热点。不过，ALE 的应用目前还处于初级阶段，相应的设备仍不成熟，距离上述理想化的 ALE 应用还有相当的距离。

# 4.3　键　　合

## 4.3.1　键合概述

　　在半导体工艺中，"键合"是指将晶圆芯片固定于基底上。传统方法采用芯片键合(或芯片贴装)和引线键合,而先进方法则采用 IBM 公司于 20 世纪 60 年代后期开发的倒装芯片键合技术。倒装芯片键合技术将芯片键合与引线键合相结合,并通过在芯片焊盘上形成凸块的方式将芯片和基底连接起来,如图 4-11 所示。就像发动机用于为汽车提供动力一样,芯片键合技术通过将半导体芯片附着到引线框架或印刷电路板上,来实现芯片与外部之间的电连接。完成芯片键合之后,应确保芯片能够承受封装后产生的物理压力,并能够消散芯片工作期间产生的热量。必要时,必须保持恒定导电性或实现高水平的绝缘性。因此,随着芯片尺寸变得越来越小,键合技术变得越来越重要。

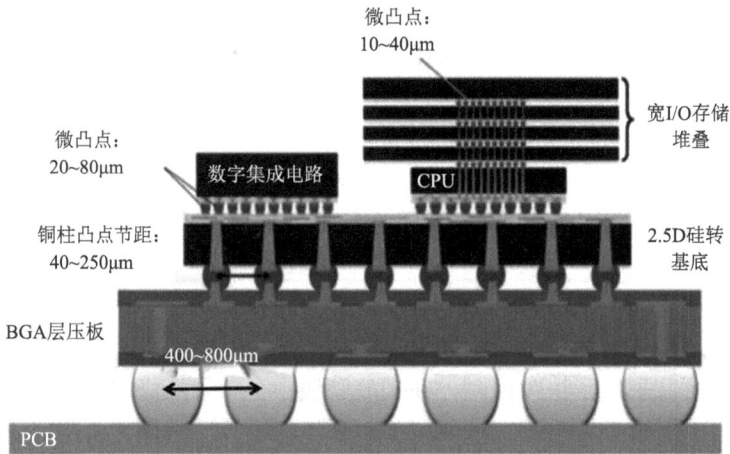

图 4-11　2.5D/3D 封装芯片[3]

I/O 为 input/output 的缩写,表示输入/输出;CPU 表示中央处理器;BGA 层压板是指采用 BGA 封装技术的电路板,常使用塑料(如 BT 树脂或玻璃层压板),BGA 封装技术是一种高密度表面封装技术,其特点是在封装底部使用球状引脚排列成类似格子的图形;PCB 表示印刷电路板

　　键合就是将两片表面清洁、原子级平整的同质或异质半导体材料经表面清洗和活化处理,在一定条件下通过范德瓦耳斯力、分子力甚至原子力使晶片键合成为一体的技术。在半导体工艺中,硅片键合技术是指通过化学和物理作用将硅片与硅片、硅片与玻璃或其他材料紧密地结合起来的方法。常见的键合技术主要可以分为四类:黏合剂和阳极键合、直接晶圆键合、金属键合、混合金属/介质键合。

　　(1)黏合剂和阳极键合。主要考虑黏合剂、阳极、玻璃材料和旋涂玻璃(spin on glass,SOG)键合过程。成功的黏合剂键合是先进材料开发与精细化键合工艺优化的典范成果。黏合剂键合的适用范围涵盖从高灵敏度的逻辑晶圆到流体系统中大线宽、低成本的晶圆键合。此外,临时键合也在很大程度上基于对黏合剂键合的了解。阳极键合历史悠久,其工艺的鲁棒性是该技术得到持续应用的主要原因之一。这种技术在 MEMS 制造中尤为流行,但在应用时必须考虑对表面形貌的要求,以确保达到大多数 MEMS 制造商所能接受的标准。

(2) 直接晶圆键合(direct wafer bond，DWB)：是一种局限于晶圆为裸片或氧化后直接接触的技术。一般认为熔融键合和等离子体活化键合(plasma activated bonding，PAB)是 DWB 的子集。在这两种情况下，晶圆在室温下预键合，而键合后退火是根据所需的温度在一个炉子或热腔体中进行。晶圆的预处理在这两种情况中是不同的，但通常表面通过浸润或干法处理后呈现极端的亲水性或疏水性。键合后处理温度范围从 PAB 的低温(或不加热)到熔融键合的加热到 1000℃ 以上。显然，温度处理对工艺顺序如何组织设置了限制条件，而且对于考虑了表面粗糙度的 DWB 的极端要求对晶圆在键合前如何处理设置了严格的限制条件。

(3) 金属键合：在半导体工艺中已经证明，有大量金属适用于晶圆级的键合。特别是当互补金属氧化物半导体(complementary metal oxide semiconductor，CMOS)制造工艺中的一部分金属可以用于键合时，这无疑是有益的，但这并没有成为选择金属的一个绝对限制。当键合作为最后一个工艺步骤进行时，较少关注与现有材料的相容性问题，只要包含一个合适的扩散阻挡层即可。但当键合作为一个中间工艺步骤时，金属的选择是至关重要的。由于兼容性问题等，作为键合材料的铜的应用比较广泛，一般需要高键合压力或苛刻的表面控制。其他金属或金属系统如锡、铜、金和铟的组合，也在电子封装领域得到了广泛应用。

(4) 混合键合：基本思想是将两个领域的优势融合于晶圆键合方法中，从而在同一步骤内实现晶圆之间的机械和电学连接。这一技术为业界提供了一种极具潜力的解决方案，能够通过扩展系统级互连来提升最终器件的性能，能够实现多个互连间距小于 10μm 的芯片集成。典型的混合键合是一种将介电键($SiO_x$)与嵌入金属(Cu)结合形成互连的永久键合，被业界称为直接键互连(direct bond interconnect，DDI)。后摩尔时代，市场的迫切需求催生了业界对芯片 I/O 密度、互连接口等技术的创新。同时，这些需求也正在改变系统设计方法，推动业界寻求新封装、新材料、新架构来延续摩尔定律的演进。其中，混合键合技术逐渐成为未来半导体技术的重要发展方向。

### 4.3.2　键合工艺

#### 1. 黏合剂和阳极键合

黏合剂和阳极键合主要包括玻璃料键合、利用旋涂玻璃作为材料的键合、聚合物键合、阳极键合等。下面以玻璃料键合为例简述其主要工艺。

玻璃料键合是利用低熔点玻璃作为一种特殊中间连接层的键合方法。在键合工艺中，要键合的晶圆之间的玻璃被加热，使其黏度不断降低直到达到润湿温度，在该温度下的玻璃呈液态流动并润湿晶圆表面。在这种流动过程中，玻璃与要键合晶圆表面达到原子水平接触，并且流入表面粗糙处和表面台阶周围，由液态玻璃实现完美的密封，因此这种键合工艺也被称为密封玻璃键合。在冷却晶圆堆叠过程中，玻璃重新固化，最后形成机械强度高、密封性能好的键合。由于其优异的键合和流动性，玻璃料键合经常用于晶圆级 MEMS 在真空或低压下的封装，这对于像陀螺仪这样的谐振器件是必要的。

玻璃料键合的关键是在晶圆间形成键合的玻璃材料，而在 400～450℃可以回流的低熔点玻璃是具有相当不稳定玻璃基质的特殊玻璃材料。这样的材料很难甚至几乎不可能通过经典的层淀积技术得到，如溅射法、旋涂淀积法或化学气相淀积法。由于玻璃可以转化成浆料，因此丝网印刷是将玻璃料涂覆在待键合晶圆上的最佳方法。为了制备这种用于丝网印刷的浆料，首先将低熔点玻璃(如典型的铅锌硅酸盐玻璃或铅硼酸盐玻璃)研磨到颗粒尺寸为 15μm 以下，然后将该玻璃料末与有机黏合剂混合，形成糊状。为了实现最佳的混合，可利用研磨机进行混合。另外，玻璃浆料还包含溶剂，目的是调整黏度以获得最好的丝网印刷效果。由于低熔点玻璃的热膨胀系数通常显著高于待键合玻璃表面的热膨胀系数，因此通过添加填充颗粒来调整玻璃料的最终热膨胀系数。这些填充颗粒的熔点比使用玻璃成分高很多，因此将它们添加到再熔化的玻璃料中用于减小热膨胀系数。

玻璃料键合技术为在工艺温度低于 450℃下进行晶圆键合提供了可行性。结合先进的丝网印刷技术，玻璃料键合能够实现原位淀积，并使处理后的盖帽晶圆结构化。结构化的键合层可以保护可动结构，防止寄生键合产生。据此，可通过温度循环去除浆料中的有机物。键合是一个热压的工艺，在 430℃下施以轻微的压力后形成键合。例如，硅微机械系统中常用的几乎所有表面层都能利用玻璃料进行键合。玻璃料键合的主要优点是气密性好、工艺良率高、键合界面的机械应力低、可贯穿的金属线、键合强度高及可靠性好。对于不同的应用，玻璃料键合技术的潜力和通用性已经被证实。玻璃料键合存在的关键问题可能是在一些应用中由玻璃料材料及复杂工艺造成的高工艺成本。

## 2. 直接晶圆键合

直接晶圆键合要求晶圆具有高度的平坦度、平行度和光滑度，同时保证表面干净没有颗粒、有机物及金属污染。这非常重要，因为表面的洁净直接影响键合界面的结构及电学性能，以及最终键合材料的电学性能。此外，在清洁之后与键合之前，需要对晶圆表面进行活化处理。随后，将两个匹配的晶圆面对面放置在一起，该过程可在空气中以及室温下进行。由于两个晶圆之间薄气垫的作用，上面的晶圆悬浮于另一个之上。对晶圆对的一个小区域施加外力，挤出中间的空气，此时在晶圆间的这个位置由于表面吸引力形成键合。对于直接晶圆键合，两个表面之间的作用力是比较重要的。

直接晶圆键合技术提供了新的材料组合设计的自由度，对要键合的材料没有常见的结构限制（非晶、多晶、取向、晶格常数），已被广泛应用于先进基底，如绝缘体上硅（silicon on insulator, SOI）的工业制造，并成为该领域的一项关键技术。

### 3. 金属键合

在很多情况下金属键合比其他键合方法（如阳极键合、熔融键合、热压键合和黏合剂键合）更有吸引力。主要原因是液体焊料能够有效浸润金属层，并且因其低黏度而在键合区内迅速扩展，从而更好地适应较高的表面形貌和非平面度。

通过一个简单的选取和放置过程，单个元件可以放置在一个基底上，通过集中回流的工艺可实现低成本的键合。由于这个方法在键合时不需要任何外力，有助于键合含有薄膜或具有其他脆弱特性的敏感元件以及三维堆叠。然而，焊料高度必须足以浸润塌陷，并能够使焊料界面形成高熔点的金属间化合物。如果在键合中使用工具来加载机械负荷，则该方法称为热电极键合。通常在施加外力时键合工具被加热。为了避免焊料被挤出键合界面，要选择薄的焊料层。

用于电路板组装、贴片、倒装芯片的共晶焊料大多数是富锡成分。它们有相当大的韧性，断裂前显示出较大的塑性延伸。由于熔点较低，它们最高的操作温度需要控制在 150℃ 及以下。对于更高的温度，富金焊料如 $AuSn_{20}$、$AuSi_3$、$AuGe_{12}$ 或 $AuIn_{28}$ 是潜在的候选材料。

In—Au 键合可以降低键合温度，但铟容易被氧化，一般通过电子束蒸发方法在高真空环境中淀积。此外，金盖帽层直接淀积在铟表面，以避免铟表面氧化，同时可以改变组分中金的含量。金的含量增加能够提高最大耐受温度。

Cu—Cu 键合是三维 IC、三维封装和微机械系统应用中的一项关键技术。铜的高电导率和热导率，可以改善电学性能、减少焦耳热并改善热传导，已经成为先进电子应用中的标准互连金属化材料。铜晶圆键合是目前晶圆级三维集成应用中最有前景的候选技术，被广泛应用于半导体制造中。热压 Cu 键合和表面活化 Cu 键合是当前实现 Cu 键合的两种方案。这两种方案之间的主要差别是键合机理，前一种设计更为简单、成本更低，后一种方案可以使两个 Cu 表面在室温下直接键合。

### 4. 混合键合

混合键合技术涉及芯片到晶圆或晶圆之间铜焊点的连接，这些铜焊点承载着功率、信号以及周围的电介质，提供比铜微凸点多 1000 倍的连接性能。它将信号延迟降低到可忽略不计的水平，同时将凸点密度提高到比 2.5D 积分方案还高三个数量级。虽然目前仅限于选择高带宽存储器和处理器/缓存器等高端应用，但混合键合很快将会应用到 3D 动态随机存取存储器（dynamic random access memory, DRAM）、射频调制解调器和微发光二极管显示器（micro light emitting diode display, microLED)的 GaN/Si 键合等领域。

混合键合的关键工艺步骤包括电镀(电化学沉积,electro chemical deposition,ECD)、化学机械研磨(chemical-mechanical polishing,CMP)、等离子体活化、对准、键合、分离和退火。虽然这些工艺已经成熟,如用于制造双焊点铜互连和倒装芯片键合,但是需要进一步完善以满足混合键合的需求。其中包括小于 100nm 对准精度,芯片到晶圆键合和分离工具的清洁度达到新水平,具有 0.5nm 均方根(root mean square,RMS)粗糙度的出色 CMP 平面度以及用于最佳键合的电镀。

晶圆到晶圆(W2W)混合键合是指面对面堆叠晶圆、键合、退火,然后单独堆叠,具有经过验证的成功纪录,始于索尼公司首次将混合键合用于 CMOS 图像传感器。晶圆混合键合工艺流程如图 4-12 所示。

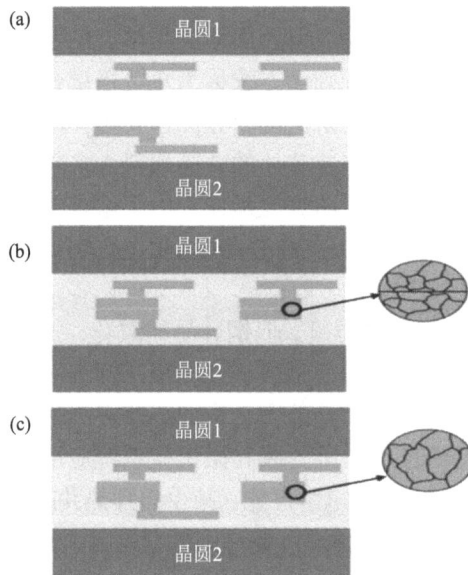

图 4-12　混合键合工艺流程[4]

(a)晶圆键合前的对准处理;(b)金属垫之间存在缝隙;(c)通过退火工艺将晶圆实现真正的氧化层和金属垫永久键合的效果

其主要步骤包括:

(i)晶圆在完成前段器件形成以及后段金属互连工艺之后,将两片晶圆表面分别做平坦化处理,之后对晶圆表面做等离子体轰击处理破坏硅键以方便后续氧化层键合,然后将其中一片晶圆翻转并和另外一片晶圆做键合前的对准处理。

(ii)两片晶圆在对准之后,将两片晶圆贴合在一起,在范德瓦耳斯力的作用下,氧化层的氢键或羟基键等悬挂键在晶圆之间实现桥接,两片晶圆吸附在一起达到预键合。而此时,金属垫只是存在物理上的接触,或者由于金属凹陷的存在,金属垫之间存在缝隙,并没有达到键合效果。

(iii)在两片晶圆预键合之后,再通过一道后处理退火工艺。在热退火过程中,首先在预键合工艺中氧化层之间产生的低能氢桥键变成共价键,而同时,在高温下,金属键合垫中的 Cu 晶粒生长并相互扩散,将晶圆实现真正的氧化层和金属键垫永久键合的效果。

### 4.3.3　键合技术的发展

键合技术的发展与键合工艺的发展相辅相成,随着半导体工业的需求发展,键合技术及其工艺也在不断发展。后摩尔时代,追求先进制程不再是唯一选择,人们转而思考通过其他方式来增加芯片中晶体管的密度,芯片的 3D 化是时下最热门的研究方向之一。

随着 3D 集成应用的发展,传统的平面键合已经不能满足进一步的键合需要,尤其是随着 MEMS 的发展,对半导体的键合有了新一步的要求。原先单一的 2D 平面键合向 3D 键合迈进。同时键合的条件也随着需求而改变,键合要求的温度,键合后器件的服役条件也更加苛刻,这都对键合有着更进一步的要求。为满足高端处理器、高带宽存储器(high bandwidth memory,HBM)、microLED 等领域旺盛的市场需求,混合键合工艺正越来越成熟和完善。例如,2017 年在 IEEE S3S 大会上法国 CEA-Leti 实验室报道了 1μm 间距直接混合键合,晶圆对晶圆覆盖精度小于 300nm 的结果(图 4-13)。总之,键合技术正向着复杂化、精细化迈进。

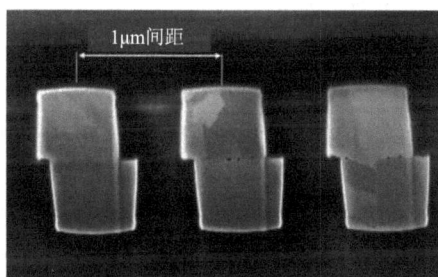

图 4-13　直接晶圆混合键合结果[5]

## 4.4　封　　装

### 4.4.1　封装概述

在集成电路工艺中,封装就是把硅片上的电路引脚用导线接引到外部接头处,以便与其他器件连接,并安装半导体集成电路芯片用的外壳。以常见的内存为例,我们实际看到的体积和外观并不是真正的内存的大小和面貌，而是内存芯片经过打包即封装后的产品。

芯片封装不仅起着安装、固定、密封、保护芯片及增强电热性能等方面的作用，而且还通过芯片上的接点用导线连接到封装外壳的引脚上，这些引脚又通过印刷电路板上的导线与其他器件相连接，从而实现内部芯片与外部电路的连接。另一方面，封装后的芯片也更便于安装和运输。由于封装技术的好坏还直接影响芯片自身性能的发挥以及与之连接的 PCB 的设计和制造，因此封装技术是非常关键的一环，对芯片自身性能的表现和发挥有重要影响。

衡量一个芯片封装技术先进与否的重要指标是芯片面积与封装面积之比，这个比值越接近 1 越好。封装时主要考虑的因素：为提高封装效率，芯片面积与封装面积之比尽量接近 1∶1；引脚要尽量短以减少延迟，引脚间的距离尽量远，以保证互不干扰，提高性能；基于散热的要求，封装越薄越好。

对于电子元件，有两种不同的封装层次。芯片的装配和封装，被称为第一级封装。一旦将芯片封装到各集成电路块中，封装 I/O 端连接芯片到下一层装配。第二级封装是将集成电路块装配到具有许多元件和连接件的系统中。

### 4.4.2　封装类型

芯片的封装技术种类多种多样。按照封装材料，芯片的封装可以分为金属封装、塑料封装、陶瓷封装等。其中塑料封装的集成电路最常用，很多高强度工作条件需求的电路如军工和宇航级别仍有大量的金属封装。塑料封装的芯片又有方形扁平式和小型外壳式两大类，前者适用于多引脚电路，后者适用于少引脚电路。按照封装外形，芯片的封装可以分为直插式封装、贴片式封装、球栅阵列封装等类型。下面按主流的封装形式(采用引脚划分)，介绍几种常用的芯片封装，如图4-14 所示。

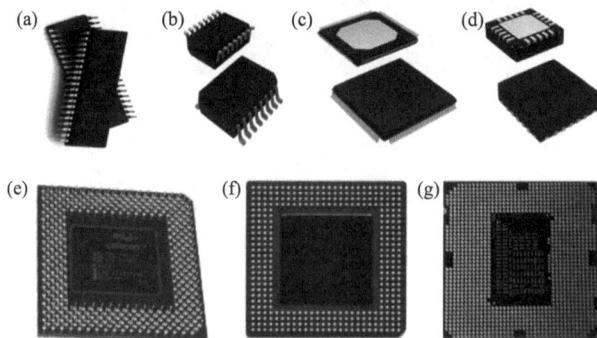

图 4-14　几种典型的封装类型
(a)DIP；(b)SOP；(c)QFP；(d)QFN；(e)PGA；(f)BGA；(g)LGA

1) 双列直插封装

双列直插封装 (dual inline package, DIP) 是一种具有两行平行引脚并可直接插入电路板的集成电路封装形式。绝大多数中小规模集成电路均采用这种封装形式,其引脚数一般不超过 100 个。采用 DIP 封装的 CPU 芯片有两排引脚,需要插入到具有 DIP 结构的芯片插座上,也可以直接插在有相同焊孔数和几何排列的电路板上进行焊接。DIP 封装的芯片在从芯片插座上插拔时应特别小心,以免损坏引脚。DIP 的主要特点有:适合在 PCB 上穿孔焊接,操作方便;封装面积与芯片面积的比值较大,故体积也较大。Intel 系列 CPU 中 8088 就是采用这种封装形式,缓存和早期的内存芯片也是采用这种封装形式。

2) 小外形封装

小外形封装 (small outline package, SOP) 是指鸥翼形 (L 形) 引线从封装的两个侧面引出的一种表面贴装型封装。SOP 的应用范围很广,最早由飞利浦公司开发成功,以后逐渐派生出 SOJ (J 型引脚小外形封装)、TSOP (薄小外形封装)、VSOP (甚小外形封装)、SSOP (缩小型 SOP)、TSSOP (薄的缩小型 SOP) 及 SOT (小外形晶体管)、SOIC (小外形集成电路) 等,在集成电路中都起到了举足轻重的作用。在引脚数量不超过 40 的领域,SOP 是普及最广的表面贴装封装,典型引脚中心距为 1.27mm,其他有 0.65mm、0.5mm;引脚数多为 8~32。装配高度不到 1.27mm 的 SOP 也称为 TSOP。SOP 的主要特点有:系统集成度高;生产成本低、市场投放周期短;性能优良,可靠性高;体积小、质量轻、封装密度大。例如,主板的频率发生器就是采用的 SOP。

3) 方形扁平封装

方形扁平封装 (quad flat package, QFP) 为 20 世纪 80 年代中期开发出的四侧引脚扁平封装技术,是表面贴装型封装之一,引脚从四个侧面引出呈海鸥翼形。该技术实现的 CPU 芯片引脚之间距离很小,引脚很细,一般大规模或超大规模集成电路采用这样的封装形式,其引脚数一般都在 100 以上。该封装技术不仅用于微处理器、门阵列等数字逻辑大规模集成电路 (large-scale integrated circuit, LSI),而且也用于录像机 (video tape recorder, VTR) 信号处理、音响信号处理等模拟 LSI 电路。引脚中心距有 1.0mm、0.8mm、0.65mm、0.5mm、0.4mm、0.3mm 等多种规格。0.65mm 中心距规格中最多引脚数为 304。QFP 的主要特点有:利用表面贴装技术 (surface-mount technology, SMT) 表面安装技术在 PCB 上安装布线;操作方便,可靠性高;封装外形尺寸小,寄生参数减小,适合高频应用;芯片面积与封装面积的比值较小。

4) 方形扁平无引脚封装

方形扁平无引脚封装 (quad flat no-leads package, QFN) 是一种焊盘尺寸小、体积小、以塑料作为密封材料的新兴的表面贴装型芯片封装技术。底部中央大暴露的焊盘被焊接到 PCB 的散热焊盘上，使得 QFN 具有极佳的电和热性能。封装四侧配置有电极触点，由于无引脚，贴装占有面积比 QFP 小，高度比 QFP 低。但是，当印刷基底与封装之间产生应力时，在电极接触处就不能得到缓解。因此，电极触点难以做到像 QFP 的引脚那样多，一般从 14 到 100 左右。QFN 的主要特点有：表面贴装封装；无引脚焊盘设计，占有更小的 PCB 面积；组件非常薄（<1mm）；非常低的阻抗、自感；具有优异的热性能；质量轻，适合便携式应用；无引脚设计。由于体积小、质量轻，加上杰出的电性能和热性能，这种封装特别适合任何一个对尺寸、质量和性能都有要求的应用。目前采用 QFN 封装形式的芯片应用非常广泛，如蓝牙芯片、音频芯片、电源管理芯片、功率放大芯片、基站时钟芯片、视频监控芯片等。

5）直针栅格阵列封装

直针栅格阵列（pin grid array，PGA）封装是指在芯片的内外有多个方阵形的插针，每个方阵形插针沿芯片的四周间隔一定距离排列。根据引脚数目的多少，可以围成 2~5 圈。安装时，将芯片插入专门的 PGA 插座。为使 CPU 能够更方便地安装和拆卸，从 486 芯片开始，出现一种号称零插拔力的 CPU 插座，专门用来满足 PGA 封装的 CPU 在安装和拆卸上的要求。零插拔力插座上的扳手轻轻抬起，CPU 就可从很容易、轻松地插入插座中。然后将扳手压回原处，利用插座本身的特殊结构生成的挤压力，将 CPU 的引脚与插座牢牢地接触，绝对不存在接触不良的问题。而拆卸 CPU 芯片只需将插座的扳手轻轻抬起，则压力解除，CPU 芯片即可轻松取出。PGA 封装的主要特点有：插拔操作更方便，可靠性高；可适应更高的频率。Intel 系列 CPU 中，80486 和 Pentium、Pentium Pro 均采用这种封装形式。

6）球栅阵列封装

球栅阵列（ball grid array，BGA）封装技术是从 PGA 封装技术改良而来，是一种将某个表面以格状排列的方式覆满（或部分覆满）引脚的封装法，在运作时即可将电子信号从集成电路上传导至其所在的 PCB。在 BGA 封装下，在封装底部处引脚是由锡球所取代，每个原本都是一粒小小的锡球固定其上。BGA 封装的 I/O 引线以圆形或柱状焊点按阵列形式分布在封装下面，引线间距大、长度短，消除了精细间距器件中由于引线而引起的共面度和翘曲问题。BGA 封装技术的优点是可增加 I/O 数和间距，消除了 QFP 技术的高引脚数带来的生产成本和可靠性问题。BGA 封装的主要特点有：I/O 引脚数虽然增多，但 I/O 引线间距大，从而提高了组装成品率；虽然它的功耗增加，但能使用可控塌陷芯片法焊接，从而可以改善它的电热性能；封装可靠性高（不会损坏引脚），焊点缺陷率低，焊点牢固；厚度比 QFP 减少 1/2 以上，质量减轻 3/4 以上；有较好的电特性，导线的自感和导线间的互感很低，频率特性好；引脚水平面的一致性较 QFP 容易保证；BGA 封装仍与 QFP、PGA 封装一样，占用基底面积过大；能与原有的 SMT 贴装工艺和设备兼容，原有的丝印机、贴片机和回流焊设备都可使用。Intel 系列 CPU 芯片（如 Pentium II、Pentium III、Pentium IV 等）中，以及芯片组（如 i850 等）中开始使用 BGA 封装，这对其应用领域扩展发挥了促进作用。

7）平面栅格阵列封装

平面栅格阵列（land grid array，LGA）封装技术实际上也是 PGA 封装的改良。与 PGA 封装相比，LGA 封装首先将底部的所有引脚去掉，转而变成了平面上的大量触点，这样就彻底消除了 PGA 封装引脚密度增加之后相互的信号干扰问题。LGA 封装可以直接焊接在 PCB 上，也可以通过 LGA 插座与芯片连接。在采用这样的连接方式后，芯片与 PCB 的距离得以显著缩短，使得 LGA 封装的电气性能更好于 PGA 封装。正是因为 LGA 封装拥有更为优秀的特性，当今各种高密度的 CPU、FPGA、DSP 等芯片都纷纷转向 LGA 封装，其中英特尔（Intel）公司早在 2005 年就将旗下的 Pentium、Celeron 处理器转为 LGA 封装，从而保证 CPU 频率的提升不受封装电气性能的阻碍，其他芯片厂商也开始全面为用户提供 LGA 封装的产品。

## 4.4.3 封装工艺

封装是半导体生产的后段加工制作工序，主要是将前端制程加工完成的晶圆上的 IC 予以分割、黏晶、打线并加上塑封及成型，达到保护芯片组件并用于线路板的组装装配过程。不同的芯片一般封装工艺有所区别，其中重要节点步骤如下。

1）背面减薄

背面减薄一般在硅片被送到最终装配工序前，分类后进行。在前端制造过程中，为了使破损降到最小，大直径硅片相应厚些（300mm 的硅片是 775μm 厚，大约 1/32in，1in=2.54cm）。然而，硅片在装配开始前必须减薄。硅片通常被减薄到 200～500μm 厚。较薄的硅片更容易划成小芯片并改善散热，有益于在薄特大规模集成电路（ultra large scale integrated circuit，ULSI）装配中减小热应力。更薄的芯片也减小最终集成电路管壳的外形尺寸和质量。

2）分片

分片（又称为芯片单个化），是指使用金刚石刀刃的划片锯把每个芯片从硅片上切下来。在划片前，将硅片从片架上取出并按正确的方向放到一个固定在刚性框架的黏膜上。该黏膜保持硅片完整直到所有芯片被划成小块。将硅片传送到带有去离子水喷淋的圆锯，然后用 25μm 厚的金刚石锯刃，在 $x$ 和 $y$ 方向分别划片。用去离子水冲洗硅片以去除划片过程中产生的硅浆残渣，而每个单独芯片由背面黏膜支撑。

3) 装架

分片后硅片被移到装架操作。在装架时，每个好的芯片从黏附的背面分别挑选出来，粘贴到底座或引线框架上。引线框架台是小型传送架，用于有效地传送引线框架，并将它们从一个工具移到另一个工具。自动贴片机是采用专门夹具的高速工具，被称为夹头。用它的边缘捡起芯片(为避免芯片损坏)并将其放在要装配的底座或引线框架上。贴片工具要求灵活以粘贴芯片到各种应用情况，包括引线框架、陶瓷基座和电路板。根据探测无墨水标点识别，或者通过使用硅片分类提供的计算机化硅片分布图数据可以选出好的芯片。

4) 芯片粘贴

使用下列技术将芯片粘贴在引线框架或基座上：环氧树脂粘贴、共晶焊粘贴、玻璃焊料粘贴。

(1)环氧树脂粘贴。环氧树脂粘贴是将芯片粘贴到引线框架或基座上最常用的方法。环氧树脂被滴在引线框架或基座的中心。芯片贴片工具将芯片背面放在环氧树脂上，接下来是加热循环以固化环氧树脂。大部分场效应晶体管(MOS)产品直接使用环氧树脂。然而，如果芯片和封装的其余部分之间有散热要求，可以在环氧树脂中加入银粉成分制成导热树脂。

(2)共晶焊粘贴。使用共晶焊贴片在减薄后的硅片背面淀积一层金，然后用合金化方式将金粘贴到基座上。典型情况下，基座表面经过金或银的金属化处理，当加热到420℃并持续约6s时，温度略高于Au-Si共晶温度，在芯片和引线框架之间形成了共晶合金互连。共晶焊贴片提供了良好的热通路和机械强度。对于双极集成电路，共晶焊粘贴技术更普遍。

(3)玻璃焊料粘贴。玻璃焊料由银和悬浮在有机媒介中的玻璃颗粒组成，习惯上将芯片不经过金属化而直接粘贴在 $Al_2O_3$ 陶瓷底座上以实现密封。密封是保护硅器件免受外部环境影响，特别是潮气和沾污。用在玻璃焊料中的银和玻璃在固化过程中变软，并构成对陶瓷具有良好导热的焊接。要固化含银的玻璃要求相对高的温度。

5) 引线键合

引线键合是将芯片表面的金属压点和引线框架上或基座上的电极内端(有时称为柱)进行电连接最常用的方法。这种高速操作转动线轴能将细线从芯片的压点键合到引线框架上电极内端压点，每秒能压多个压点。工具将引线键合到每个芯片压点或引线框架压点，并步进到下一位置。引线键合放置精度通常是+5μm。键合线是 Au 线或 Al 线，因为它们在芯片压点和引线框架内端压点都能形成良好键合。通常引线直径在25～75 μm 之间。标准引线直径为 25μm，习惯上用在压点间距为 70μm 的芯片上。三种基本引线键合是：热压键合、超声键合、热超声球键合。

6）封装

封装是将裸片、引线架或载板及焊线等组件封装在封装材料中的过程。根据封装材料的不同，封装过程可以分为塑封、陶瓷封装和金属封装等。封装过程需要控制封装材料的温度、压力和流动性，以确保封装的完整性和可靠性。

7）检测与测试

封装完成后，需要对芯片进行检测与测试，以确保其性能和可靠性。检测与测试主要包括外观检查、电性能测试、热性能测试和可靠性测试等。外观检查主要检查封装的完整性、表面质量和引脚排列；电性能测试则是验证芯片的电气特性是否符合规格要求；热性能测试主要检测芯片的热阻和功耗；可靠性测试则是通过高温、高湿、冲击和振动等环境条件测试芯片的稳定性和耐久性。

8）切割与打标

检测与测试合格后，将封装好的芯片进行切割和打标。切割是将多个封装好的芯片分割成单个单位，便于后续的组装和应用；打标则是在芯片封装表面印刷或激光刻录相关信息，如生产厂家、型号、生产批号等，以便追溯和管理。

芯片封装作为电子制造业的重要环节，其工艺流程涉及多个步骤，包括裸片预处理、芯片粘贴、焊线、封装、检测与测试、切割与打标以及包装与存储等。在整个工艺流程中，各个环节都需要严格控制参数和条件，以确保封装芯片的性能和可靠性。随着封装技术的不断发展，芯片封装将更加高效、环保和智能化，为现代电子设备提供更强大的支持。

### 4.4.4　封装技术的发展

芯片的封装技术已经历经好几代的变迁，技术指标一代比一代先进，包括芯片面积与封装面积之比越来越接近，适用频率越来越高，耐温性能越来越好，以及引脚数增多，引脚间距减小，质量减轻，可靠性提高，使用更加方便等，都是看得见的变化。半导体行业对芯片封装技术的发展可分为以下四个阶段。

第一阶段：20 世纪 80 年代以前（插孔原件时代）。封装的主要技术是针脚插装（pin through hole，PTH），其特点是插孔安装到 PCB 上，主要形式有系统级封装（system in a package，SIP）、DIP、PGA，它们的不足之处是密度、频率难以提高，难以满足高效自动化生产的要求。

第二阶段：20 世纪 80 年代中期（表面贴装时代）。表面贴装封装的主要特点是引线代替针脚。引线为翼形或丁形，两边或四边引出，节距为 1.27～0.4mm，适合于 3～300 条引线。表面贴装技术改变了传统的 PTH 形式，通过细微的引线将集成电路贴装到 PCB 板上。主要形式为小外形封装、塑料有引线片式载体、塑料四边引线扁平封装、J 型引线封装、无引线陶瓷芯片载体等。它们的主要优点是引线细、短，间距小，封装密度提高；电气性能提高；体积小，质量轻；易于自动化生产。它们所存在的不足之处是在封装密度、I/O 数及电路频率方面还是难以满足专用集成芯片、微处理器发展的需要。

第三阶段：20 世纪 90 年代出现了第二次飞跃，进入了面积阵列封装时代。该阶段主要的封装形式有 BGA、芯片尺寸封装(chip scale package，CSP)、QFN、多芯片组件(multi-chip module，MCM)。BGA 技术使得在封装中占有较大体积和质量的引脚被焊球所替代，芯片与系统之间的连接距离大大缩短，BGA 技术的成功开发，使得一直滞后于芯片发展的封装终于跟上芯片发展的步伐。CSP 技术解决了长期存在的芯片小而封装大的根本矛盾，引发了一场集成电路封装技术的革命。例如，为解决单一芯片集成度低和功能不够完善的问题，把多个高集成度、高性能、高可靠性的芯片，在高密度多层互连基底上用 SMD 技术组成多种多样的电子模块系统，从而出现 MCM 多芯片模块系统，如图 4-15(a)所示。

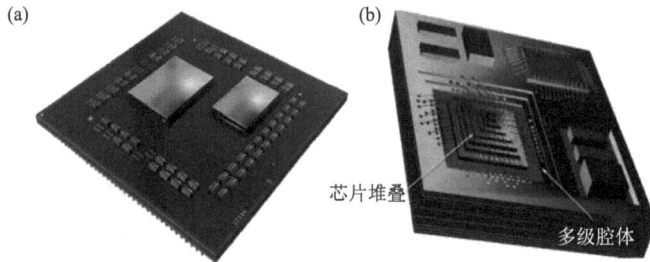

图 4-15　新型封装技术
(a)MCM 多芯片组件；(b)3D 封装技术

第四阶段：进入 21 世纪，随着芯片制造工艺逐渐逼近物理尺寸极限，为了进一步提升晶体管的密度，迎来了微电子封装技术堆叠式封装时代。它在封装观念上发生了革命性的变化，从原来的封装元件概念演变成封装系统，即 3D 封装技术正成为提升芯片集成度和性能的重要技术路线，如图 4-15(b)所示。在 3D 封装技术路线的影响下，芯片设计将不再是单芯片设计问题，而是逐渐演变成更为复杂的多芯片系统设计工程，还会对电子设计自动化算法引擎提出更高的要求。例如，微电 MEMS 芯片就是采用堆叠式的 3D 封装。

目前，全球半导体封装技术已进入第三阶段的成熟期，主要的封装方式如 QFN 和 BGA 等正在进行大规模生产，部分产品已逐步向第四阶段发展。

# 4.5　半导体微加工技术在生物医学工程中的应用

## 4.5.1　微纳机电系统生物传感器

微纳机电系统(micro/nano-electro-mechanical system，MEMS/NEMS)是在半导体制造技术基础上发展形成的一种独立的微加工技术，其加工尺寸精度可以达到微米甚至亚纳米量级。在该尺寸量级下，易产生量子效应和界面效应；这种效应与光刻腐蚀、掩模、掺杂，以及各向同性和各向异性蚀刻等微加工工艺融合，可使得器件更微型化、便捷式、高性能。各类 MEMS/NEMS 器件的应用已经渗透到各个领域，从制造业到信息技术、从生命科学到医疗健康。

基于 MEMS/NEMS 技术的生物传感器，在医疗保健、环境监测和农业生产传感等方面表现极为突出。例如，基于 MEMS 的可穿戴式传感器可感知人体的生命活动；基于 MEMS 的电容传感器可监测心率、血压、血糖等；基于电化学磁性微珠的传感器可诊断和评估传染病；结合 MEMS/NEMS 技术的智能传感设备能够感知空气污染物的变化，实现实时高效的空气质量监督和预测；基于 MEMS/NEMS 的声传感器可通过二维声源定位昆虫飞行轨迹，实现有效的农药喷洒和农作物防护，提高农产品的产量和质量。虽然基于 MEMS/NEMS 的生物传感器已经取得了一定成果，但仍存在需要解决的关键技术难点。下面简单介绍几种 MEMS/NEMS生物传感器件的最新进展。

### 1. 场效应晶体管细胞传感器

细胞传感器是 MEMS 技术应用较为广泛的一个领域，这种结构化芯片结合了MEMS 技术与微流控技术，在细胞与传感器耦合后，细胞在接受传感器的刺激，如电学刺激或光学、化学刺激后，能够将响应量传输至记录传感器上并输出，或者通过细胞网络传输至下级细胞单元上，从而使传感器完成刺激—记录—刺激的信号传输过程。目前结合 MEMS 技术的半导体生物芯片有很多种，其中代表性的为场效应晶体管(field effect transistor，FET)细胞传感器。

随着 MEMS 技术的发展，FET 栅极区域可以微型化至纳米量级，用于生物医学领域，如生物纳米 FET 芯片的发展。硅纳米线，通常也是阵列式结构，可实时检测各种粒子。它们通过纳米级的场效应管阵列作为二级传感器工具，配合微流控手段在与纳米线栅极垂直的方向流过不同待检测样品粒子，纳米线吸附不同的粒子使所引起的跨导发生变化，从而说明抗体-抗原的选择性结合情况。如图 4-16所示，Zadorozhnyi 等[6]结合使用 SiNW-FET 和荧光显微镜对心肌 HL-1 细胞的电位活性进行体外监测，开发了一种用于测量心肌细胞电活动的 FET 生物传感器，通过追踪细胞的钙含量、线粒体膜电位和细胞的电峰值活性来揭示药理活性剂对活细胞群落的影响，可用于研究细胞以及监测细胞生化和电生理特性的细胞功能活性。

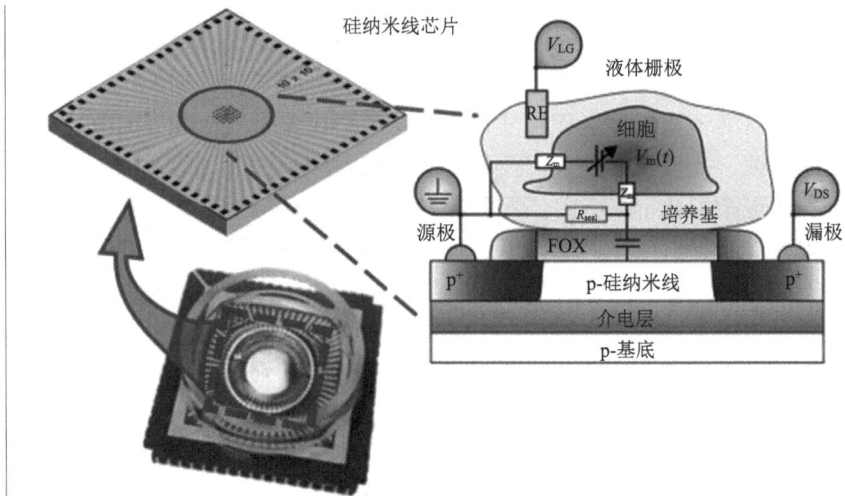

图 4-16　用于测量心肌细胞电活动的 FET 生物传感器示意图[6]

$V_{LG}$. 液体栅极电压；RE. 栅极电阻；$Z_m$. 等效阻抗；$V_m(t)$. 瞬时工作电压；$R_{seal}$. 封装电阻；
FOX. 电绝缘场氧化层；$V_{DS}$. 漏极电压

### 2. 微悬臂梁生物传感器

微悬臂梁生物传感器是一种以悬臂梁为转换器，将生物分子间化学反应转化成微纳尺度机械运动的装置。一般地，硅基材料如硅、二氧化硅、氮化硅等通过低压气相沉积、光刻、蚀刻、薄膜淀积、溅射等加工制备成微悬臂梁器件。其中，悬臂梁常被设计成矩形结构，且一端固定一端悬空，表面一侧采用自组装单分子层(self-assembled monolayer，SAM)工艺进行功能化来固定对应功能的受体分子。引入检测目标后，则易被表面的受体分子捕获，这种结合会使悬臂梁产生应力或改变其振动频率。因此，通过检测微悬臂梁表面的应力变化或者振动频率变化，可分析特定生物分子间的性质。

微悬臂梁生物传感器常见的工作模式有动态工作模式和静态工作模式。静态工作模式主要依据微悬臂梁表面的应力变化[7]。图 4-17 为静态工作模式下，微悬臂梁阵列传感器的原理图，用适配体 TLS11a 修饰部分悬臂梁(粉色)，其余(黄色)作为参照，观察微悬臂梁前后的挠度变化 $\Delta X$，实现对肝癌细胞 HepG2 实时检测。而动态工作模式下，微悬臂梁需要通过外部激励产生振动，当悬臂梁表面吸附生物材料时，会影响其弹性系数和阻尼系数，从而导致其振动幅度、谐振频率、品质因数发生改变。也就是说，可通过检测频率和品质因数的变化，对吸附物进行定量分析。

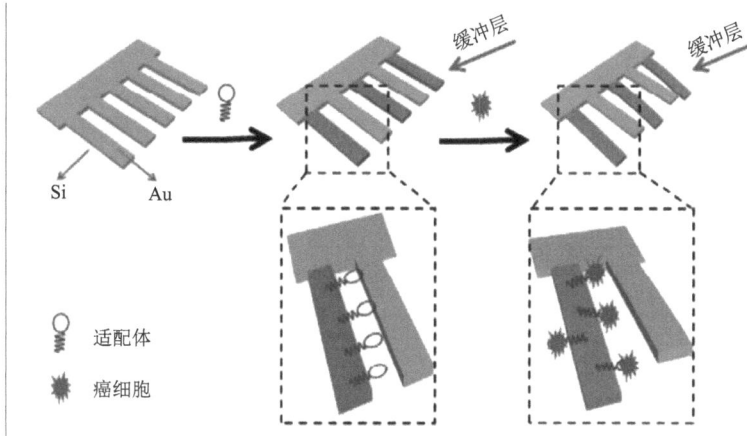

图 4-17　静态工作模式下微悬臂梁阵列传感器的原理图[7]

扫描封底二维码，可见本图彩图

### 3. 微电极生物传感器

微电极生物传感器是一种以化学电极作为转换器，将化学反应转化成电信号的装置。通常采用电子束蒸发法在玻片基底连续沉积形成导电金属层，再经过光刻、化学蚀刻工艺制备成一定图案形状的微电极。通过对电极表面活化处理或电沉积，固定一类聚合物形成生物敏感膜来进行生物识别。

目前，基于微电极的生物传感器已经从单一电极检测发展为阵列化集成芯片检测模式。尽管在结构设计、响应时间、生物相容性等方面仍然存在一定的缺陷，随着 MEMS/NEMS 加工技术的不断改革，未来的微电极体积更小、传输性能更强、灵敏度更高、制造成本更低且与生物兼容性更强。同时，更多柔性材料和表面修饰技术的创新，进一步推动新型微电极生物传感器的研制，为今后植入式、可穿戴式柔性传感器提供更加稳定可靠、更高时空分辨率的化学检测手段。

### 4. 微型声表面波生物传感器

微型声表面波生物传感器是一种以声表面波(surface acoustic wave，SAW)谐振器为转换器，通过检测声波特性变化如声波速度和共振频率来实现生物识别的装置。石英晶体、铌酸锂、钽酸锂等压电材料常作为 SAW 谐振器的基底，在基底表面通过光刻技术和沉积技术制备叉指结构的金属电极叉指换能器(interdigital transducers, IDTs)和压电薄膜[8]。在薄膜中间表面利用自组装技术构建生物敏感层，当输入一个正弦电压时，输入端的换能器通过逆压电效应将输入的电信号转化为声信号，并沿薄膜表面传播。如果待测物与敏感层表面的抗体结合时，会使声波传播产生时滞，导致谐振频率降低。

  MEMS 微加工技术的引入，将微型机械和生物传感系统更好地集成于单个硅基底上，以提高灵敏度。Chen 等[9]集成了一种单端口 Love 模式 SAW 生物传感器评估血液止血的新策略，其结构设计为一次性使用的即插即用型单元。如图 4-18 所示，在铌酸锂晶片表面，采用标准光刻技术制备 IDTs，两侧各设计 100 个反射光栅，最后利用离子体增强气相沉积技术制备 SiO₂薄膜，实现 Love 波模式下运行，可对凝血级联产生频率响应。

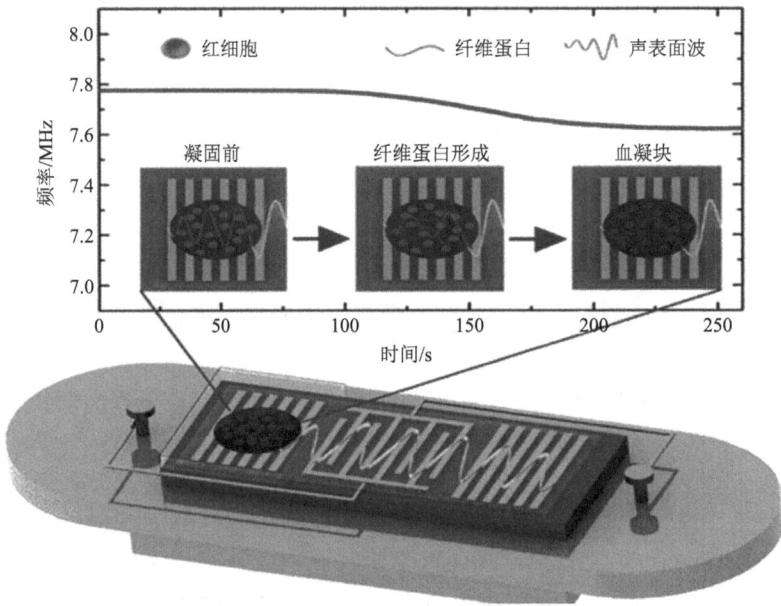

图 4-18　Love 模式 SAW 生物传感器[9]

## 4.5.2　微流控芯片

  微流控芯片是指将传统生物化学实验室中进行的实验操作集成到一块几平方厘米的芯片上，通过芯片结构的设计、多种功能单元的配合，实现试剂的操控、生化反应的进行及反应结果的检测等。随着材料科学、微纳加工技术和微电子学所取得的突破性进展，微流控芯片也得到了迅速发展，但还是远不及"摩尔定律"所预测的半导体发展速度。今天阻碍微流控技术发展的瓶颈仍然是早期限制其发展的制造加工和应用方面的问题。芯片与任何远程的东西交互存在一定问题，更不用说将具有全功能样品前处理、检测和微流控技术都集成在同一基质中。由于微流控技术的微小通道及其所需部件，在设计时所遇到的喷射问题，与大尺度的液相色谱相比更加困难。为适应时代需求，现今的研究集中在集成方面，特别是生物传感器的研究，开发制造具有超强运行能力的多功能芯片。

微流控芯片技术已经在包含聚合酶链式反应（polymerase chain reaction，PCR）、病原体检测、皮肤监测、神经监测、组织工程、血液分析、药物递送&筛选、肿瘤外泌体研究等多个领域有不同程度的拓展应用。图 4-19 为微流控芯片在生物医学领域的几个相关应用[10]。

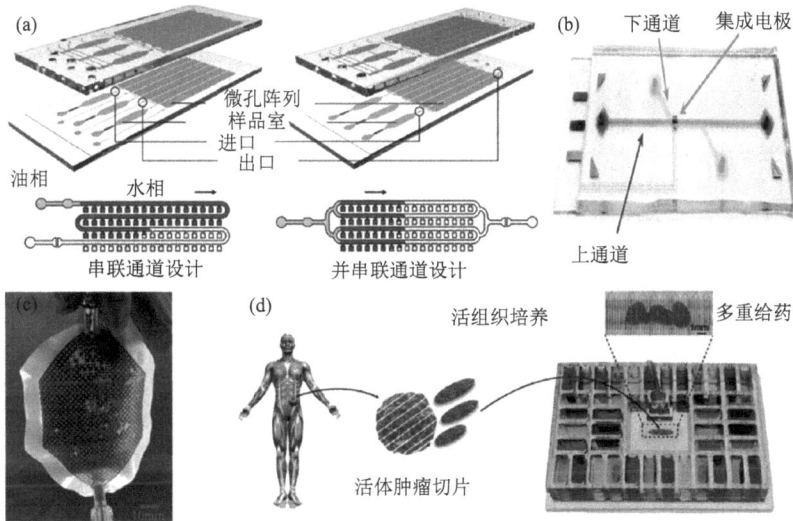

图 4-19　微流控芯片在生物医学领域的相关应用[10]

(a)应用于 PCR 的微流控芯片示意图；(b)用于诊断传染性病原体的微流控智能设备；
(c)用于血液分析的新型人工胎盘型微流控血管内氧合器灌注示意图；(d)在多孔膜上培养完整的肿瘤切片进行多种药物测试的示意图

微流控作为一种强大的精确流体控制技术，为精确操纵单细胞和调节细胞微环境提供了机会，成为单细胞分析技术的研究热点。微流控技术可以实现对单细胞的封装、捕获和分选等操作，并与多种检测技术兼容，用于细胞组分含量检测。目前，流体动力学、电学、声学、光学和磁学方法被用于各种微流控单细胞操纵。例如，Mao 等[11]使用基于微流控探针的活单细胞提取器从标准组织培养中提取感兴趣的单个贴壁细胞，揭示了单细胞分辨率下细胞黏附强度与细胞活力之间的联系，如图 4-20 所示。

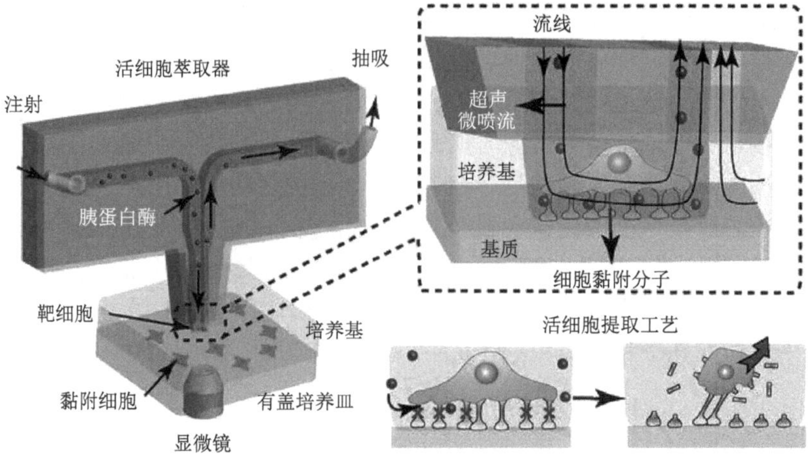

图 4-20　基于微流控探针的活单细胞提取器[11]

### 4.5.3　生物微阵列芯片

生物微阵列又称为生物芯片，是一种通过微阵列技术，对固定在基材上的生物分子进行生化分析的工具。生物芯片具有微型化、高通量、快检测、个性化和自动化等优势，在参考基因组大规模的数据库基础上，芯片对于目标生物分子的检测效率显著提高。因此，生物微阵列芯片作为一种高效率的检测手段已被应用于基因组学研究、蛋白质组学研究、细胞分析、药物筛选和疾病诊断等众多领域中。

微阵列芯片制备技术的关键步骤是生物探针分子在基材表面的分配和固定。成熟的微阵列芯片制备技术需满足如下要求：

(i) 能够将生物探针分子高效且均匀地分配在基材表面的指定区域；

(ii) 能够有效地防止在制备过程中样品污染和生物分子失活的问题；

(iii) 制备过程中应尽量减少所需的样品用量，以降低制备成本；

(iv) 制备步骤简单，方便操作。

常用的微阵列芯片制备技术可以分为接触式和非接触式两种模式，接触式制备进程中点样设备需要与基材表面进行物理接触以此来分配生物探针分子，而非接触式制备进程不涉及设备与基材之间的物理接触。微阵列芯片技术的发展对于优化制备流程、提高微阵列芯片检测的灵敏度和提高生产效率等方面都发挥着重要作用。

如图 4-21 所示，DNA 微阵列芯片可以在扫描激光显微镜下分析荧光发射。DNA 微阵列是指附着在固体表面上的高密度单链 DNA 分子的集合，用于同时分析数千个基因的表达。通常，每个基因编码区的约 1kb 部分被施加到显微镜载玻片表面紧密间隔的斑点上，通常 2cm×2cm 的阵列/基因芯片包含约 6000 个 DNA 点。靶 DNA 与 DNA 微阵列中 DNA 探针的适当杂交会产生相应的荧光颜色。由于 DNA 微阵列是通过应用已知的 DNA 序列产生的，因此可以鉴定基因组中表达的基因。通过基因组学获得的 DNA 序列知识对于 DNA 微阵列的生产至关重要，特别是对于特定的靶基因组。

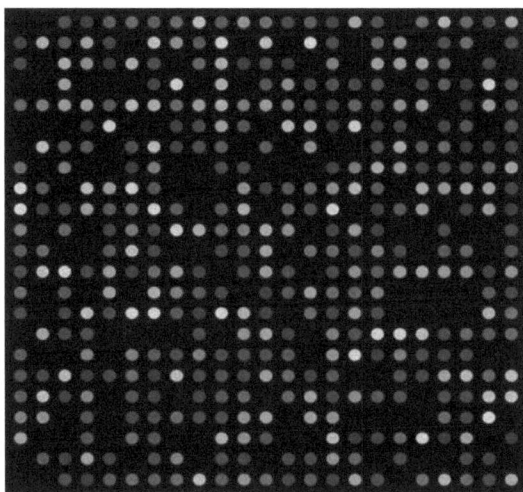

图 4-21　DNA 微阵列芯片[12]

## 思　考　题

1. 什么是光刻?
2. 简述光刻的主要工艺步骤及其目的。
3. 列出并描述两种主要的光刻胶。
4. 光刻胶是如何涂在硅片上的?
5. 刻蚀的目的是什么?
6. 列举干法刻蚀与湿法刻蚀相比具有的优点及不足之处。
7. 为什么说洁净技术是半导体微加工过程中的一项重要技术?
8. 简述 IC 工艺中封装技术的基本工艺流程。
9. 什么是 3D 封装? 结合 MEMS 芯片，简述采用堆叠式 3D 封装的优点。
10. 调研一种微流控生物芯片，分析其采用的键合技术和方法。

## 参　考　文　献

[1] Chen Y Q, Xiang Q, Li Z Q, et al. "Sketch and peel" lithography for high-resolution multiscale patterning. Nano Lett 2016, 16(5): 3253-3259.

[2] Kumar V, Guo X, Pourkamali S. Single-mask field emission based tunable MEMS tunneling accelerometer. IEEE-NANO 2015-15th International Conference on Nanotechnology, 2015:

1171-1174.

[3] 叶乐志, 唐亮, 刘子阳. 倒装芯片键合技术发展现状与展望. 电子工业专用设备, 2014, 43(11): 1-5.

[4] 吴萍. 晶圆混合键合工艺优化研究. 中国集成电路, 2021, 30(7): 65-69.

[5] EV Group. Leti demonstrates world's first 300-mm wafer-to-wafer direct hybrid bonding with 1-micron pitch on EV Group system. (2017-11-03)[2024-02-01]. https://www.evgroup.com/zh/company/news/detail/leti-demonstrates-world-s-first-300-mm-wafer-to-wafer-direct-hybrid-bonding-with-1-micron-pitch-on-ev-group-system-1556468468/.

[6] Zadorozhnyi I, Hlukhova H, Kutovyi Y, et al. Towards pharmacological treatment screening of cardiomyocyte cells using Si nanowire FETs. Biosens Bioelectron, 2019, 137:229-235.

[7] Li J, Zhou Y X, Guo Y X, et al. Label-free ferrule-top optical fiber micro-cantilever biosensor. Sensors Actuat A: Phys, 2018, 280: 505-512.

[8] Länge K. Bulk and surface acoustic wave sensor arrays for multi-analyte detection: a review. Sensors, 2019, 19(24): 5382.

[9] Chen X, Wang M, Zhao G. Point-of-care assessment of hemostasis with a Love-mode surface acoustic wave sensor. ACS Sensors, 2020, 5(1): 282-291.

[10] 周钱, 郭茂泽, 郑青松, 等. 医用微流控芯片研究进展. 中国科学: 化学, 2022, 52(1): 89-101.

[11] Mao S, Zhang W, Huang Q, et al. *In situ* scatheless cell detachment reveals correlation between adhesion strength and viability at single-cell resolution. Angew Chem Int Ed, 2018, 57: 236-240.

[12] 范德生物试剂. DNA 微阵列如何在基因组学研究中应用. (2022-06-29)[2024-02-01]. https://www.antpedia.com/ news/57/n-2567157.html.

# 第5章　薄膜制备技术

薄膜材料凭借微小的体积和优异的性能，在电子信息、能源环境、机械化工、航空航天、制造加工、生物医学等国民经济主要行业和领域中发挥着越来越重要的作用。随着各种先进薄膜制备技术不断应用，极大地改进了薄膜的性能和功能，给薄膜提供了更为宽广深远的应用发展空间，不仅成为独立的应用技术，而且成为材料表面改性和提高某些工艺水平的重要手段。薄膜制备技术总体来讲可以分为物理方法和化学方法，主要包括热氧化法、物理气相沉积和化学气相沉积等。本章将介绍几种常见薄膜制备技术及其在微纳生物制造中的应用。

## 5.1　薄膜制备基础

### 5.1.1　薄膜材料概述

薄膜的历史可追溯至三千余年前的中国商代，那时已掌握陶瓷表面施釉工艺。汉代发明了以铅为助溶剂的低温铅釉，至唐宋时期彩釉工艺达到了顶峰。如图 5-1 所示，釉涂层不仅赋予陶瓷绚丽的装饰效果，更能增强器物机械强度，兼具抗污易洁的实用功能。古代铜镜表面的防锈层(纳米氧化锡薄膜)可能是最早的纳米薄膜的应用，其年代可以追溯到商代之前。现代薄膜技术最初起源于 20 世纪 30 年代，直到 70 年代后期才得到较大发展，目前已广泛应用于耐酸、耐蚀、耐热、表面硬化、装饰、润滑、光电通信、电子集成、能源等领域。

所谓薄膜，顾名思义就是薄层材料，当物体的一维线度小于其他两维尺度时，称之为薄膜(表 5-1)。人们通常用厚度对薄膜加以描述，最初是把膜层无基底而能独立成型的厚度作为薄膜厚度的一个大致标准，规定其厚度<1μm。随着科技的不断发展和深入，薄膜材料研究和应用的领域不断扩展，厚度为几十微米的膜层材料也被纳入薄膜材料的范畴。从日常生活角度看，几十微米也是非常薄的，这和薄膜这个词并不矛盾。从表面科学的角度来讲，它研究的范围通常是涉及材料表面几个至几十个原子层，在这个范围内的原子和电子结构与块体内部有较大差别。若涉及原子层数量更大一些，并且表面和界面特性仍起重要作用的范围，通常是几纳米到几十微米，这也就是薄膜物理所研究的范围。

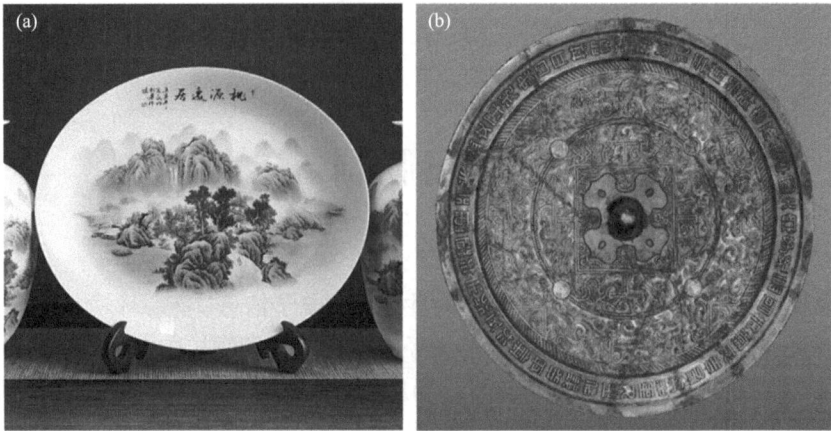

图 5-1　我国古代薄膜的应用

(a)陶瓷器的釉涂层[1]；(b)铜镜表面的防锈层[2]

**表 5-1　薄膜材料分类（按厚度）**

| 类别 | 厚度范围 | 典型应用领域 | 技术特点 | 制备方法 |
|---|---|---|---|---|
| 厚膜/涂层 | >1μm | 工业防护、建筑装饰、汽车涂层 | 侧重机械强度与表面保护，对厚度均匀性要求较低 | 喷涂、电镀、浸渍等传统工艺 |
| 常规薄膜 | 0.1～1μm | 微电子器件、传感器、光学镀膜 | 需精确控制厚度，功能导向（导电、绝缘、光学） | 物理气相沉积(PVD)、化学气相沉积(CVD)等 |
| 纳米薄膜 | 1～100nm | 半导体器件、纳米涂层、生物医学 | 量子效应显著，表面与界面特性主导性能 | 原子层沉积(ALD)、分子束外延(MBE)等 |
| 原子级薄膜 | 单原子层至几原子层 | 二维材料(石墨烯、$MoS_2$)、超薄器件 | 二维结构特性(如高导电性、透明性) | 机械剥离、原子层沉积(ALD)等 |

　　在微纳制造中，薄膜是指采用特定的制备方法在基底表面上生长得到的一薄层固态物质，是一种厚度从几个原子到纳米、微米量级的物质层，可以看作是物质的二维形态。例如，在微电子制造工艺中，要求微电子器件的集成度越来越高，管芯面积越来越大，器件尺寸越来越小。如此发展趋势要求研究亚微米和纳米的薄膜制备技术，以及利用亚微米、纳米结构的薄膜制造各种功能器件。薄膜制备技术是实现器件微型化和集成化的一种有效手段。随着器件尺寸缩小到与电子运动或其他离子运动尺度可比拟的量级，薄膜材料所制作的器件可能会展现出一系列新的物理现象。

　　随着科技的发展，各类新型薄膜材料层出不穷，包括纳米薄膜、量子线、量子点等低维材料，高 $k$ 值[*]和低 $k$ 值的介质薄膜材料，大规模集成电路用 Cu 布线

---

　　* $k$ 为介电常数。

材料、巨磁电阻等磁致电阻薄膜材料，大禁带宽度的硬电子学半导体薄膜材料、各种光电半导体材料，透明的导电材料及各类超硬薄膜材料等。各种新型薄膜材料的出现为探索纳米尺度材料的新特性、新规律、新功能提供了物质基础。除了新型薄膜材料以外，各种薄膜制备及薄膜微加工工艺的创新，如产业化的分子束外延(molecular beam epitaxy，MBE)、金属有机化学气相沉积(metal-organic chemical vapor deposition，MOCVD)、脉冲激光熔射、零气压溅射、高密度离子束加工、以化学机械研磨(CMP)为代表的薄膜表面平坦化技术等为制备各种类型的薄膜提供了可靠保障。

### 5.1.2　薄膜的形成机理

薄膜的制备绝不是将块体材料(如金属)压薄而成的，而是通过特殊方法制备的。薄膜制备技术一直在飞速进步，发展出了很多种类，已经成为一门独立的工艺技术学科，相应的理论研究非常深入和广泛，从经典的热力学理论到建立在原子级观测的成核理论，几乎涉及薄膜科学的每个方面。在微纳制造中薄膜可以粗略地分为五大类：热氧化薄膜、电介质薄膜、外延薄膜、多晶硅薄膜及金属薄膜。而微纳制造中薄膜制备以热氧化、气相沉积等技术为主。下面将简要介绍这几种技术中薄膜的形成机理。

#### 1. 硅热氧化

$SiO_2$ 薄膜以优异的性能在半导体、微波、光电子、光学器件及薄膜传感器等领域获得了广泛应用。在微电子技术中 $SiO_2$ 薄膜被用作扩散掩蔽层、MOS 器件的绝缘栅、多层布线的绝缘隔离层及器件表面的钝化保护层等。$SiO_2$ 薄膜还以其折射率低($n=1.458$)、透光性好的特性用于光学零件的表面防护及减反射涂层。除此之外，$SiO_2$ 薄膜还具有良好的绝缘性、稳定性及机械特性。它的硬度高，并且结构精细，膜层紧密且牢固，能够抗磨耐腐蚀，而且具有较高的熔点，因此可以用作多层薄膜传感器的绝缘层。为此，多年来人们对 $SiO_2$ 薄膜制作方法及性能等进行了广泛研究，例如，图 5-2 为单晶硅表面热氧化所得非晶 $SiO_2$ 薄膜的 SEM 图。对于应用于微电子技术和传感器技术中的 $SiO_2$ 薄膜，人们关心的是其介电常数、击穿场强、绝缘电阻、固定电荷和可动电荷密度等电性能指标。制备 $SiO_2$ 薄膜的方法主要有热氧化、热分解淀积、溅射、蒸发等。由于热氧化的氧化反应发生在 Si-$SiO_2$ 交界面，接触到的杂质、污染比较少，形成的 $SiO_2$ 质量也就较高，所以微纳制造中多采用热氧化法生长 $SiO_2$ 薄膜。

一般认为硅热氧化有两种模式：一是氧或水汽直接穿过硅表面层上的氧化膜；二是在高温下，硅原子在 $SiO_2$ 界面处，不断夺取 $SiO_2$ 中的氧，生成新的氧化膜，使得表面处仍是硅与氧进行氧化，相当于氧原子进入硅中，或硅原子逐步扩散到表面。热氧化的过程包括：

(i) 氧化剂从气体内部以扩散形式穿过附面层运动到气体与 $SiO_2$ 界面；

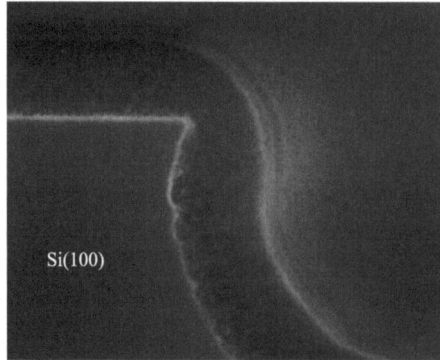

図 5-2　单晶硅表面热氧化非晶 $SiO_2$ 薄膜的 SEM 图[3]

(ii) 氧化剂以扩散方式穿过 $SiO_2$ 层，到达 $SiO_2$ 与硅界面；

(iii) 氧化剂在硅表面与硅反应生成 $SiO_2$；

(iv) 反应副产物离开界面。

硅的热氧化存在两个极限：一是当氧化剂在 $SiO_2$ 中的扩散系数很小时，$SiO_2$ 的生长速率主要由氧化剂在 $SiO_2$ 中的扩散速度所决定，称为扩散控制；二是如果扩散系数很大，则氧化剂到达硅和 $SiO_2$ 界面的速度就快，这时 $SiO_2$ 的生长速率就由硅表面的化学反应速率决定，称为反应控制。

如图 5-3 所示，热氧化生长存在两个阶段：线性阶段和抛物线阶段(生长逐渐变慢，直至不可忍受)。图中 $B/A$ 称为线性速率常数，其中 $B$ 为抛物线速率常数。决定氧化速率的主要因素包括以下五个方面：

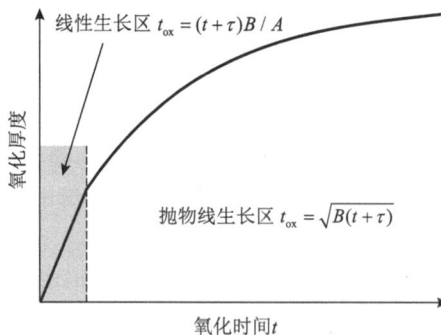

图 5-3　热氧化生长的两个阶段

$t_{ox}$ 为经过 $t$ 时间后 $SiO_2$ 的生长厚度；$\tau$ 为考虑到自然氧化层的因素，对薄氧化层快速生长阶段进行的补偿

(1)氧化时间。当氧化时间短时，氧化速率与时间呈线性，氧化速率很快且由表面化学反应控制，氧化层厚度增加快；随着时间的延长，氧化速率与时间呈抛物线关系，氧化速率变慢，改为由扩散控制，即氧化层加厚的速度变慢。

(2)氧化剂分压。抛物线速率常数 $B$ 及线性速率常数 $B/A$ 与氧化剂分压都呈线性关系，所以在一定的氧化条件下，通过改变氧化剂分压可以达到改变二氧化硅生长速率的目的，即所谓的高压氧化和低压氧化技术。

(3)氧化温度。$B$ 和 $B/A$ 与温度呈指数关系，且在一个大气压下 $B/A$ 的值由表面化学反应来决定，即由表面化学反应快慢决定氧化速率。只有低压情况氧化速率才由扩散控制。

(4)硅表面晶向。在氧化剂压力一定的情况下，$B$ 与硅基底晶向无关，而(111)面上的 $B/A$ 比(100)面上的大。随着氧化温度升高，晶向对 $B/A$ 影响减小，这是因为在高温下氧化速率受 $B$ 即扩散控制；同样当氧化时间很长，氧化层很厚时，氧化速率受 $B$ 即扩散控制，因此晶面取向对 $B/A$ 也不起作用。

(5)掺杂。硅基底的氧化速率受掺杂类型和浓度调控；水汽和钠会加快氧化速率，使得相同条件下生成的氧化层厚度变大；在氧化气氛中加入氯可以改善二氧化硅的特性。

在不同条件下硅的氧化系数如表 5-2 所示。从氧化反应方程式可以看出，氧和硅的反应似乎很简单，但是要达到硅技术中的氧化必须附加条件，那就是加热，给反应过程足够的能量，所以常称之为热氧化。常见的热氧化技术包括干氧氧化、湿氧氧化、干-湿氧氧化、水汽氧化等，使用的设备有炉管反应炉和快速升温反应炉等。

**表 5-2　硅的氧化系数**

| 温度/℃ | 干氧 | | | 湿氧 | |
| --- | --- | --- | --- | --- | --- |
| | $A/\mu m$ | $B/(\mu m^2/h)$ | $\tau/h$ | $A/\mu m$ | $B/(\mu m^2/h)$ |
| 800 | 0.37 | 0.0011 | 9 | —— | —— |
| 920 | 0.235 | 0.0049 | 1.4 | 0.5 | 0.203 |
| 1000 | 0.165 | 0.0117 | 0.37 | 0.226 | 0.287 |
| 1100 | 0.09 | 0.027 | 0.076 | 0.11 | 0.51 |
| 1200 | 0.04 | 0.045 | 0.027 | 0.05 | 0.72 |

### 2. 气相沉积

在微纳制造中，很多薄膜材料(如半导体薄膜、介质薄膜、金属薄膜等)由气相沉积工艺形成。薄膜气相沉积方法是一种非平衡的物理化学过程，其涉及成膜物质从气相到固相的超急冷过程。该过程易于形成非稳态或者亚稳态物质以及非化学计量的化合物膜层。这使得薄膜本身成为探索物质奥秘，制备及分析特异成分、组织及晶体结构的有效手段。由于成膜材料的气化方式是多种多样的，加上控制不同的沉积条件，可以得到各种各样的材料的薄膜。通过对基底、成膜材料、反应气氛及沉积条件的选择，可以对界面结构、结晶状态及膜厚等进行控制，还可以制备复合薄膜及特殊界面结构的薄膜。平整光滑的薄膜表面还便于通过光刻技术制备所需电路图形。

薄膜的气相沉积方法有很多，其生长过程直接影响着薄膜最终的性能和结构。通过多种方式射向基底表面的成膜粒子与基底表面或者膜表面相碰撞，一部分被反弹开再次蒸发，另一部分停留在基底或薄膜表面。停留在表面的粒子由于本身带有的能量以及基底热传导给予的热能或者成膜方式中特定的能量传输会在表面进行扩散和迁移。这部分粒子中仍有一部分会再次蒸发，而另一部分会落入势能谷中被表面吸附或者说凝结。吸附过程可能是成核或者生长以及岛的形成、合并与生长过程，最后形成所需要的薄膜，如图5-4所示。

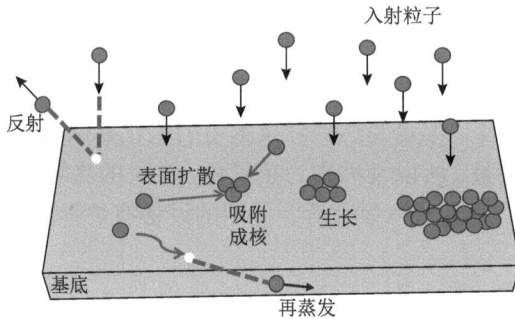

图 5-4　薄膜的生长过程示意图

与固体内部相比，固体表面的原子由于缺乏与周围原子的键合会使得固体表面具有一定的表面能。表面能会在吸附外来粒子后降低从而进入一种低能的稳定状态，这个过程中会释放一定的吸附能。相应地，若要使吸附的粒子解离则要输入一部分吸附能。这种吸附作用如果来自分子间的范德瓦耳斯力则被称为物理吸附，如果来自原子间的化学键则被称为化学吸附。气相粒子到基底表面是被吸附还是不发生能量交换而反弹不仅取决于入射粒子所带的能量，还与基底的种类和表面结构相关。

整体上气相沉积薄膜的制备可以分为两个阶段，即成核阶段和薄膜生长阶段。一开始一些气态的原子或分子能聚到基底的表面上开始成核阶段，这些粒子先以粒子团的形式出现，这些细小的可以移动的粒子团被形象地称为"岛"，如图5-5(a)所示。岛在移动过程中会不断接受气相的粒子同时伴随着放出粒子，放出的速率要低于接受的速率方能成核。这些小岛像是荷叶上的露珠一般可能会相互合为一体而长大。小岛合并过程留下的基底表面的空余处会接着形成小岛，最终所有的岛连成一片在基底表面形成网格状结构，剩下来的沟道与孔洞被后来的粒子填充最终形成薄膜。对于真空蒸镀和溅射镀膜，小岛的形成是不一样的，真空蒸镀形成的小岛较大且密度低，而溅射镀膜的小岛较小且密度高。这是典型的岛状生长模式，一般发生在成膜物质与基底之间浸润性不好的情况下，导致成膜粒子更倾向于相互之间成键而非与基底原子成键。核(岛)生长模式的特点：沉积温度高，原子有扩散能力；被沉积物质与基底的浸润性较差；晶格错配度较小；沉积物质之间的结合能大于与基底原子的结合能。大多数薄膜生长，特别是金属在非金属基底上的成膜都属于这种类型。

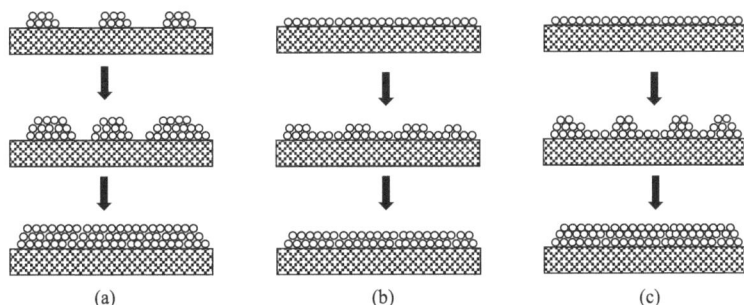

图 5-5　薄膜的三种生长模式示意图
(a)核岛生长；(b)层生长；(c)层-岛生长

相应地，与基底物质浸润性较好的成膜物质会以层状生长方式在基底表面沉积，这是由于成膜粒子会优先与基底成键，直到基底表面被全部覆盖不存在空余处，或者说，无悬挂键后再沉积下一层。如图 5-5(b)所示，层状生长模式中不存在明显的成核阶段。层状生长模式的特点：被沉积物质与基底的浸润性好；晶格错配度很小；被沉积物质倾向于与基底结合。

更有趣的是，在基底表面层状生长一两层原子之后可能由层状生长模式转变为岛状生长模式，如图 5-5(c)所示。这种模式开始生长时是外延式层状生长，但薄膜与基底晶格常数不匹配，随着沉积原子层的增加，应变能逐渐增加。为了消解薄膜与基底的晶格不匹配所带来的应力积累，或者力图将高表面能的晶面覆盖为低表面能的晶面，薄膜在生长到一定厚度之后，生长模式转化为岛状模式。层-岛生长模式的特点：基底原子与蒸发原子间的作用特别强；晶格错配度很大；被沉积物质与基底的浸润性好。

薄膜沉积的初始阶段需要新相的核心形成，其成核过程可以分为自发成核与非自发成核。自发成核指的是成核过程中仅有相变自由能的帮助，而非自发成核过程除了相变自由能外还有其他因素起作用。关于自发成核过程，考虑过饱和气相中凝结一个球形核的情况。根据理论研究球形核具有一个临界半径，只有大于这个临界半径的球形核才能继续生长，而小于临界半径的核会恢复到气相。而形成这个临界半径的球形核所需的临界自由能就相当于一个势垒。只有热激活或者其他方式提供了这样一个能量才能导致一个稳定的核的生长。这全程只有相变自由能的推动而没有其他因素影响。自发成核一般只发生在精细调控的情况下，薄膜沉积中的成核一般为非自发成核过程。

非自发成核过程在很大程度上依赖于基底表面是否可以提供特殊的成核位置，如晶体缺陷原子层台阶处或者杂质原子，这些位置可以降低薄膜与基底间的界面能或者说成核所需临界能降低。或者可以唯象地理解为沉积粒子与基底表面有较好的浸润性，这种情况下成核也不再是球形核。

一般较高的基底温度配合较低的沉积速率有助于形成高度完整的晶体薄膜，在理想情况下薄膜完整性的极限情况是形成单晶结构的薄膜。实际的单晶薄膜生长方法中，除了提高基底温度和降低沉积速率以外，还要采用平整度高的单晶基底。在完整的单晶基底上延续生长单晶薄膜的方法称为外延生长。根据单晶基底与薄膜的物质种类异同，又可将外延生长分为异质外延和同质外延。同质外延指的是在基底上沉积相同材料的薄膜，例如，在 p 型掺杂的硅基底上外延 n 型掺杂的硅薄膜。异质外延则是在基底上沉积不同材料的薄膜。同质外延中基底与薄膜的点阵结构一致，可以实现连续过渡。这在基底与薄膜的界面上不会引起晶格应变。对于异质外延来讲，基底的点阵结构与薄膜的点阵结构不可能完全相同，这将会在界面引入应力甚至晶格位错。

两类主要的气相淀积方式为化学气相淀积和物理气相淀积，接下来将详细介绍。

## 5.2　物理气相沉积

### 5.2.1　物理气相沉积法概述

物理气相沉积(physical vapor deposition，PVD)是在真空条件下，采用物理方法处理薄膜源物质，将材料源表面气化成气态原子、分子或部分电离成离子，并通过低压气体(或等离子体)在基底表面沉积具有某种特殊功能的薄膜的技术。一般物理气相沉积技术应用物理方式，产生气相的原子、分子、离子，再经过气相输运过程将其在基底上沉积为薄膜，如图 5-6 所示。

由于 PVD 工作在较低气压下，膜材料源物质原子或分子受到其他气体分子的散射作用小，拥有更大的平均自由程。这导致气相原子或分子的沉积概率接近100%。由于源材料原子或分子没有与其他气体分子碰撞损失能量，其在到达基底表面以后还有一定能量进行迁移，扩散形成致密的膜。低压工作环境还可以防止非目标气体原子或分子沉积在膜中破坏膜结构。材料源物质原子或者分子不经散射直接沉积在基底上也导致了较差的绕射性。随着工作环境气压的增加，材料源物质经过一定散射后沉积镀膜，其沉积概率会降低，但镀膜绕射性会增强。实际应用多在 $10^{-3}\sim10^{-5}$Pa 的高真空环境中进行 PVD。PVD 通常指满足下面三个步骤的一类薄膜生长技术：

(i) 所生长的材料以物理方式由固体转化为气体；

(ii) 生长材料的蒸气经过一个低压区域到达基底；

(iii) 蒸气在基底表面上凝结，形成薄膜。

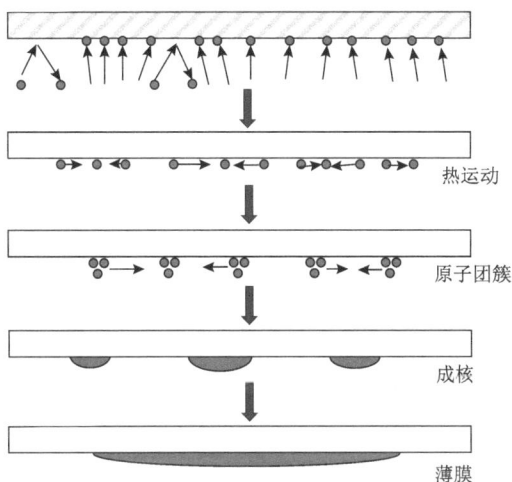

图 5-6　PVD 薄膜制备示意图

PVD 具有以下特点：使用固态或者熔融态的物质作为膜材料源；源物质通过物理方式转化为气相状态；需要工作在低气压环境中；在气相过程及沉积过程中一般不发生化学反应。

根据将材料源物质转化为气相原子或分子的不同方式，物理气相沉积的两个主要方法是蒸发镀膜法和溅射镀膜法。相较之下，蒸发镀膜法有着较高的沉积速率以及较高的真空度和膜纯度，而溅射镀膜法有着自己的优势，包括沉积合金膜时对各组分的控制，以及沉积膜对基底有着更好的附着力。为了充分利用这两种镀膜方法各自的优势，还开发出一些介于两种方法的新型技术。

## 5.2.2　蒸发镀膜技术

蒸发镀膜是在真空条件下，把蒸发料(金属)加热，使其原子或分子获得足够的能量，克服表面的束缚而蒸发到真空中成为蒸气，蒸气分子或原子飞行途中遇到基底，就淀积在基底上形成薄膜。

要使固态或熔融态的源材料转化为气相原子或分子，必须给予源材料足够的能量。使源材料能打破原子或分子间的化学键形成蒸气蒸发或升华的粒子在脱离源材料的同时会带走热能，为了使蒸发或升华过程得以持续，必须对源材料进行加热。在一定压强和温度下不同膜材料有着不同的饱和蒸气压，膜材料源的蒸发或升华到达饱和蒸气压之后在膜材料表面解离和沉积的粒子数达到平衡状态。在高真空条件下，物质蒸发所需的温度比常压下低得多，蒸发速率也显著提高。

在真空蒸发镀膜过程中，膜材料源的形状和基底的形状均会对镀膜的厚度均匀性及质量产生影响，其通用蒸发镀膜设备如图 5-7 所示。蒸发源作为加热膜材料的部件对于真空蒸发镀膜有着重要影响。根据不同的加热方式，一般可将常见的蒸发源分为电阻加热式、电子束加热式、激光加热式和高频感应加热式。

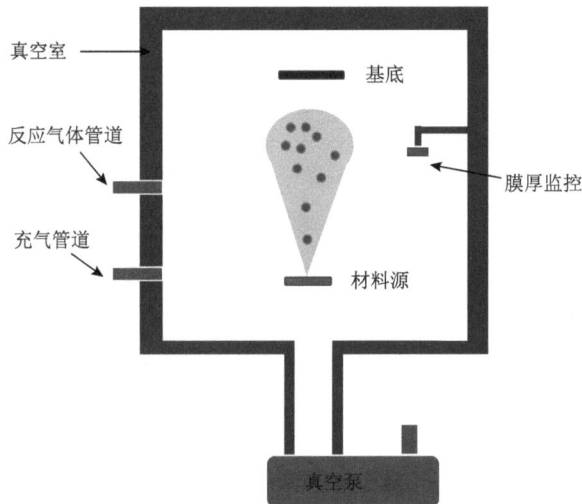

图 5-7　通用蒸发镀膜设备示意图

### 1. 电阻加热

电阻式蒸发源是最常用的蒸发源，通常适用于 1500℃熔点以下的材料源。采用钨(W)、钽(Ta)、钼(Mo)等高熔点金属制成各种形状的电阻丝，将膜材料源直接置于电阻丝上进行加热或将膜材料置入坩埚内使用电阻丝间接加热。

### 2. 电子束加热

电子束加热方式是用高能聚焦的电子束熔化并蒸发材料。被高压加速并聚焦的电子束在真空中轰击蒸发源表面时，由于电子束的动能几乎完全转变成热能，瞬间即可达到 6000℃的高温，足以使蒸发源熔化并蒸发到基底表面形成薄膜。电子束加热不仅不会带来额外的污染，还可以对一些高纯度物质、难熔的金属或者氧化物进行蒸发。

电子束加热的特点：可以蒸发高熔点材料，比一般电阻加热蒸发热效率高、束流密度大、蒸发速率快，制成的薄膜纯度高、质量好，厚度可以较准确地控制，可以广泛应用于制备高纯薄膜和导电玻璃等各种光学材料薄膜。相较于溅射，电子束蒸发不会或很少覆盖在目标三维结构的两侧，通常只会沉积在目标表面。

电子束蒸发装置组成主要包括电子束加热枪(灯丝+加速电极+偏转磁场)、蒸发坩埚(陶瓷坩埚或水冷铜坩埚)及真空系统等。图 5-8 为深圳市德仪科技有限公司生产的 DE400 电子束蒸发设备。

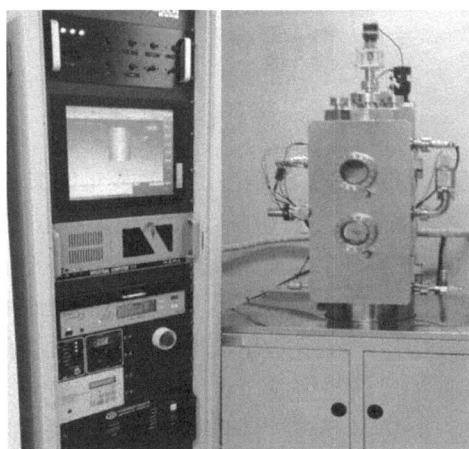

图 5-8　DE400 电子束蒸发设备

### 3. 激光加热

激光加热方式是采用激光束作为蒸发材料的一种热源，让高能量的激光束透过真空式窗口，对蒸发材料加热蒸发，通过聚焦可使激光束功率密度提高到 $10^6 \mathrm{W/cm^2}$ 以上。图 5-9 为脉冲激光沉积薄膜生长设备示意图。一般脉冲激光沉积可以分为以下四个阶段。

(1)激光辐射与靶的相互作用。将激光束聚焦于靶材表面时，若能量通量达到阈值且脉冲宽度极短，靶材表层物质会因急剧受热而达到蒸发温度。此时，靶材表面元素将以气相形式脱离基体，且蒸发出来的物质其成分接近靶材的化学计量。物质的瞬时蒸发速率直接取决于激光作用于靶材表面的功率密度。

(2)熔融(蒸发)物质动力学过程。根据气体动力学定律，发射出来的物质有移向基底的倾向，并出现向前散射峰化现象。空间厚度随函数 $\cos(n\theta)$ 而变化，其中 $n \gg 1$。激光光斑的面积与等离子体的温度，对沉积膜是否均匀有重要影响。靶与基底的距离是另一个影响因素，决定熔化物质的角度范围。研究发现，通过在基底附近设置挡板可显著收窄沉积的角度分布范围。

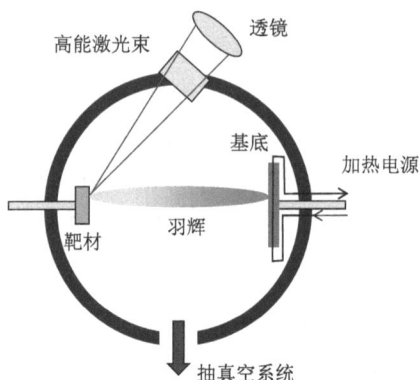

图 5-9　脉冲激光沉积设备示意图

（3）熔化物质在基底上的沉积。这是决定薄膜质量的关键。放射出的高能核素碰击基底表面，可能对基底造成各种破坏。高能核素溅射表面的部分原子，在入射流与受溅射原子之间建立了一个碰撞区。膜在这个热能区（碰撞区）形成后立即生成，这个区域正好成为凝结粒子的最佳场所。只要凝结率比受溅射粒子的释放率高，热平衡状态便能够快速达到，当熔化粒子流减弱时，膜便能在基底表面生成。

（4）薄膜在基底表面的成核与生成。

脉冲激光沉积的主要特点：易获得期望化学计量比的多组分薄膜，即具有良好的保成分性；沉积速率高，实验周期短，基底温度要求低，制备的薄膜均匀；工艺参数任意调节，对靶材的种类没有限制；发展潜力巨大，具有极大的兼容性；便于清洁处理，可以制备多种薄膜材料。但也存在一些不足：对相当多材料，沉积的薄膜中有熔融小颗粒或靶材碎片，这是在激光引起的爆炸过程中喷溅出来的，这些颗粒的存在大大降低了薄膜的质量；限于目前商品激光器的输出能量，尚未有实验证明激光法用于大面积沉积的可行性，但这在原理上是可能的；平均沉积速率较慢且随淀积材料不同而不同，对于 $1000mm^2$ 左右沉积面积，每小时的沉积厚度在几百纳米到 $1\mu m$ 范围；鉴于激光薄膜制备设备的成本和沉积规模，目前看来它只适用于微电子技术、传感器技术、光学技术等高技术领域及新材料薄膜的开发与研制。

由脉冲激光沉积技术的原理、特点可知，它是一种极具发展潜力的薄膜制备技术。随着辅助设备和工艺的进一步优化，将在半导体薄膜、超晶格、超导、生物涂层等功能薄膜的制备方面发挥重要作用；并能加快薄膜生长机理的研究和提高薄膜的应用水平，加速材料科学和凝聚态物理学的研究进程。同时，脉冲激光沉积技术也为新型薄膜的制备提供了一种行之有效的方法。

　　4. 高频感应加热

　　高频感应加热方式是将膜材料源置于线圈中，在线圈中通入高频交流电，从而产生高频磁场，置于其中的膜材料中感应产生涡流，涡流的热效应以及材料的磁滞损失加热。由于加热源并非直接与膜材料接触，可以使用水冷坩埚从而避免坩埚蒸发对成膜的影响。高频感应加热有着很高的蒸发速率，可以达到电阻式加热蒸发的十倍以上，其价格一般较昂贵。

　　总之，蒸发镀膜技术具有设备简单，操作容易；所制备的薄膜纯度较高，厚度控制较精确，成膜速率快，生长机理简单，相对高的真空度，较高的薄膜质量等优点。同时也存在不足之处，如所形成的薄膜与基底附着力较小，工艺重复性不够理想，台阶覆盖能力差，沉积多元合金薄膜时组分难以控制，不容易获得结晶结构的薄膜等。

## 5.2.3　溅射镀膜技术

　　溅射镀膜是利用电场对辉光放电过程中产生的带电离子进行加速，使其获得一定的动能后，轰击靶电极，将靶电极的原子溅射出来，沉积到基底形成薄膜的方法。

　　当带有几十电子伏特以上能量的粒子轰击靶材表面时，靠近靶材表面的一些粒子将获得入射粒子的一部分能量，从而脱离靶材向真空放出的现象称为溅射。由于离子易于在电磁场中加速或者偏转，荷能粒子一般为离子，故将这种溅射称为离子溅射。表征溅射效率的核心参数是溅射产额（又称溅射率，或溅射系数），即单个入射粒子溅射出的靶材原子或分子数。一般溅射产额在 $10^{-1}\sim10$。靶材粒子动能大多数低于 20eV，而且大多数是电中性的，少量为离子。

　　入射离子、靶材及溅射产物都会对溅射产额产生影响。一般用溅射阈值和溅射率等参数描述。溅射阈值是指使阴极靶材原子发生溅射的入射离子所必须具有的最小能量。元素周期表中同一周期的元素，溅射阈值随原子序数增加而减小。对于绝大多数金属，溅射阈值为 $10\sim30$eV。溅射率与入射离子的种类、能量、角度，靶材的类型、晶格结构、表面状态、升华热等有关。

　　根据溅射设备的不同特征，溅射镀膜又分为直流溅射、射频溅射、反应溅射、磁控溅射等。以上不同溅射方法在具体使用中有一些差异，但是基本原理类似。

　　(1)直流溅射。设备简单，操作方便，适合溅射金属薄膜。但直流溅射中靶材只接收正离子，如果靶材是绝缘材料，阴极表面聚集的大量正离子无法被电子中和使其电位不断上升，阴阳两极电位减小，使溅射不能持续进行。

(2)射频溅射。交变电场使得靶材正半周接收电子，负半周接收正离子，相互中和，从而使阴阳两极电位的大小保持稳定，使溅射能够持续进行。与直流溅射相比，射频溅射的电压低，可以溅射绝缘靶材，制备介质薄膜。

(3)反应溅射。是指在存在反应气体的情况下溅射靶材时，靶材会与反应气体反应形成化合物(如氮化物或氧化物)。在惰性气体溅射化合物靶材时，化学不稳定性往往导致薄膜较靶材缺少一个或多个组分，此时如果加上反应气体可以补偿所缺少的组分，这种溅射也可以视为反应溅射。

(4)磁控溅射。使电子的路径不再是直线，而是螺旋线，增加了与气体原子发生碰撞的概率，在同样的电压和气压下可以提高气体电离的效率，从而提高沉积速率。

磁控溅射的工作原理是在电场 $E$ 的作用下，电子在飞向基底过程中与氩(Ar)原子发生碰撞，使其电离产生氩正离子和新的电子；新电子飞向基底，Ar 离子在电场作用下加速飞向阴极靶，并以高能量轰击靶材表面，使靶材发生溅射，如图 5-10 所示。在溅射粒子中，中性的靶原子或分子沉积在基底上形成薄膜，而产生的二次电子会受到电场和磁场作用，产生 $E$(电场)×$B$(磁场)所指方向的漂移，其运动轨迹近似于一条摆线。若为环形磁场，则电子就以近似摆线形式在靶材表面做圆周运动，它们的运动路径不仅很长，而且被束缚在靠近靶材表面的等离子体区域内，同时在该区域中电离出大量的 Ar 离子来轰击靶材，从而实现了高的沉积速率。随着碰撞次数的增加，二次电子的能量消耗殆尽，逐渐远离靶材表面，并在电场 $E$ 的作用下最终沉积在基底上。该电子的能量很低，传递给基底的能量很小，致使基底温升较低。磁控溅射是入射粒子和靶材的碰撞过程。入射粒子在靶材中经历复杂的散射过程，与靶原子碰撞，把部分动量传给靶原子，此靶原子又和其他靶原子碰撞，形成级联过程。在这种级联过程中某些表面附近的靶原子获得向外运动的足够动量，离开靶材被溅射出来。图 5-11 为中国科学院沈阳科学仪器股份有限公司生产的高真空磁控溅射系统。

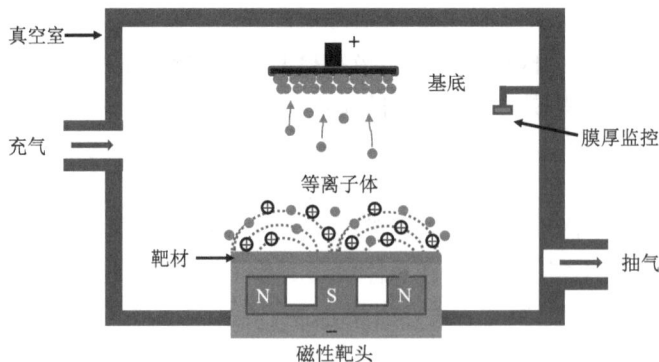

图 5-10　磁控溅射镀膜原理示意图

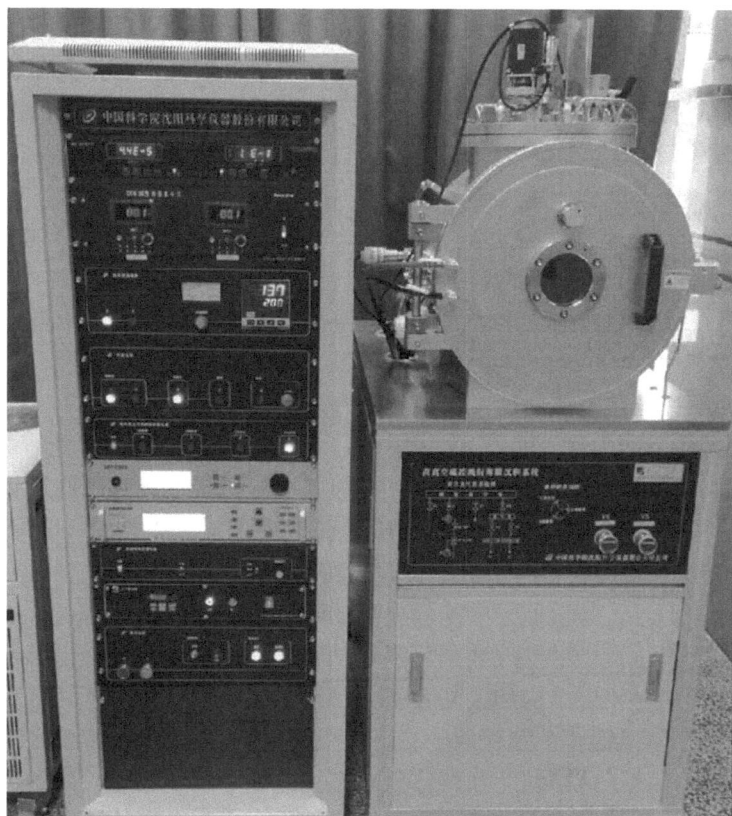

图 5-11　高真空磁控溅射系统

　　与传统的真空蒸发镀膜相比，溅射镀膜具有很多优点。荷能粒子轰击靶材所产生的粒子具有更大的初动能（一般比蒸发的原子或分子高一两个量级），其在成膜时在基底和膜之间有混溶扩散作用，使得膜层和基底结合的紧密度更高。溅射镀膜不考虑膜材料源的熔点等固有性质，可以方便地制取熔点高的薄膜，几乎可以在任何材料表面沉积任何成分的薄膜。

### 5.2.4　其他镀膜技术

#### 1. 离子成膜技术

　　离子成膜技术，也称离子镀技术，是一种结合蒸发镀膜和溅射镀膜两种方法的物理气相沉积技术。在镀膜的同时，采用带能离子轰击基底表面和膜层，使镀膜与离子轰击改性同时进行的镀膜技术。即利用气体放电产生等离子体，同时将膜层材料蒸发，一部分物质被离子化，在电场作用下轰击基底表面（清洗基底），一部分变为激发态的中性粒子，沉积于基底表面成膜。

从原理上看，离子镀不同于蒸发镀膜的是蒸发原子并不直接沉积在基底表面，而是经过加速后的离子。这里离子的能量来自电场的加速作用，而非氩气离子在溅射镀膜中对材料源产生的动量转移。离子镀过程中既有膜材离子的沉积作用，同时氩气离子会对膜表面进行溅射，两个过程相互竞争。为了使得最后总的效果是膜的形成，要求沉积作用大于溅射作用。离子镀技术必须具备以下三个条件：

(i)有一个放电空间使得工作气体(如氩气)可以电离产生等离子体；

(ii)膜材料源原子或分子要输送到放电空间和氩气离子作用；

(iii)要在基底上施加几千伏的负电压使得膜材离子和氩气离子得以加速轰击基底或者膜表面。

相较于蒸发镀膜与溅射镀膜，离子镀有以下优点：

(1)膜层附着能力好。离子镀过程中离子对基底表面的溅射起到清洗作用，而且由于溅射作用和沉积作用同时存在，在镀膜一开始会形成基底原子和沉积原子的一层混合层，或者说扩散层，这加强了膜的吸附性。

(2)膜层密度高。膜材离子由于具有较高的能量，在到达基底表面后会有一定的扩散作用。此外，蒸发原子中未被电离的部分可能成团到达基底，这不利于成膜均匀性，而离子镀中的氩气离子可以在基底表面将成团的膜材原子轰碎。氩气离子在此过程中对膜层结构和提高膜密度起到了关键作用。

(3)不同于蒸发镀膜中膜材原子直接沉积到基底表面使得绕镀效果差，离子镀中蒸发原子在等离子体中与工作气体氩气离子或原子发生散射，其到达基底的方向各异，整个夹片的各个方向都有膜材原子到达。对于电离的膜材离子，由于在离子镀技术中基底处于阴极，只要有电力线或者存在电场的方向都有膜材离子的沉积。因此，离子镀技术有着较好的绕镀性能。

(4)离子镀可镀范围广。离子镀技术在金属及陶瓷、玻璃、纸张等非金属表面上均可镀膜。

(5)有利于形成化合物镀膜。对于反应镀膜，将反应气体通入工作环境中后，由于等离子体中氩气离子和高能电子对膜材原子和反应气体分子的碰撞给反应物提供了活化能，一些需要在高温下发生的反应也可以发生。

(6)沉积速率高，成膜快。

离子镀的种类是多种多样的。膜材料源的气化方式如蒸发镀膜中所述有电阻加热、电子束加热、高频感应加热、电弧加热和激光加热等。气化原子的电离或者激发方式也是多种多样的。不同的蒸发源与不同电离方式又有多种不同的排列组合，不再展开细讲。

**2. 分子束外延技术**

分子束外延(MBE)是在超高真空环境下，使具有一定热能的一种或多种分子

(原子)束流喷射到基底，在基底表面发生反应的过程，由于分子在"飞行"过程中几乎与环境气体无碰撞，以分子束的形式射向基底进行外延生长。目前，该技术广泛应用于原子级精确控制的超薄多层二维结构材料与器件的外延生长，包括超晶格、量子阱、调制掺杂异质结、量子阱激光器以及高电子迁移率晶体管等。此外，结合其他工艺，分子束外延还可用于制备一维和零维的纳米材料，如量子线和量子点等。

　　分子束外延的工作原理：在超高真空系统中，将组成化合物中的各个元素和掺杂元素分别放入不同的源炉内。加热源炉使它们的分子(原子)以一定热运动速度和一定束流强度比例喷射到基底表面上，与表面相互作用，进行单晶薄膜的外延生长。各源炉前的挡板用来改变外延层的组分和掺杂。根据设定的程序开关挡板、改变炉温和控制生长时间，就可以生长出不同厚度、不同组分、不同掺杂浓度的外延材料。分子束外延主要特点包括以下六个方面：

　　(i)从源炉喷出的分子(原子)以"分子束"流形式直线到达基底表面，可严格控制生长速率；

　　(ii)分子束外延的生长速率较慢(0.01～1nm/s)，可实现单原子(分子)层外延，具有极好的膜厚可控性；

　　(iii)通过调节束源和基底之间挡板的开闭，可严格控制膜的成分和杂质浓度，也可实现选择性外延生长；

　　(iv)非热平衡生长，即基底温度可低于平衡态温度，实现低温生长，可有效减少互扩散和自掺杂；

　　(v)配合反射高能电子衍射等装置，可实现原位观察、实时监测；

　　(vi)分子束外延生长方法也存在着一些问题，如设备昂贵、维护费用高、生长时间过长、不易大规模生产等。

　　MBE系统是半导体、光伏新材料、科学研发领域重要设备之一，市场集中度较高，主要市场被美国 Veeco Instruments Inc.、芬兰 DCA Instruments、法国 RIBER S.A.、日本 Pascal Corporation 和荷兰 Twente Solid State Technology B.V. 等占据。国内知名厂家有中国科学院沈阳科学仪器股份有限公司、常州国成科学仪器有限公司等。自 MBE 技术问世之后，西方就对我国实施 MBE 设备及相关材料的禁运。20 世纪 70 年代初，以中国科学院为首创立了研究所与设计及制造方紧密合作，不断互相反馈，携手前进的典范。这一模式使得中国的分子束外延技术不仅从无到有，而且从实验阶段发展到了应用阶段，极大地促进了我国与分子束外延材料有关的微波器件与光电器件的研发，以及量子阱超晶格的物理研究，为相关领域的发展争取了十余年的宝贵时间。图 5-12 为我国研制的第一台分子束外延(MBE)设备。我们老一辈科学家以"工匠精神"，克服种种困难，实现了相关设备的国产化。20 世纪 80 年代末，国内 MBE 技术的发展促使西方解除了对中国 MBE 设备的禁运。

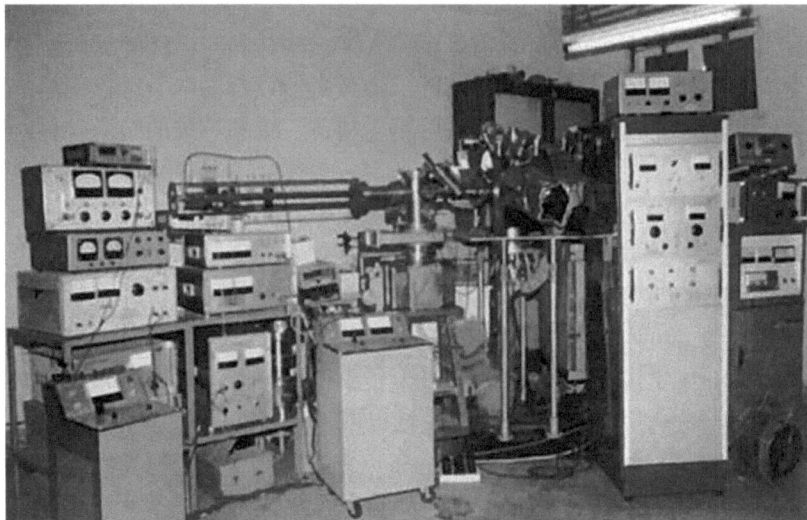

图 5-12　我国研制的第一台分子束外延设备[4]

# 5.3　化学气相沉积

## 5.3.1　化学气相沉积法概述

化学气相沉积(chemical vapor deposition，CVD)是一种或数种物质的气体，以某种方式激活后，在基底表面发生化学反应，并淀积出所需固体薄膜的生长技术。CVD 法是把含有构成薄膜元素的一种或几种化合物的单质气体供给基底，利用加热、等离子体、紫外光及激光等能源，借助气相作用或在基底表面的化学反应(热分解或化学合成)生长要求的薄膜。不同于 PVD 法镀膜主要应用物理变化实现膜材料源由固态到气态再到薄膜的转变，CVD 法主要利用物质在高温或者足够活化条件下在基底表面发生化学反应成膜的技术。

与 PVD 在高真空环境中进行沉积不同，CVD 多是在较高气压环境下进行，较高的气压有助于提高薄膜的沉积速率。由于 CVD 的较高气压环境，气态原子或分子的平均自由程大大减小，粒子不再以百分百的概率沉积，沉积概率取决于气压、温度、薄膜表面状态、气体组成等多方面复杂的因素。由于气体能弥散到空间各处，CVD 具有极好的绕射性，较少受到阴影效应的影响。

CVD 反应必须满足三个挥发性标准：在淀积温度下，反应剂必须具备足够高的蒸气压；除淀积物质外，反应产物必须是具有挥发性的；淀积物本身必须具有足够低的蒸气压。如图 5-13 所示，一般 CVD 法制备薄膜过程可分为以下四个阶段：

(ⅰ)反应剂被携带气体引入反应器后，在基底表面附近形成"滞留层"，然后，在主气流中的反应剂越过边界层扩散到硅片表面；

(ⅱ)反应剂被吸附在硅片表面，并进行化学反应；

(ⅲ)化学反应生成的固态物质，即所需要的淀积物，在硅片表面成核、生长成薄膜；

(ⅳ)反应后的气相副产物离开基底表面，扩散回边界层，并随输运气体排出反应室。

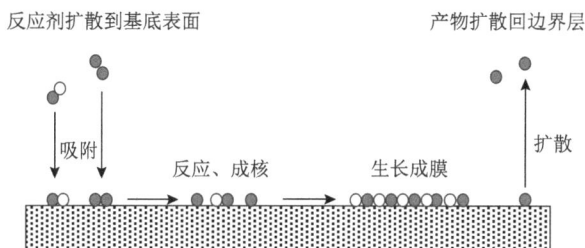

图 5-13　CVD 法制备薄膜过程的四个阶段

CVD 中发生的化学反应有热解反应、还原反应、氧化反应、置换反应、化合反应、歧化反应等。要引起化学反应，必须对系统输入一定的反应活化能。根据提供化学反应活化能的方式，CVD 可以分为加热 CVD、等离子体 CVD（plasma CVD，PCVD）以及采用激光的光 CVD（photo-CVD）等。按照气流流通方式，可以将 CVD 分为流通式 CVD 和封闭式 CVD；按照反应压力环境，CVD 可分为常压 CVD 和低压 CVD；根据反应器壁的温度，CVD 可分为冷壁 CVD 和热壁 CVD。近年来各种 CVD 方法的研究正在快速发展，各种方法层出不穷。CVD 装置的主要部分包括：反应气体输入部分、反应激活能源供应部分和气体排出部分。

按照热力学原理，化学反应的自由能变化$\Delta G_r$ 可以用反应物和生成物的标准自由能$\Delta G_f$来计算，即

$$\Delta G_r = \Sigma \Delta G_f (\text{生成物}) - \Sigma \Delta G_f (\text{反应物}) \tag{5-1}$$

CVD 热力学分析的主要目的是预测某些特定条件下某些 CVD 反应的可行性（化学反应的方向和限度）。在温度、压强和反应物浓度给定的条件下，热力学计算能从理论上给出沉积薄膜的量和所有气体的分压，但是不能给出沉积速率。

CVD 多数在高温环境下发生，这要求成膜组成物质的熔点低于反应温度。同时这也限制了基底材料的选择，譬如不能用于塑料基底。但是 CVD 法可制备的薄膜种类丰富，包括各种电子器件所需覆盖的薄膜，发动机等部件需要的耐热涂

层及轴承等需要的耐磨涂层。广泛地使用 CVD 法制备薄膜的原因除了其可以广泛应用于各种场景以外，还包括其能够方便控制薄膜化学成分及较低的设备运行成本等方面的因素。

### 5.3.2　低压化学气相沉积

早期 CVD 技术以开管系统为主，在常压环境下进行，设备不需要真空系统，即常压 CVD(atmosphere pressure CVD，APCVD)。近年来，CVD 技术令人注目的新发展是低压 CVD(low pressure CVD，LPCVD)技术，其原理与 APCVD 基本相同，主要差别是低压下气体扩散系数增大，使气态反应物和副产物的质量传输速率加快，形成薄膜的反应速率增加。

压强的降低有利于增强气体分子的传输效率，改善膜的均匀性，提高膜的质量和沉积速率。根据分子运动理论，气体压强的变化会导致气体密度与扩散系数的变化。将反应容器内压强降低至 1/1000 倍常压时，相应的气体分子的平均自由程将增大为原来的 1000 倍。LPCVD 中气体扩散系数也比 APCVD 中气体扩散系数大 1000 倍。由于气体压强低，分子运动速率大，反应器中各点气体分子吸收能量相近，导致了成膜的均匀性及膜沉积速率的提高。如图 5-14 所示，LPCVD 中的基底排列一般可为竖直排列，这导致了更大的排列密度。LPCVD 的另一优势在于反应气体用量的节省。

LPCVD 技术的应用范围非常广泛。在微电子领域，LPCVD 技术可以用于制备硅氧化物、氮化硅、氧化铝等薄膜，这些薄膜广泛应用于晶体管、电容器、电阻器等器件中。在光电子领域，LPCVD 技术可以用于制备氮化镓、氮化铝等薄膜，这些薄膜广泛应用于发光二极管(LED)、激光器等器件中。在材料科学领域，LPCVD 技术可以用于制备金属、合金、氧化物等薄膜，这些薄膜广泛应用于表面涂层、防腐蚀、摩擦学等领域。

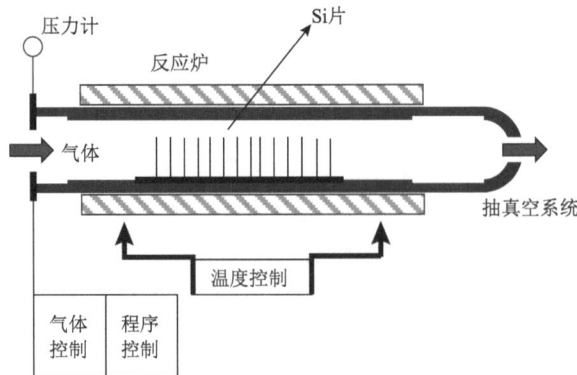

图 5-14　LPCVD 设备示意图

LPCVD 是一种非常重要的薄膜制备技术，具有高纯度、高均匀性、高质量、高可控性等优点，广泛应用于微电子、光电子、材料科学等领域。随着科技的不断发展，LPCVD 技术将会得到更广泛的应用和发展。

### 5.3.3　等离子体化学气相沉积

在普通 CVD 技术中，产生沉积反应所需要的能量是通过各种方式加热基底和反应气体，传统意义上依赖于基底温度提供化学反应活化能的 CVD 过程称为热 CVD，薄膜沉积温度一般较高（多数在 $900 \sim 1000\,℃$），容易引起基底变形和组织上的变化，降低基底材料的机械性能；基底材料与膜层材料在高温下会相互扩散，形成某些脆性相，降低了两者的结合力。如果能在反应室内形成低温等离子体（如辉光放电），则可以利用在等离子体状态下粒子具有的较高能量，使沉积温度降低。这种等离子体参与的化学气相沉积称为等离子体增强化学气相沉积（plasma enhanced CVD，PECVD），用来制备化合物薄膜、非晶薄膜、外延薄膜、超导薄膜等，特别是 IC 技术中的表面钝化和多层布线。

PECVD 过程中等离子体中荷能粒子对基底的轰击起到清洗作用，使得膜与基底的结合强度增加。由于荷能粒子的轰击溅射作用，膜与基底之间会形成过渡层从而提高了膜和基底的结合力。这与物理气相沉积中的溅射镀膜原理一致。高温的存在除了带来热损伤以外还会导致基底与膜的热膨胀，而膜与基底的膨胀系数往往不一致，因此热 CVD 镀膜后的膜与基底在常温下可能会有显著的应力。PECVD 由于在较低温度下进行，应力的产生比较有限。低温 CVD 反应有利于非晶相和微晶薄膜的生长。

等离子体在 CVD 中的作用：将反应物气体分子激活成活性离子，降低反应温度；加速反应物在表面的扩散作用，提高成膜速率；对基底和薄膜具有溅射清洗作用，溅射掉结合不牢的粒子，提高了薄膜和基底的附着力；原子、分子、离子和电子相互碰撞，使得形成薄膜的厚度均匀。

根据功率输入种类不同，产生等离子体的方式也不同，由此 PECVD 可分为直流等离子体化学气相沉积、脉冲等离子体化学气相沉积、射频等离子体化学气相沉积及微波等离子体化学气相沉积等。直流等离子体化学气相沉积是利用直流辉光放电技术产生等离子体来为反应气体提高活化能。脉冲等离子体化学气相沉积在直流等离子体化学气相沉积的基础上，利用脉冲的功率可调、峰值电压可调、占空比可调及频率可调特性来方便地控制 PECVD 的工艺参数。特别地，脉冲等离子体化学气相沉积可以在一些深孔、盲孔的内表面沉积薄膜。此外，射频辉光放电，微波也可产生辉光，其工作方式略有区别。几种经典的 PECVD 介绍如下。

1）射频增强等离子体化学气相淀积（radio frequency PECVD，RF-PECVD）

PECVD 是在低压化学气相淀积的同时,利用辉光放电等离子体对过程施加影响,在基底上制备出多晶薄膜。按照等离子体发生频率,PECVD 可分为射频等离子体和微波等离子体两种,其中射频等离子体的引入有电容耦合方式(CCP)和电感耦合方式(ICP)两种。

通常使用电容耦合生成的等离子体的电离率较低,因此导致反应前驱物离解有限,沉积效率较低;相比而言,电感耦合可以产生更高密度的等离子体。在半导体制造过程中,PECVD 技术通常用于在含有金属或其他对温度敏感的结构基底上生长薄膜。

2)甚高频等离子体化学气相淀积(very-high frequency PECVD,VHF-PECVD)

采用 RF-PECVD 技术制备薄膜时,为了实现低温淀积,必须使用稀释的硅烷作为反应气体,因此淀积速度有限。VHF-PECVD 技术由于 VHF 激发的等离子体比常规射频产生的等离子体电子温度更低、密度更大,因而能够大幅度提高薄膜的淀积速率,在实际应用中获得了更广泛的应用。

3)介质阻挡放电增强化学气相淀积(dielectric barrier discharge PECVD,DBD-PECVD)

DBD-PECVD 是有绝缘介质插入放电空间的一种非平衡态气体放电(又称介质阻挡电晕放电或无声放电)。这种放电方式兼有辉光放电的大空间均匀放电和电晕放电的高气压运行特点,正逐渐用于制备硅薄膜中。

4)微波电子回旋共振等离子体增强化学气相淀积(microwave electron cyclotron resonance PECVD,MWECR-PECVD)

MWECR-PECVD 是利用电子在微波和磁场中的回旋共振效应,在真空条件下形成高活性和高密度的等离子体进行气相化学反应,在低温下形成优质薄膜的技术。这种方法的等离子体是由电磁波激发而产生,其常用频率为 2450MHz,通过改变电磁波光子能量可直接改变使气体分解成粒子的能量和生存寿命,从而对薄膜的生成和膜表面的处理机理产生重大影响,并从根本上决定生成膜的结构、特性和稳定性。

PECVD 的优点:

(i)低温成膜(300~350℃),对基底影响小,避免了高温带来的膜层晶粒粗大及膜层和基底间形成脆性相;

(ii)低压下形成薄膜,膜厚及成分较均匀、针孔少、膜层致密、内应力小,不易产生裂纹;

(iii)扩大了 CVD 应用范围,特别是在不同基底上制备金属薄膜、非晶态无机薄膜、有机聚合物薄膜等;

(iv)薄膜的附着力大于普通 CVD。

晶硅电池市场上对高产能管式 PECVD 设备的需求量巨大且迫切,高产能管式 PECVD 顺势产生。它即将对晶硅电池制造商降低综合成本起到重要作用，为晶硅太阳能电池的更快发展创造更大的内生动力。对于高产能管式 PECVD 设备，单台设备可容纳 5 个工艺管，单管产能已达到 400 片，几乎不需要增加工艺时间，能适用于 156~162mm 规格的硅片，单台产能可满足 110MW 以上的生产线，成膜均匀性良好。图 5-15 为北方华创科技股份有限公司生产的 EPEE i200 型 PECVD 系统。

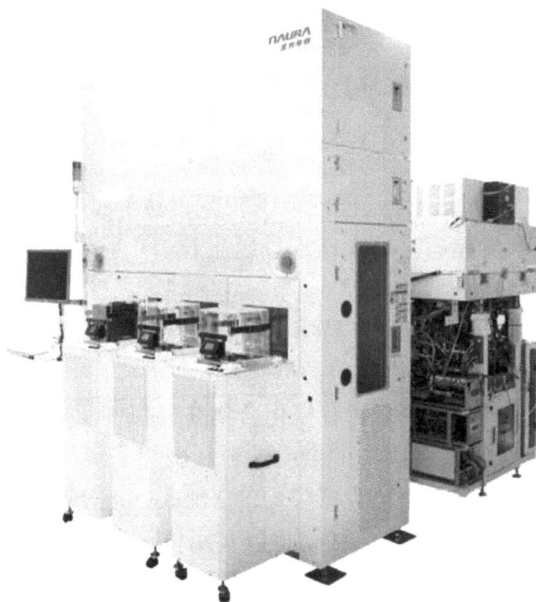

图 5-15　北方华创 EPEE i200 型 PECVD 系统[5]

## 5.3.4　其他化学气相沉积

### 1. 光辅助 CVD

PECVD 作为一种低温 CVD 方法，虽然有很多优点，但等离子体也可能对基底造成一定损伤。为了进一步保护基底及降低沉积温度，各种各样新方法层出不穷，其中光辅助 CVD 是一种优秀的解决方案。对于光辅助 CVD 技术，光能够直接激发反应所需的内部自由度，这表示该技术可以在更低温度下进行薄膜沉积。此外，由于激光具有很好的方向性和聚焦性，光辅助 CVD 技术可以描画出精细的图形。

### 2. 有机金属化学气相沉积

一般将采用有机金属化合物参加反应由热 CVD 法制备薄膜的技术称为有机

金属化学气相沉积(metal-organic CVD，MOCVD)。它是一种利用有机金属化合物的热分解反应进行气相外延生长薄膜的 CVD 技术。一般采用金属有机化合物和氢化物作为反应原料，可以在较低反应温度下制备金属氧化物、金属氢化物、金属碳化物及化合物半导体材料等薄膜。利用 MOCVD 技术，许多纳米层可以以极高的精度沉积，每一层都具有可控的厚度，以形成具有特定光学和电学特性的材料。MOCVD 是用于 LED 芯片和功率器件制造的关键工艺技术。

MOCVD 的主要优点：

(i)沉积温度低，减少了自污染，提高了薄膜纯度，有利于降低空位密度和解决自补偿问题，对基底取向要求低；

(ii)沉积过程不存在刻蚀反应，沉积速率易于控制；

(iii)几乎可以生长所有化合物和合金半导体；

(iv)反应装置容易设计，生长温度范围较宽，易于控制，可大批量生产；

(v)可在蓝宝石、尖晶石基底上实现外延生长。

MOCVD 的不足之处：

(i)许多金属有机化合物有毒、易燃，给有机金属化合物的制备、储存、运输和使用带来困难，必须采取严格的防护措施；

(ii)由于反应温度低，有些金属有机化合物在气相中就发生反应，生成固态微粒再沉积在基底表面，形成薄膜中的杂质颗粒，破坏了膜的完整性。

MOCVD 是 1968 年由美国洛克威公司的 Manasevit 等提出制备化合物单晶薄膜的一项新技术，到 20 世纪 80 年代初得以实用化。经过近几十年的飞速发展，MOCVD 成为目前半导体化合物材料制备的关键技术之一，广泛应用于包括半导体器件、光学器件、气敏元件、超导薄膜材料、铁电/铁磁薄膜、高介电材料等多种薄膜材料的制备。美国的 Veeco Instruments Inc.、德国的 Aixtron AG 以及日本的 Nippon Sanso Holdings Corporation 和 Nissin Electric Co. Ltd. 是起步较早的 MOCVD 设备供应商。目前，全球高端 MOCVD 市场基本被 Veeco 和 Aixtron 垄断。

2018 年，我国中微半导体设备(上海)股份有限公司彻底打破了 Veeco 和 Aixtron 在 MOCVD 设备的垄断地位，占全球新增氮化镓基 LED-MOCVD 市场份额的 41%，下半年全球占比更是超过 60%，占有量全球第一。图 5-16 为中微公司具有自主知识产权的 Prismo UniMax® MOCVD 设备。该设备可配置多达 4 个反应腔，同时加工 108 片 4in 或 40 片 6in 高性能氮化镓基蓝绿光 Mini LED 外延晶片，通过石墨盘的调整，可扩展至同时加工 164 片 4in 或 72 片 6in 外延晶片，其工艺能力还可延展到生长 8in 外延晶片。每个反应腔都可以独立控制，这一创新设计具备优异的生产灵活性。此外，Prismo UniMax® MOCVD 设备配置了 785mm 大直径石墨托盘，极大地提高了设备产能，并有效地降低了 Mini LED 外延片的生产成本。

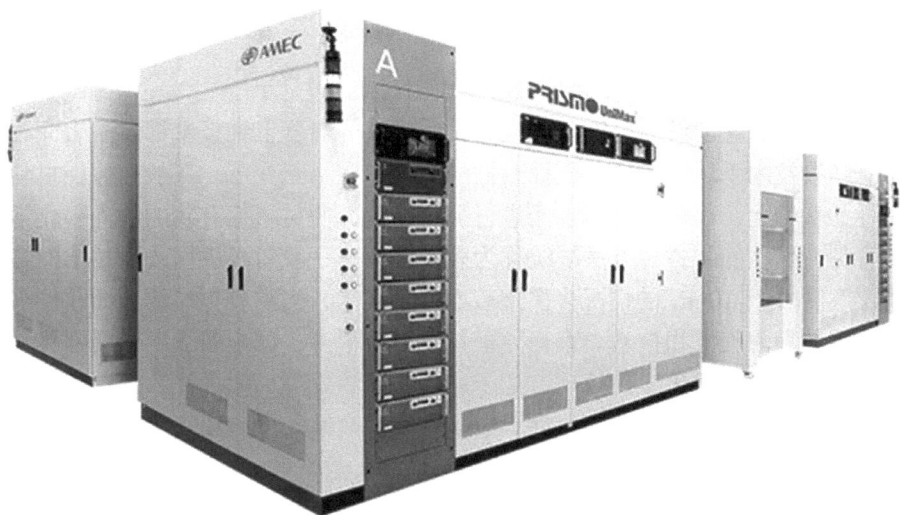

图 5-16　中微公司 Prismo UniMax® MOCVD 设备[6]

总之，CVD 和 PVD 镀膜作为两种常见的镀膜技术，分别基于化学反应和物理过程，通过调节反应条件和材料选择，可以实现对薄膜性质的控制，在众多领域中都发挥着重要作用，为现代科技的发展提供了坚实的基础。在微电子行业中，CVD 和 PVD 镀膜被用于制备金属导线、电容器和晶体管等元件。在光学领域，CVD 和 PVD 镀膜被用于制备反射镜、透镜和滤波器等光学元件。此外，CVD 和 PVD 镀膜也被应用于汽车制造、太阳能电池、磁性材料等领域。

## 5.4　材料表面改性技术

表面改性技术是采用某种工艺手段使材料表面获得与其基底材料的组织结构、性能不同的一种技术，主要采用化学或物理的方法改变材料或工件表面的化学成分或组织结构以提高机器零件或材料性能等。表面改性技术包括化学热处理（渗氮、渗碳、渗金属等），表面涂层（低压等离子体喷涂、低压电弧喷涂、物理气相沉积、化学气相沉积等）和非金属涂层技术等。表面改性处理的目的：既能发挥基底材料的力学性能；又能使材料表面获得各种特殊性能，如耐磨，耐腐蚀，耐高温，合适的射线吸收、辐射和反射能力，超导性能，润滑，绝缘，储氢等。表面改性技术的作用：

(i) 可以掩盖基底材料表面的缺陷；

(ii) 延长材料和构件的使用寿命；

(iii)节约稀、贵材料；

(iv)节约能源，改善环境；

(v)对各种高新技术的发展具有重要作用。

早年出现的化学镀、电镀乃至人类文明早期的陶器上釉技术都属于表面改性技术。随着技术手段的发展，表面改性的内容也在不断变革。一般在保持材料固有特性的基础上，仅仅对材料表面进行加工处理，使材料拥有新的物理、化学特性及各种特殊性能的各种方法被统称为表面改性。一般对于表面改性技术而言，改性层厚度小于 10nm 的情况多采用表面处理技术，当需要更厚的表面改性层时一般采用各种薄膜沉积技术。表面处理技术方法很多，如金属表面形变强化、表面热处理、金属表面化学热处理、离子束表面扩渗处理、离子注入表面改性等。下面将简要介绍离子注入表面改性、电子束表面改性及激光束表面改性等几种表面改性技术。

### 5.4.1　离子注入表面改性

离子注入技术是在固体中引入掺杂剂离子的一种材料改性方法，能有效改善材料的表面性能。离子注入是将所需物质的离子在几万至几百万电子伏特电场中加速后高速轰击工件表面，使其注入工件表面一定深度的真空处理工艺，也属于 PVD 范围。离子注入已在表面非晶化、表面冶金、表面改性和离子与材料表面相互作用等方面取得了可喜的研究成果，特别是在工件表面合金化方面有了突出的进展。

离子注入装置一般包括：离子发生器、分选装置、加速系统、离子束扫描系统、样品室和排气系统。从离子发生器发出的离子由几万伏电压引出，进入分选部，将一定的质量/电荷比的离子选出。在几万至几十万伏电压的加速系统中加速获得高能量，通过扫描机构扫描轰击工件表面。离子进入工件表面后，与工件内原子和电子发生一系列碰撞。这一系列碰撞主要包括以下三个独立的过程：

(1)核碰撞。入射离子与工件原子核的弹性碰撞。碰撞结果使固体中产生离子大角度散射和晶体中产生辐射损伤等。

(2)电子碰撞。入射离子与工件内电子的非弹性碰撞，其结果可能引起离子激发原子中的电子或使原子获得电子、电离或 X 射线发射等。

(3)离子与工件内原子作电荷交换。无论哪种碰撞都会损失离子自身的能量，离子经多次碰撞后能量耗尽而停止运动，作为一种杂质原子留在固体中。离子进入固体后对固体表面性能发生的作用除了离子挤入固体内的化学作用外，还有辐照损伤(离子轰击产生晶体缺陷)和离子溅射作用，它们在改性中都有重要意义。

离子注入法可注入任何元素，且不受固溶度和扩散系数的影响，注入层元素分布均匀，可获得两层或两层以上性能不同的复合材料层，且注入层与基底结合牢固无明显界面。因此，离子注入技术是一种精确控制材料表面和界面特性的方法，已成为金属材料、陶瓷材料、绝缘材料、高分子材料等材料改性的重要研究工具，在诸多领域得到了应用。具体应用包括：

（1）离子注入金属材料。带金属蒸气真空弧源的金属离子注入机的出现，克服了金属熔点高、难以气化及难获得强金属离子束流的缺陷。它不仅能提供 Ti、V、Ni 等多种离子束，还能通过采用化合物与合金弧光放电阴极材料产生各种高能量复合离子束，使金属离子注入深度超过离子射程所能达到的深度。因此，高能金属离子注入材料表面后将通过替位原子固溶强化、位错强化、替位原子与间隙原子对强化、细晶强化、辐射相变强化、结构差异强化、溅射强化和自润滑机理提高材料的表面耐磨性、耐蚀性、耐疲劳性和抗氧化性。可应用于制造精度要求较高的齿轮、轴承、阀门等高精度零件；用于高品质穿孔和聚合物板切割的高速钢冲模、塑料和纸张的印痕及切割刀具等；高品质医疗手术器械、人工骨骼关节等生物医学材料。

（2）离子注入陶瓷材料。陶瓷材料具有化学稳定性好、强度高、摩擦因数低等性能，但其脆性大、韧性差、不耐急冷急热等。金属离子注入可在陶瓷材料表面形成非晶层，提高表面硬度和摩擦学性能等。金属离子或金属离子+非金属离子也常被使用来注入陶瓷薄膜表面，以进一步提高陶瓷薄膜的性能。例如，有学者在 CrN 薄膜中先注入 $Nb^+$，观察到 CrNbN 相存在，膜层显微硬度比注入前有所上升，随后注入 $C^+$，发现 CrNbN 相、CrC 相、$Nb_2O$ 相和石墨相共同存在，膜硬度也相应提高[7]。在摩擦实验中，碳化物充当固体润滑剂作用，使摩擦因数降低，磨损率减小。

（3）离子注入高分子聚合物。高分子聚合物具有质轻、耐腐蚀、绝缘、易加工等特性，在目前社会中成为继金属材料、陶瓷材料之后的又一研究热点，高分子聚合物表面合金化是当前国际上极为关注的研究课题。已有研究表明，金属离子注入能有效改善高分子聚合物表面物理及化学特性。例如，有学者把不同剂量的 Al 离子、Ti 离子和 Fe 离子分别注入到聚苯醚和环氧树脂表面，研究注入剂量对两种聚合物摩擦学性能的影响[8,9]。另有研究表明：Al 离子、Fe 离子、Ti 离子和 Ni 离子注入尼龙后，表面摩擦因子都有不同程度的减小，其原因在于自由基交联作用使其表面分子量、缠结密度、主碳链刚度增大，同时边界润滑膜的存在对抗磨性能的提高也有一定作用[10]。

总之，离子注入改性技术在改善材料表面的抗摩擦、抗疲劳、抗腐蚀等特性方面已取得可喜成果；改善了陶瓷的韧性，提高了陶瓷表面的硬度，改变了陶瓷表面的微观结构；增加了聚合物表面的电导率，提高了表面氧化阻抗和化学稳定性。有研究表明，双离子注入和共注入比单离子注入改性效果更好。随着离子注入改性技术的发展和应用领域的开拓，在材料表面改性方面将有更大的发展。

## 5.4.2 电子束表面改性

电子束表面改性技术是利用高能电子束轰击材料表面，使其温度升高并发生成分、组织结构变化，从而达到所需性能的工艺方法。实现表面改性的原理是高速运动的电子具有波的性质，当高速电子束照射到金属表面时，入射电子能深入金属表面一定深度，与基底金属的原子核及电子发生相互作用。由于入射电子与原子核的质量差别极大，和原子核的碰撞可以看作是弹性碰撞。因此，能量传递主要是通过电子束与金属表层电子碰撞而完成的，所传递的能量立即以热能的形式传给金属表层原子，从而使被处理金属的表层温度迅速升高，使表层成分和组织结构发生变化，达到表面改性的效果。根据入射电子束与时间之间的关系，可以将其划分为连续型及脉冲式工作[11]，改性原理如图 5-17 所示。

电子束表面改性装置主要包括电子枪、高压油箱、聚焦系统、扫描系统、工作室、真空系统、监控系统七个部分。通过调整电子束的各参数，选择不同的处理方式，电子束表面改性可以达到不同的表面改性功能，主要包括电子束表面相变强化、电子束表面重熔、电子束表面合金化及电子束表面退火等。

所谓电子束表面强化主要是针对如有马氏体相变这类过程的合金。用电子束将块材加热至相变温度以上而低于合金熔点。由于电子束加热的仅仅是合金表面，块材料内部仍然是低温的。在停止电子束加热后，由于金属材料优异的导热性能，块材表面的热量会迅速传导消散。热表面的快速冷却可以被视为一个自我淬火的过程。淬火层的硬度会得到显著提高。

当控制电子束能量加热块材表面，使得块材表面升温至熔点以上时，局部熔化的表面会在电子束离开后加速凝固，该过程会使组织细化，提高块材表面性能。电子束重熔技术目前主要用于使合金表面不同的金属元素分布改变，降低可能存在的元素偏析现象，从而使得材料表面性能得到改善。

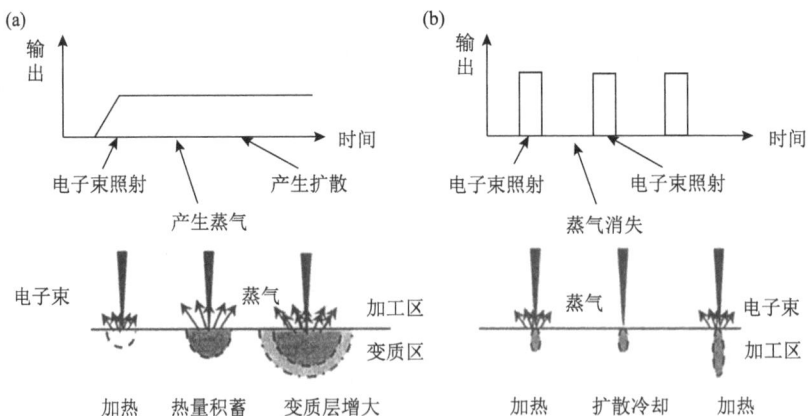

图 5-17 电子束表面改性原理示意图[11]

(a)连续输出；(b)脉冲输出

电子束表面改性的优点：功率密度高、控制灵活、重复性好，能够精确控制表面温度和穿透深度；在真空条件下进行，对金属保护特别好，可以获得较高的结合力和性能，从而保证质量。主要作用：提高材料的表面硬度，增强耐磨性，改善耐腐蚀性能，从而延长处理件的服役寿命。

目前，电子束表面改性技术在食品辐射、医疗用具的消毒杀菌、环境保护、半导体、交联技术、固化技术、接枝聚合技术等诸多方面均有使用，其领域将不断扩大。此外，由于电子束装置符合操作性、节能、节省空间这些时代性的要求不断提升，以及电子束装置的制造成本不断降低，其工业利用会更加活跃。

### 5.4.3　激光表面改性

激光表面改性技术是一种利用大功率密度的激光束加热材料表面，通过材料对表面局部加热区域的传导冷却来进行材料表面改性的技术。激光束表面处理技术在提高材料表面力学性能和物理性能，以及改善材料抗腐蚀、耐磨、耐疲劳等方面发挥了很好的作用。其原理基本上和电子束表面改性类似，只不过由电子束加热改为了激光束加热。

激光表面改性技术的特点：热源的能量密度高、非接触式加热、热影响区小、对工件基材的性能及尺寸影响小、工艺可控性强、环保。近年来，随着材料表面性能要求的进一步提高，新能源技术逐步完善，激光表面改性技术的应用领域越来越广阔。但是激光表面改性技术与传统表面堆焊和喷涂相比，成本较高，而且制备不同成分的表面合金层需要的粉末合金和工艺参数各不相同，这些参数都需要进一步进行探索研究，这也在一定程度上制约了该技术的发展。

激光表面改性技术在汽车制造业的应用尤其广泛。在许多汽车关键件上，如缸体、缸套、曲轴、凸轮轴、排气阀、阀座、摇臂、铝活塞环槽等几乎都可以采用激光热处理。激光表面改性技术无污染特点，对环保几乎没有负面效应，明显的性能优势将使其具有更广阔的应用和发展前景。

## 5.5　薄膜制备技术在生物医学工程中的应用

### 5.5.1　医疗器械上的表面涂层

医疗器械涂层是指在医疗器械表面涂覆一层特定材料，以改善器械的性能、功能或使用体验的一种技术。医疗器械涂层广泛应用于各种医疗器械，包括植入物、手术器械、诊断设备等，如图 5-18 所示。下面以医用高频手术刀为例介绍表面涂层在医疗器械上的应用。

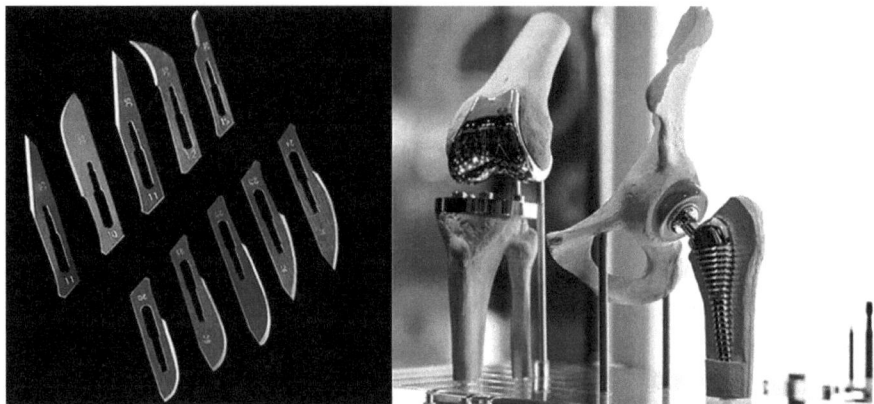

图 5-18　经表面改性后的几种医疗用具[12,13]

医用高频电刀作为载能手术器械的典型代表，通过刀头尖端电弧放电并产生热量完成组织的切割和止血工作。在手术过程中，高频电刀温度过高会使血液和软组织脱水结痂甚至炭化，粘连并包覆刀头，进而对手术过程和医疗效果产生严重影响。为能够有效解决医用高频电刀表面的生物组织粘连问题，国内外诸多学者开展了电刀表面的脱附性研究。在探索脱附性医用高频电刀表面的过程中，许多研究者采用诸如激光刻蚀、物理沉积、喷涂等方法一步完成脱附表面结构或涂层的构建。

激光刻蚀法是最常用的微结构制造方法之一，其通过聚焦产生瞬时高温使电刀的加工部位气化而清除废料，对周围区域的材料影响较小，且能够精确控制微结构生成。2017 年，Lin 等[14]使用飞秒激光脉冲直接对高频电刀进行表面改性，在其表面形成的直径 20~50nm 的微坑和直径 100~200nm 球形颗粒构成纳米多晶 $FeO_x$ 膜，增强了电刀的导热性并有效减少组织粘连问题。

物理沉积法和喷涂法最适用于不黏涂层与医用高频电刀表面结合。2015 年，台北医学大学 Hsiao 等[15]利用射频磁控溅射方法在高频电刀表面沉积一层厚度约 300nm 的含铜类金刚石膜（copper-containing diamond films，DLC-Cu）薄膜，用于减少电刀的组织黏附量和热损伤情况。

单步法制造的脱附结构往往单一，不具有多样性，且高频电刀在手术过程中由于切割摩擦、电弧放电等作用，其脱附能力与寿命也相当有限。针对这一问题，脱附性医疗刀具表面在研究过程中往往使用多种方法相结合、多学科交叉的方式加工制造。2016 年，北京航空航天大学 Zhang 等[16]提出以光刻胶为媒介，利用光刻辅助化学刻蚀方法在不锈钢表面形成均匀分布的不锈钢纹理表面。将该表面经硅烷偶联剂功能化处理后浸入硅油，形成类似猪笼草唇缘区的光滑液体注入表面（liquid infused surface，LIS），具有优异的抗黏附能力。他们又以类似的方法将

PDMS 模板上的微纹理结构转印至高频电刀表面，经电化学腐蚀形成深约 4μm 微坑阵列；为增加表面的硅油亲和性，表面先经硅烷偶联剂处理再注入硅油，获得 LIS 抗黏附表面，防止手术过程中血液、软组织等在高频电刀表面粘连。该电刀的制造过程如图 5-19 所示[17]。

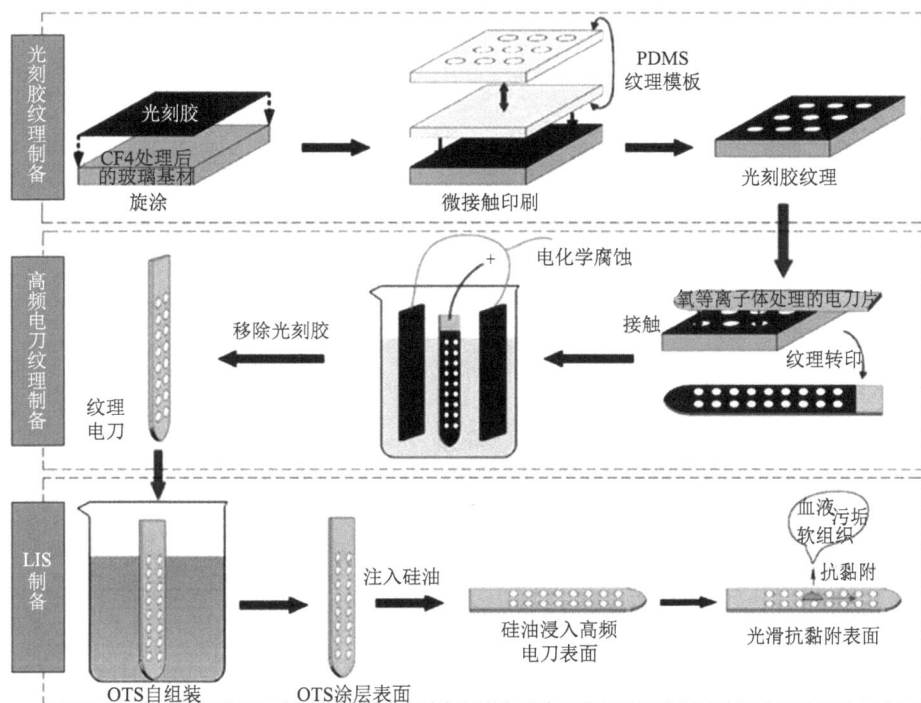

图 5-19 多步法制造医用高频电刀 LIS 脱附表面[17]

OTS. 硅烷偶联剂

## 5.5.2 生物医用材料的表面改性

生物材料在医学领域中具有广泛应用。生物医学材料的表面特性是影响其与人体组织相互作用的重要因素之一。因此，生物医学材料表面改性技术的发展是近年来生物材料科学与技术中的一个重要研究领域。生物医学材料表面改性有许多种方法，主要包括化学处理、物理处理和生物处理三种方法。下面主要以镁合金血管支架、钴铬钼(CoCrMo)合金人工关节为例介绍表面改性在生物医用材料中的应用。

镁合金血管支架具有良好的生物相容性和生物可降解性(图 5-20)，可以避免金属支架或者药物洗脱支架长期植入所导致的再狭窄和血栓等问题，因而受到了全球范围内的广泛关注。但是当前临床实验表明镁合金血管支架存在降解过快和降解不均匀的问题，阻碍了其临床应用。镁合金血管支架一个重要缺点是在人体中腐蚀速率和腐蚀均匀性的不可控制，这一因素阻碍了其在临床的大规模应用。通过材料表面改性可以有效延缓腐蚀的发生，保护支架体在规定时期内不受腐蚀影响。常见的表面改性方法有物理气相沉积处理、离子注入处理、阳极氧化处理及聚合物表面涂层等。

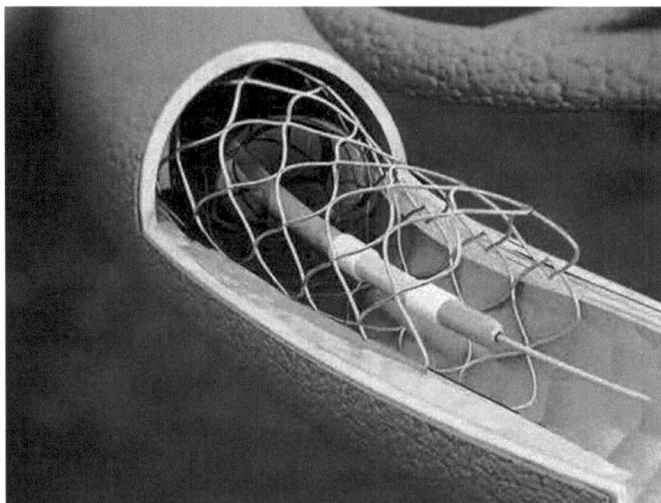

图 5-20　可降解镁合金血管支架[18]

CoCrMo 合金多年来一直是人工关节的主要材料之一。作为钴基合金的一种，CoCrMo 合金不仅具有优越的力学性能，如抗拉强度、抗疲劳性能、耐磨损性能和耐腐蚀性能，而且还具有良好的生物学性能。目前，CoCrMo 合金被广泛用于人工髋关节和膝关节植入物，可移动义齿及金属固定支架的制造等，如图 5-21 所示。近年来，越来越多的研究者使用表面改性或元素合金化来提高 CoCrMo 合金的植入性能。研究发现，Zr、Hf、Ti、Si 等合金元素具有生物相容性，可提高 CoCrMo 合金的骨结合能力。Gong 等[19]采用 Zr 修饰 CoCrMo 合金，发现 Zr 修饰后的 CoCrMo 合金具有良好的强度和延展性，并具有良好的生物相容性和细胞活性。不仅如此，Zr 在 CoCrMo 合金表面形成一层坚硬的钝化氧化层，提高了 CoCrMo 合金的耐磨性和耐腐蚀性。Qin 等[20]采用激光烧蚀技术在 CoCrMo 合金表面制备了具有纳米波纹和纳米岛的微沟槽，结果发现这种分层微纳米结构显著增强了 MC3TC-E1 成骨细胞的黏附，提高了细胞活性。

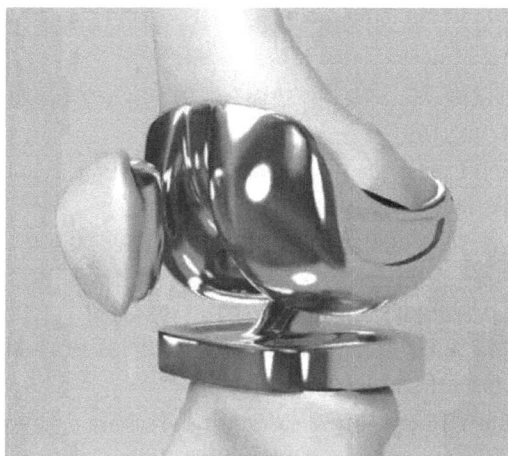

图 5-21　CoCrMo 合金人工关节[21]

## 思　考　题

1. 简述薄膜的生长模式及主要的控制因素。
2. 简述溅射镀膜的机理，试讨论工作气体压力对溅射镀膜过程的影响。
3. 简述物理气相沉积与化学气相沉积各自的特点。
4. CVD 薄膜制备过程中采用等离子体有什么作用？
5. 简述分子束外延镀膜的特点。
6. 简述材料表面改性技术的作用。
7. 离子进入材料表面后与内原子和电子发生一系列碰撞的过程有哪些？
8. 举出说明您比较熟悉的一个产品对材料表面处理技术的需求。

## 参　考　文　献

[1] 徐深贵. 景德镇山水陶瓷花瓶摄影. [2024-02-01]. https://www.zcool.com.cn/work/ZMzA1MTAxMTI=.html.

[2] 中国国家博物馆. 镜里千秋——中国古代铜镜文化. [2024-02-01]. https://www.chnmuseum.cn/portals/0/web/zt/202011jlqq/.

[3] Ghazaryan L, Kley E B, Tünnermann A, et al. Nanoporous $SiO_2$ thin films made by atomic layer deposition and atomic etching. Nanotechnology, 2016, 27(25): 255603.

[4] 周均铭. 中国分子束外延技术发展历程. 物理, 2021, 50(12): 843-848.

[5] 北方华创. 等离子体增强化学气相沉积系统. [2024-02-01]. https://www.naura.com/product/details_15_167. html.

[6] 中微公司. PRISMO UniMax®. [2024-02-01]. https://www.amec-inc.com/index/Lists/show/catid/33/id/518.html.

[7] Chang Y Y, Wang D Y, Wu W T. Tribological enhancement of CrN coatings by niobium and carbon ion implantation. Surf Coat Technol, 2004, 177: 441-446.

[8] 伞金福, 刘家浚, 朱宝亮, 等. 聚苯醚金属离子注入改性层的硬度和摩擦学性能. 中国表面工程, 2001 (2): 32-35.

[9] 伞金福, 朱宝亮, 刘家浚, 等. 环氧树脂表面金属离子注入改性层的摩擦学性能研究. 摩擦学学报, 2001, 21 (2): 102-105.

[10] San J F, Liu J J, Zhu B L, et al. Metal-ion implantation effects on nano-hardness and tribological properties of Nylon 6. Surf Coat Technol, 2002, 161: 1-10.

[11] 郝胜智. 纯 Al 材强流脉冲电子束表面改性的研究. 大连: 大连理工大学, 2000.

[12] 深圳市宝安区沙井统一数码配件厂. 11 号 23 号手术刀柄 手术刀片 兽用练习 11 号刀. [2024-02-01]. https://detail.1688.com/offer/545923034954.html.

[13] 手持光谱仪. 电镀技术应用于矫形外科医疗植入物. (2019-03-18)[2024-02-01]. https://baijiahao.baidu.com/s?id=1628306166261786593.

[14] Lin C C, Lin H J, Lin Y H, et al. Micro/nanostructured surface modification using femtosecond laser pulses on minimally invasive electrosurgical devices. J Biomed Mater Res B: Appl Biomater, 2017, 105 (4): 865-873.

[15] Hsiao W T, Lin L H, Chiang H J, et al. Biomedical electrosurgery devices containing nanostructure for minimally invasive surgery: reduction of thermal injury and acceleration of wound healing for liver cancer. J Mater Sci Mater Med, 2015, 26 (2): 77.

[16] Zhang P, Liu G, Zhang D, et al. Liquid-infused surfaces on electrosurgical instruments with exceptional antiadhesion and low-damage performances. ACS Appl Mater Interfaces, 2018, 10 (39): 33713-33720.

[17] 陆龙生, 李凯凯, 谢颖熙, 等. 脱附性医用高频电刀的研究现状及发展趋势. 机械工程学报, 2020, 1: 176-186.

[18] 名城苏州新闻中心. 国家集采的 "冠脉支架", 苏州患者用上了. (2021-01-06)[2024-02-01]. https://news.2500sz.com/doc/2021/01/06/671961.shtml.

[19] Gong N, Montes I, Nune K C, et al. Favorable modulation of osteoblast cellular activity on Zr-modified Co-Cr-Mo alloy: the significant impact of zirconium on cell-substrate interactions. J Biomed Mater Res B: Appl Biomater, 2020, 108 (4): 1518-1526.

[20] Qin L, Wu H, Guo J, et al. Fabricating hierarchical micro and nano structures on implantable Co-Cr-Mo alloy for tissue engineering by one-step laser ablation. Colloids Surf B, 2018, 161: 628-635.

[21] 中科普金. 医用不锈钢公认为外科植入体的首选材料. (2022-05-17)[2024-02-01]. http://www.zkpj.cn/vip_doc/23694926.html.

# 第6章　电化学微纳加工技术

　　电化学加工(electrochemical machining，ECM)技术是指将电化学原理应用于工业领域的加工方法。其历史悠久，在制造业占有举足轻重的地位。从基本原理上看，传统的电化学加工方法主要包括电镀/电铸和电解两大类，前者基于金属的阴极沉积，而后者则基于金属的阳极溶解。通过这些可逆的基本加工技术，能获得具有一定形状和尺寸的器件和零件。

　　与传统机械加工相比，电化学加工的优点在于可以同时实现高加工速度和超精细表面质量，有效避免机械加工中出现的刀具磨损、加工表面上的热应力或机械应力等问题。其去除率高，具备制造复杂三维结构的能力以及对难切削材料的实用性。电化学加工的主要缺点则是加工精度不够高、加工过程稳定性不好等。这主要是电极间距离过大，以及热量、气泡和其他副产物与电解液的流动导致工件表面电流密度在空间和时间上的变化造成的。另外，该技术一般以加工金属材料为主。从环保角度看，其电解副产物可能含有重金属，易造成环境危害；在设备维护方面，由于常采用酸性介质，需要对所用机器采取抗腐蚀措施。

　　电化学加工主要用于模具制造。此外，在航空航天、汽车、电子、医疗设备等工业领域，电化学加工也被广泛应用于材料难切削、形状复杂、表面质量高的零件的加工。由于特定零件的加工条件通常是大量试错的过程，因此并不具备普适性。如果可以轻松实现稳定的高精度加工工艺，其应用领域必定更加广阔。

　　由于电极间距为毫米级，此前电化学加工通常被认为不适合微加工。然而，近年提出的新方法已经可以用超短电压脉冲将电极间距控制在 1μm 以下，这使得电化学微纳加工成为可能，可以将其表面质量优良且无刀具磨损的优点拓展到微加工领域。

　　注意到另一种通常与电化学加工相提并论的非传统加工方法，即电火花加工(electrical discharge machining，EDM)。两者虽然在刀具与工件的非接触性、难切削材料的可加工性等方面具有相同的特点，但其加工原理却截然不同。为避免混淆概念，表 6-1 比较了这两种方法的主要原理和技术差异。

**表 6-1 电化学加工与电火花加工的主要区别**

| 项目 | 电化学加工 | 电火花加工 |
|---|---|---|
| 加工机理 | 电子转移造成表面溶解 | 放电产生热量使材料熔化和蒸发 |
| 电流流动 | 电流流过所有接触电解液的区域,能量分散 | 放电集中在直径很小的弧柱中,能量集中 |
| 电源 | 直流或脉冲 | 脉冲 |
| 工作液 | 一般为离子型电解液<br>($NaCl$、$NaClO_3$ 溶液等) | 超高绝缘流体或气体<br>(油、去离子水、空气) |

本章主要讨论在微加工领域的电化学加工技术特点,首先介绍三类传统的电化学加工方式;随后聚焦于微纳领域的重要电化学加工方法与技术,如电解液喷射加工和线型电化学加工;最后简述近年来电化学微纳加工技术与各类新兴加工技术不断融合产生的复合型加工技术。

# 6.1 电化学加工的基本原理

## 6.1.1 电镀的基本原理

电镀是利用电解作用在金属或其他材料制件的表面附着一层金属或合金膜的工艺,以便达到改变基材表面性质或尺寸,防止金属氧化,提高耐磨性、导电性、反光性、光滑性、耐热性、抗腐蚀性及增进美观等作用。电镀时,镀层金属或其他不溶性材料作为阳极,待镀的工件作为阴极,镀液中的金属离子在外电场作用下,经电极反应还原成金属原子并在阴极上进行金属沉积,形成镀层。这个过程本质上包括液相传质、电化学反应和电结晶等多个步骤。为排除其他阳离子的干扰,使镀层均匀、牢固,需要保持镀层金属阳离子的浓度不变。

电镀的加工原理是英国科学家迈克尔·法拉第于 1834 年提出的法拉第电解定律。电解由电子交换造成,阳极表面溶解或阴极表面沉积金属的物质的量与电子转移相关的离子价数和提供的电量直接相关。通过双电层的电流是非法拉第电流(电容电流)和法拉第电流的总和(图 6-1)。在电极表面的双电层完全形成后,双电层充电的瞬态非法拉第电流忽略不计,阳极表面溶解(去除率)直接由阳极表面的电解电流(法拉第电流)密度决定。

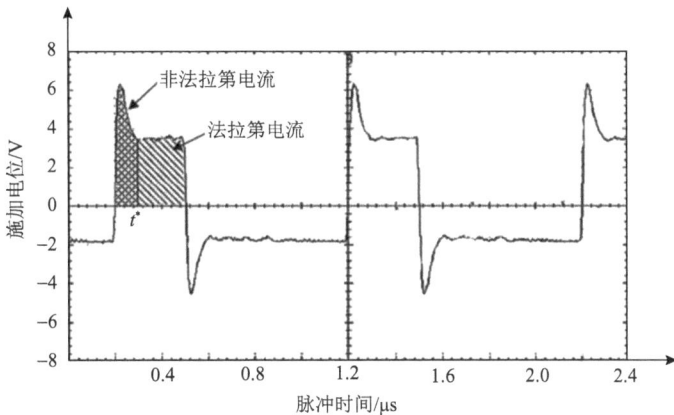

图 6-1 电化学微加工的代表性充电和放电波形[1]

图中展示了脉冲时间为 1μs 的两个充-放电循环(0.2~2.2μs),$t^*$为稳定电压的起始时间

电镀反应中,阳极和阴极(被镀零件)分别与电源的正负极相连,两极均浸入镀液中。当在阴阳两极间施加一定电位时,镀液内部扩散到电极和镀液界面的金属离子 $M^{n+}$ 从阴极上获得 $n$ 个电子,还原成金属 M(图 6-2);在阳极则发生与阴极完全相反的反应,即金属 M 溶解,释放 $n$ 个电子生成金属离子 $M^{n+}$,保持镀液中金属离子的浓度。即存在式(6-1)所示的平衡:

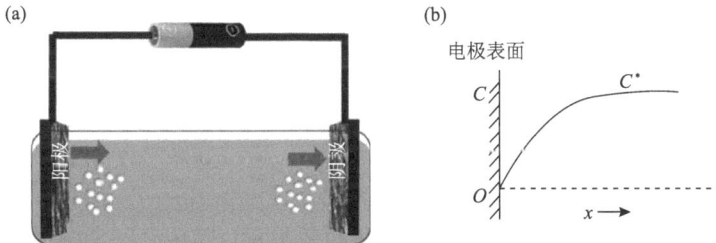

$$M^{n+} + nc^- \Longleftrightarrow M \tag{6-1}$$

图 6-2 (a)电镀过程金属在阳极表面溶解或阴极表面沉积的示意图;(b)电极界面金属离子的浓度($C$)与电极距离($x$)的变化关系,$C^*$代表体相金属离子浓度

通常规定溶液温度 25℃,金属离子浓度 1mol/L 时的电位为标准电极电位。标准电极电位负值越大,则金属原子越易失去电子被氧化;正值越大,则金属离子越易得到电子被还原。根据式(6-2)所示的 Nernst 方程,平衡电极电位与金属本性、溶液温度和浓度有关。

$$E = E^{\ominus} - \frac{RT}{nF}\ln\left[\frac{还原型}{氧化型}\right] = E^{\ominus} + \frac{RT}{nF}\ln\left[\frac{氧化型}{还原型}\right] \tag{6-2}$$

在实际应用过程中，电流通过电极时，电极电位可能偏离按式(6-2)计算得到的平衡电极电位，这种现象称为极化。因此，电流-电位曲线又称为极化曲线(图 6-3)。从图中可以看出，由于极化现象，在正、负电位下的两条电流-电位曲线均偏离原点。无论从能源利用率还是电极耐受性的角度看，极化都会对电化学处理过程带来诸多不利影响。产生极化作用有两大类主要原因，即电化学极化和浓差极化。电化学极化是阴极上电化学反应速率小于外界供给电子的速度，从而使电极电位负移而引起的。浓差极化是由于溶液主体离子向电极邻近液层扩散较慢，形成浓度差异而产生的。浓差极化可以通过搅拌等方式得以缓解。

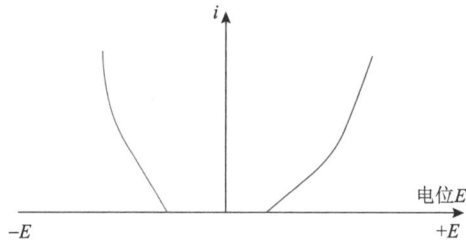

图 6-3　极化过程的电流($i$)-电位($E$)曲线

需要注意的是，除了阳极溶解，当使用 $NaNO_3$ 等钝化性电解质时，还会发生析氧反应[式(6-3)]：

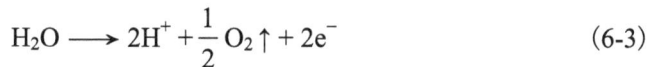

$$H_2O \longrightarrow 2H^+ + \frac{1}{2}O_2\uparrow + 2e^- \tag{6-3}$$

而使用 NaCl、NaBr 等非钝化性电解质，则可能产生卤素气体[式(6-4)]。显然，气体析出消耗了加工电流，降低了电化学加工过程的电流效率。

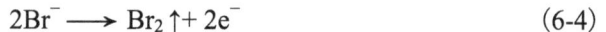

$$2Br^- \longrightarrow Br_2\uparrow + 2e^- \tag{6-4}$$

同样在阴极，电解质中的水可以发生析氢反应[式(6-5)]，而离解出的氢氧根离子能与阳极反应过程中产生的金属离子反应并沉淀为污泥[式(6-6)]。这些副反应都影响加工工艺的稳定性，对高纵横比部件加工尤为不利。因此，常使用酸性电解质来尽量减少污泥沉淀物。

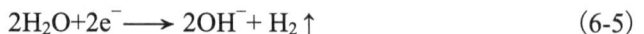

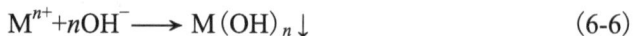

$$2H_2O + 2e^- \longrightarrow 2OH^- + H_2\uparrow \tag{6-5}$$

$$M^{n+} + nOH^- \longrightarrow M(OH)_n\downarrow \tag{6-6}$$

电解质溶液成分也视镀层不同而不同，一般包括提供金属离子的主盐、附加盐、络合剂、酸碱缓冲剂、阳极活化剂和添加剂(光亮剂、晶粒细化剂、整平剂、润湿剂、应力消除剂和抑雾剂等)。在一些特殊情况，如镀铬时采用铅、铅锑合金制成不溶性阳极，只起传递电子的作用，因此需定期向电镀液中加入铬化合物来维持铬离子浓度。由于电镀液可能具有腐蚀性，一般考虑机械强度高、耐蚀、耐高温的电镀槽来储存。

影响电镀的环境条件主要包括阴极电流密度、环境温度、搅拌和电源情况等。首先，任何电镀液都有一个获得良好镀层的电流密度范围，即存在电流密度下限和上限。当电流密度过低时，阴极极化作用小，镀层结晶晶粒较粗；当电流密度增大时，阴极极化作用也增大，镀层结晶变得细致紧密。但是，当阴极电流密度过大时，电极附近金属离子浓度过低，会在阴极尖端和凸出处产生树枝状或海绵状的疏松镀层，造成镀层质量下降。其次，电镀液温度升高能加速离子扩散速度，镀层结晶也会变粗，但是升温对获得高质量镀层并非总是不利的。如果升高温度提高阴极电流密度的上限值，电流密度的增加会增大阴极极化作用，这样不仅加速沉积，镀层结晶也不会变粗。再次，搅拌加速溶液的对流能降低阴极的浓差极化作用，使镀层结晶变粗。因此采用搅拌的电镀液必须定期或连续过滤，除去溶液中的各种固体杂质，避免镀层粗糙、疏松、多孔。最后，电源类型的选择也影响电镀效果。例如，采用周期换向电流或脉冲电流时，其电流波形对镀层的结晶组织、光亮度、电镀液的分散和覆盖能力、合金成分、添加剂的消耗等都有影响。

## 6.1.2　电铸的基本原理

电铸(electroforming)与电镀工作原理相同，均利用金属离子阴极电沉积在芯模上。其最大区别在于电铸需要分离以制造(或复制)金属制品的工艺。由于电镀强调获得与基底牢固结合的金属镀层，来达到防护、装饰等目的；而电铸层要和芯模分离，一般其厚度也远大于电镀层，因此具有生产周期长、成本比较高等缺点。

电铸的基本架构与电镀一致，以需要电铸的金属为阳极，芯模(金属和非金属均可)为阴极，浸入含阳极金属离子电铸液。在电场作用下，金属离子在阴极表面还原沉积。同时，阳极金属氧化溶解，电铸液中金属离子的浓度保持不变。当阴极上的电铸层达到要求厚度时停止电铸，将电铸件与芯模分离，获得形状与芯模型面互补、表面粗糙度相似的电铸件。该技术能准确地复制精细的表面轮廓和纹路，得到用其他方法很难制造的尺寸精度高、表面光洁度好的产品，如波导管等形状复杂、精度高的空心零件和薄壁零件(厚度低至几十微米)、精密光学仪器上的反光镜。通过改变溶液组成、添加剂和工作条件，适应不同需要。也可以把各种金属、非金属部件拼镀成一个整体。

电铸设备主要由电铸槽、电铸阳极、搅拌及阴极移动装置、整流电源、循环过滤、温度自动控制、pH 自动调节等系统组成。电铸槽需要具备抗腐蚀和保温的能力。通常用钢板或较厚的聚氯乙烯硬板焊接，内衬铅板、橡胶、塑料、聚合树脂和玻璃纤维。小型电铸槽可用陶瓷、玻璃等材料，大型电铸槽可用耐酸砖衬里的水泥槽。电铸阳极通常要求是可溶性阳极，其纯度从普通电铸的 99.9%到高纯度电铸的 99.99%。对阳极有较高要求时还需设置专门的阳极室。阴极采用可在水平或垂直方向振动，或做圆周旋转和左右摆动的移动装置。为降低电铸液的浓差极化，同时配备溶液搅拌装备。

整流电源的功率通常比最大加工工件表面积和最大电流密度的乘积稍大10%~15%。根据供电和整流方式不同，整流电源有单相半波、单相全波、单相桥式、三相半波、三相全波等多种电流波形。

由于电铸时间较长，电铸期间要保持电铸溶液的温度、pH 恒定，前者通过恒温装置实现；后者依靠 pH 自动调节装置，适量加入酸或碱中和。循环过滤系统吸出槽底的溶液及杂质，经过滤器过滤后的溶液返回电铸槽内，循环过滤的同时，通过溶液反复流动可达到搅拌的目的。

### 6.1.3 电化学刻蚀的基本原理

与电镀和电铸相反，电化学刻蚀的目的是完成待加工工件表面的去除。当工具电极(tool electrode, 作阴极)和待加工工件(作阳极)分别浸入电解液中并连接到电源，如果电压足够高，阳极表面的原子变成正离子溶解到电解液中，完成材料去除加工，而在阴极表面发生析氢等各种化学反应。电化学刻蚀加工较其他加工方法的独特之处就在于电流密度越高、加工速度和加工精度越高，表面越光滑、越精细。

在电化学刻蚀过程中会发生形状转移，即处理一段时间后，待加工部件与模具的形状趋于一致。其原理如下：加工刚开始时，两极之间距离较短的区域通过的电流密度较大，电解液流速较高，阳极的溶解速度较快，去除量大；当工具相对于工件不断进给，直至得到工件表面和阴极工作表面基本相似的形状。电流密度最终在整个加工表面上变得均匀，刀具的形状因此转移到工件上(图 6-4)。

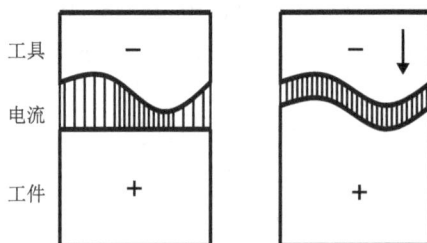

图 6-4　电化学刻蚀过程发生形状转移的原理示意图
工件和工具分别连接电源的正负极，细竖线的疏密程度表示两极间电流密度的大小

20 世纪 70 年代，人们总结了用于提高成型生产率的优化加工条件，将施加

电压控制在 5~20V,相应电流密度为 30~200A/cm$^2$,阴极和阳极间距为 20~700μm。由于电极间产生大量气体和热量,一般在高压下将电解液以 6~60m/s 的高速流过间隙区域。毫无疑问,阳极溶解时,电极/电解质界面形成的双电层起着关键作用。当在浸入电解质的阴极和阳极工件之间施加电压时,在阳极/电解质和阴极/电解质界面上形成由致密层和扩散层组成的双电层。由于亥姆霍兹层的厚度大约是溶剂分子直径的几倍,因此在界面上形成了非常强的电场。如果该电场强度足够强,则从阳极表面的金属原子中提取电子,正离子溶解到电解质中,由此发生阳极溶解和材料去除。双电层的形成时间仅在纳秒量级,传统技术中,无论采用直流恒定电压模式,还是采用脉冲电压(脉冲宽度在毫秒量级)模式,双电层已完全形成。因此,加工过程中双电层瞬态的影响可以忽略不计。

# 6.2　电化学微纳加工的代表性技术

金属的微观结构直接影响其性能,在工业领域中发挥着非常重要的作用。具有微小三维特征的微纳结构制造的主要方法包括光刻、微纳压印和电化学加工等技术。其中,电化学加工有制造具有高质量表面光洁度的金属微纳结构的能力[2]。与传统电化学加工方法相似,电化学微纳加工也分为阳极溶解、阴极沉积和电化学蚀刻。阳极溶解是一种减法制造工艺,其中金属工件用作阳极。阴极沉积是一种添加制造工艺,其中金属工件用作阴极。尽管原理不变,电化学微纳加工面临的关键技术挑战是如何将电化学反应区域有效限制在微纳尺度[3]。

对于硬质金属,已经开发了微机械铣削、激光加工、微放电加工、电化学加工等微加工工艺,制成各类微孔和 3D 微结构等。相对于机械加工方法,电化学加工的优势就在于没有机械应力、热影响区和刀具磨损。现将代表性技术作简要介绍。

## 6.2.1　钻孔/铣削

电化学微加工可以制造内部形状复杂的高纵横比微孔[4],主要加工设施包括超短脉冲电源、小直径管状旋转工具电极、超小电极间隙和高分辨率运动平台[5](图 6-5)。

钻孔的基本方式是工具电极向工件进给,后者在高频短脉冲电流存在下发生溶解。在深孔钻削过程中易演化出气泡,不仅影响加工精度和表面完整性,还可能出现打火现象。通过工具机械旋转方式能避免这一问题,但这需要使偏心距最小化,否则仍然影响加工精度并造成频繁短路。目前,通过先进的计算机辅助设计/计算机辅助制造技术以及多轴加工平台,可以实现铣削微通道、微槽、微腔等的电化学微加工[6]。

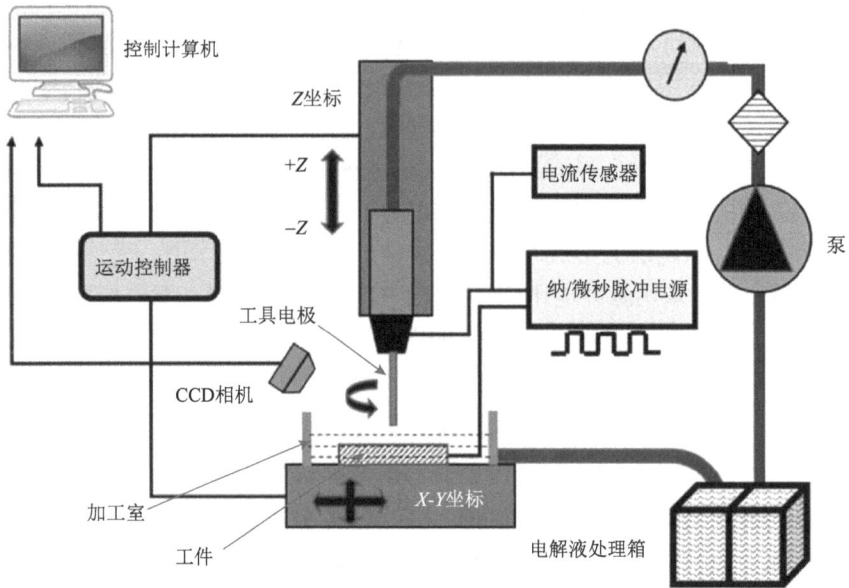

图 6-5　钻孔装置及其外部设备的示意图[5]

　　保持加工所需的电极间距对微加工过程的稳定性至关重要。Schuster 等[7]通过施加纳秒级持续时间的超短脉冲，电极间距离可以限制在微米级。值得注意的是，近年来电化学加工技术也和包括人工智能在内等各类先进控制技术相融合，先后提出了基于自适应控制和模糊逻辑的间距控制、短路检测/电流监控、力传感、超声波、机器视觉和智能过程模型等间距监控策略[8]，这为发展微孔制造的高端电化学微加工装置提供了巨大空间。

## 6.2.2　喷射

　　喷射电化学微加工技术能够从金属中去除材料，快速生产复杂的微尺度表面几何形状。喷射技术通过直流电集中在具有高电导率的电解液射流中，使得电解液以约 20m/s 的速度从喷嘴中喷至待加工工件表面[9]。图 6-6(a)显示了喷射电化学微加工装置。在这个体系里，喷嘴和工件分别作为阴极和阳极，使用高工作电压。由于电流仅限于射流区域，此时电流密度可高达 1000A/cm$^2$。通过控制射流中的电流，可以发展喷射电化学微加工技术。加工表面的表面粗糙度随电流密度增加而逐渐降低，而射流形状决定了加工的几何精度。

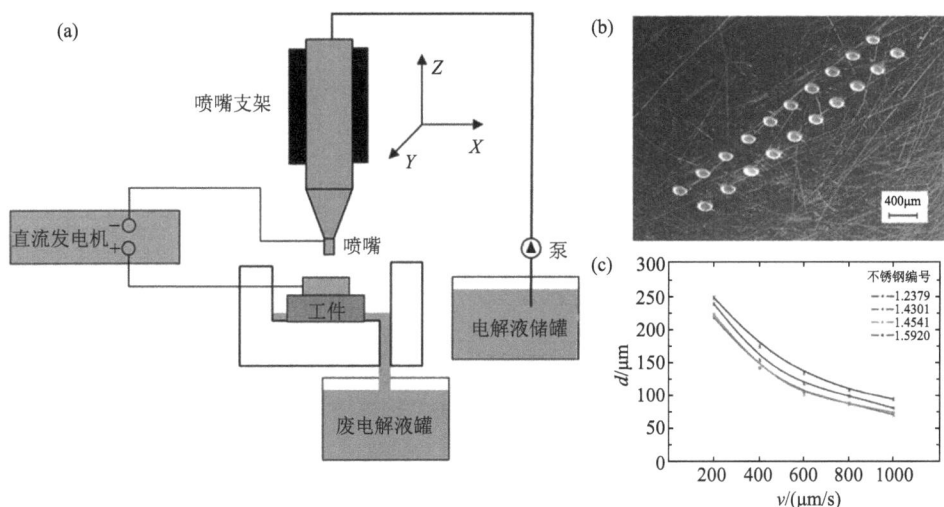

图 6-6　喷射电化学技术[10]

(a) 喷射电化学微加工装置示意图[9]；(b) 喷射电化学微加工产生的点腐蚀，加工时间为 2s；(c) 使用不同等级钢制备喷嘴时，空腔深度与喷速的函数关系

　　由于实际操作中很难预测射流形状，因此需要大量的建模工作[11]，包括基于有限元的多物理模型和能量分布模型。与脉冲电化学加工相比，喷射电化学微加工具有更高的材料去除率。通过改变喷嘴位置和选择合适的电流参数，可用于制造微结构表面和复杂的三维微几何形状，例如产生局部点腐蚀[图 6-6(b)]。影响空腔宽度和深度的一个重要参数是喷速[10]。由于比体积的增加，在较低喷速下，空腔深度较高。同时，喷嘴用钢成分的差异也影响空腔的深度[图 6-6(c)]。此外，通过空气辅助去除喷嘴周围的电解质膜也能够提高加工精度。

## 6.2.3　基于扫描微电化学流通池的电化学加工

　　扫描微电化学流通池法是一类局部表面电化学微加工技术，其核心思想是将电解质限制在小液滴中，从而允许材料去除的局部化[图 6-7(a)]。该系统主要包括一个电解液循环系统、中空工具电极(阴极)和一个真空嵌件(vaccum insert)，以待加工工件作为阳极。真空嵌件通过废电解液罐连接文丘里管(Venturi tube)。当流通池工作时，电解液被泵送通过中空电极，利用文丘里效应(高速流动的气体附近压强减小)使得周围流动空气沿着电极外壁上升，在电极和工件之间产生限域的液滴，作为电化学反应的场所。由于气体不断流动，电解质液滴不断循环更新。

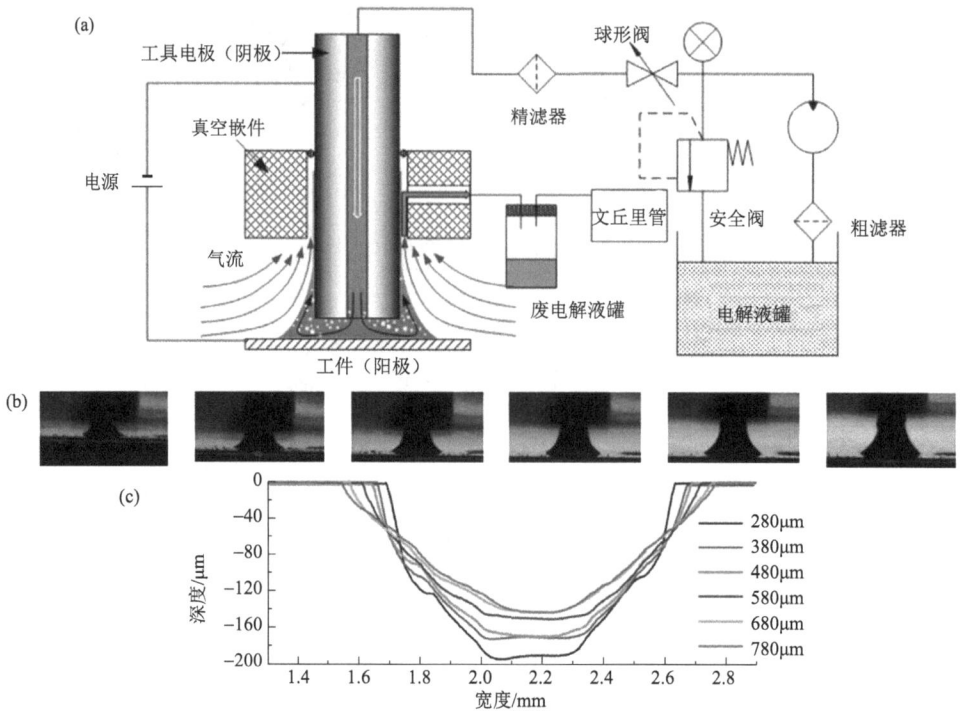

图 6-7　基于扫描微电化学流通池的电化学加工技术[12]

(a)扫描微电化学流通池装置的示意图；(b)不同真空间隙下电解质液滴的显微图像(从左到右依次为 280μm、380μm、
480μm、580μm、680μm、780μm)；(c)不同真空间隙下腔体的横截面轮廓(电流 400mA，时间 8s，
电极间距 50μm，电解质浓度 250g/L)

与常规电化学微加工相同，该技术中的一个重要参数是真空间隙。由于真空间隙直接决定液滴形状，进而影响加工精度。例如，在制造中尺度空腔时，真空间隙从 280μm 增加到 780μm，液滴弯月面渐宽，即空腔宽度增加[12][图 6-7(b)和(c)]。由于其特殊的电解液循环过程，不需要将工件浸入电解液中，避免了浓差造成的影响。该技术的灵活性很强，已用于通道等结构的制作和电火花表面加工后的精加工。

## 6.2.4　微细电化学切割线加工

近年来，微细电化学切割线加工方法引起了微纳加工领域的广泛重视。该方法类似于利用钨、铜和铂等金属丝来切割厚度高、硬度大工件的电火花加工方法。基本架构如图 6-8(a)所示。用电动平台控制线电极(wire electrode)向工件进给，基于确定适合的加工间隙后开始进行电化学溶解。金属丝在加工过程中不会发生尺寸变化或磨损，可以重复使用。体系也不需要复杂的电解液供应系统。

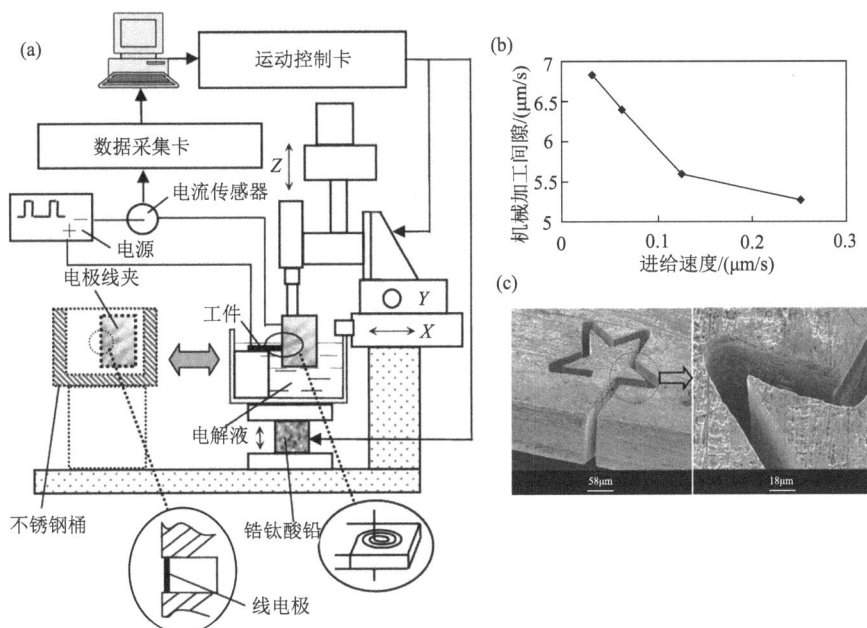

图 6-8　微细电化学切割线加工技术[13]

(a)微细电化学切割线加工装置示意图；(b)加工间隙与进给速度的关系(电极直径 10μm，脉冲周期 1μs，电解液 0.1mol/L HCl)；(c)通过微细电化学切割线加工制造的微结构(进给速度 0.125μm/s，电压 4.2V，脉冲周期 50ns)

　　该方法的加工精度主要取决于加工间隙，后者与电极进给速度、脉冲电压和脉冲接通时间相关。加工间隙随着进给速度的增加而减小，加工精度提高[图 6-8(b)]；加工间隙随着脉冲电压和脉冲接通时间的增加而增加，加工精度降低。同时，工件振动和最优走丝速度也能提高表面光洁度。

　　多线电化学加工工艺能够提高生产效率，且电解质的轴向冲洗用于同时制造有多重特征的工件。用一个特殊固定装置确保线电极的轴线在同一个平面内对齐。在切入工件的过程中，多根金属线以恒定的进给速度和相同的轨迹切割，可制造狭缝宽度为 20μm 的微结构[图 6-8(c)][13]。该加工工艺不产生再铸层和热影响区，不会导致由热诱导效应引发的材料去除，也不会损害高纵横比工件的机械性能，因此是很有前途的发展方向。

## 6.3　电化学微纳加工的前沿技术与挑战

　　近半个世纪以来，电化学微纳加工技术与各类新兴加工技术不断融合，产生了诸多复合型加工技术[14]。本节将在介绍主要前沿技术的基础上，探讨当前面临的挑战及应对的思考。

### 6.3.1　扫描电化学显微镜技术

扫描电化学显微镜术(scanning electrochemical microscopy, SECM)是 20 世纪 80 年代末由美国德州大学奥斯汀分校 A. J. Bard 小组提出和发展的扫描探针显微镜技术。SECM 集成了超微电极和扫描隧道显微镜(STM)的特点,驱动微电极(探针)在靠近导体、绝缘体或半导体样品处进行扫描,可现场测量微区内物质氧化或还原所给出的电化学电流,获得对应的微区电化学和相关信息。SECM 的分辨率介于普通光学显微镜与 STM 之间[15]。

通过使用微/纳米电极替代探针,电化学反应被限制在电子尖端和基底之间的微/纳米级区域[图 6-9(a)]。SECM 在微结构、表面改性和表面图案化方面有许多应用,能够实时监控固体-电解质界面中离子晶体的电化学反应性和动力学。其中的核心因素,如电极尖端尺寸、电解质扩散、迁移和电流密度分布,对最终零件的加工精度有显著影响。El-Giar 等[16]使用 SECM 制造了一些微线结构[图 6-9(b)和(c)],也对 SECM 的微纳加工能力和加工精度进行了比较研究。需要注意的是,SECM 的优势不在于微纳制造,而在于对电化学反应动力学的监控。如果与脉冲电化学反应相结合,其制造规模和精度仍有巨大的提升空间。

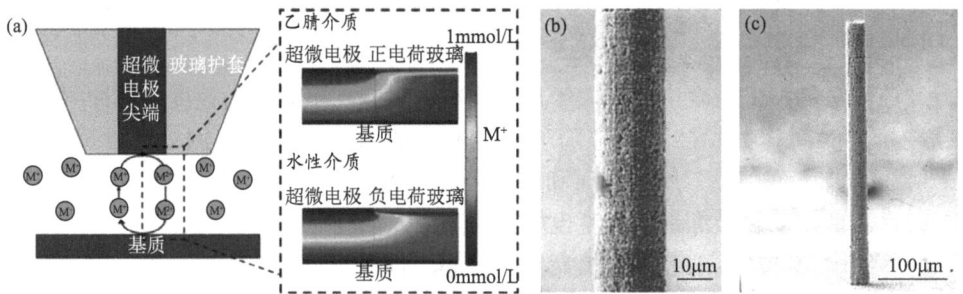

图 6-9　SECM 的原理和应用

(a) SECM 的原理示意图[17];(b, c)不同放大倍数下由 SECM 技术制造的微线[16]

### 6.3.2　电化学原子力显微镜浸蘸笔纳米光刻

自 20 世纪 80 年代以来,基于原子力显微镜的制造技术因易于操作和精确的位置控制而引起了微纳制造的极大兴趣。最为瞩目的是美国西北大学 Chad A. Mirkin 教授小组和 Nanoink 公司合作开发的浸蘸笔纳米光刻(dip-pen nanolithography, DPN)技术。该技术利用原子力显微镜悬臂尖端将有机分子或无机电解质溶液输送到基底上[18]。这一过程是在一个电化学反应池中进行的,该反应池位于尖端和基底之间,称为弯月面。物质的大量运输,包括扩散、迁移和自组装,直接受这种空间结构支配。使用这种加工方法,分子、金属或其他半导体纳米结构将以高度有序的成型精度直接写在基底上[图 6-10(a)]，达到原子和近原子级的制造水平。更重要的是，这种方法能够在同一纳米结构上一步同时加工多种材料，从而使其具有更好的性能，拓宽了其应用范围。

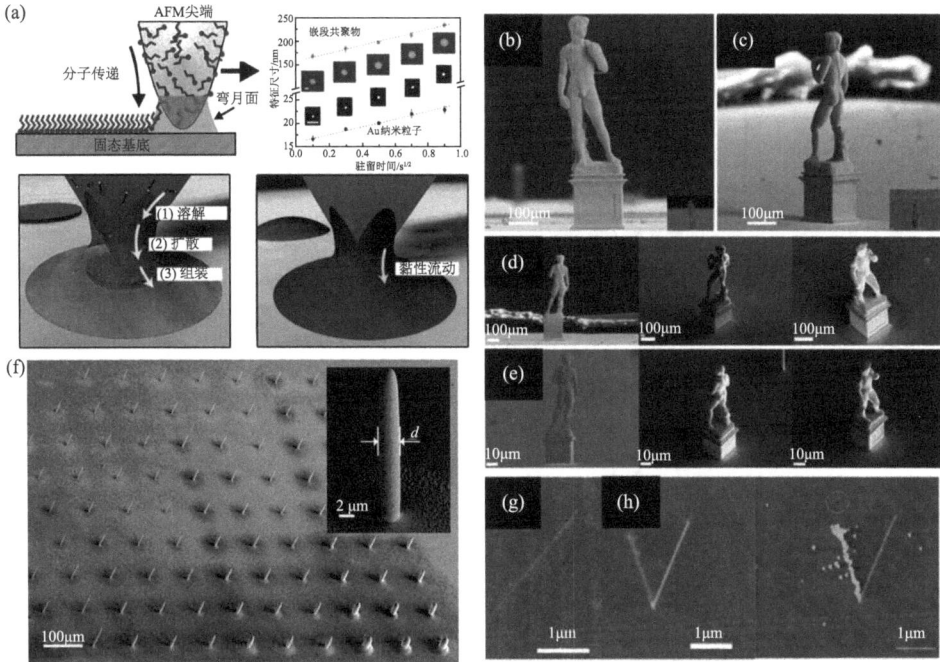

图 6-10　E-DPN 技术

(a) E-DPN 工作原理示意图[18]；(b~e) 微型金属复制艺术品；(f) 金属微柱阵列[19]；(g) 宽度 30nm、高度 0.4nm 的纳米铂线；(h) 在 Pt(左)和 SiO₂(右)表面书写线宽几十微米的字母"V"[20]

　　显然，制造的特征尺寸(线宽和高度)与尖端尺寸、施加的电压、扫描速度和环境湿度等许多工艺参数有关。Ercolano 等[19]利用电化学浸蘸笔纳米光刻 (electrochemical dip-pen nanolithography，E-DPN)技术制备了具有高质量外观和紧凑结构的三维多尺度金属微结构，尺寸从几微米到几百微米不等，包括微尺度的艺术复制品和印刷柱[图 6-10(b)~(f)]。Li 等[20]在硅基底上制作了纳米级铂线、铂字符"V"和二氧化硅字符"V"[图 6-10(g)和(h)]。E-DPN 在实现给定制造的特征高度的原子级和近原子级制造方面具有极好的潜力。

### 6.3.3　电化学湿印章技术

　　尽管电化学蚀刻方法可以在硅晶片上制造微/纳米结构，但这类限域的电化学蚀刻过程非常复杂，容易受到像局部电场的精确分布、严格的光刻图案化过程、微通道中蚀刻液的质量传输及表面钝化等许多因素影响，对设备和运行成本要求高。

　　电化学湿印章技术能够有效应对这个问题。该技术是以琼脂糖等软基质作为压印模具，用于在金属或金属合金上图案化微结构。通过电化学蚀刻在硅模具上形成微结构，琼脂糖凝胶用于浅浮雕的图案化[图 6-11(a)～(c)]。在采用电化学湿印章技术压印之前，预先将琼脂糖凝胶结构化，微结构向外沉浸在电化学蚀刻溶液中。施加正电位，在琼脂糖凝胶和目标工件之间的局部接触区域可以发生硅和重金属的阳极溶解；施加负电位，这些金属则会发生阴极电沉积[图 6-11(d)]。最后，可以在工件表面形成微结构[图 6-11(e)]。这种方法成本低，易于大规模生

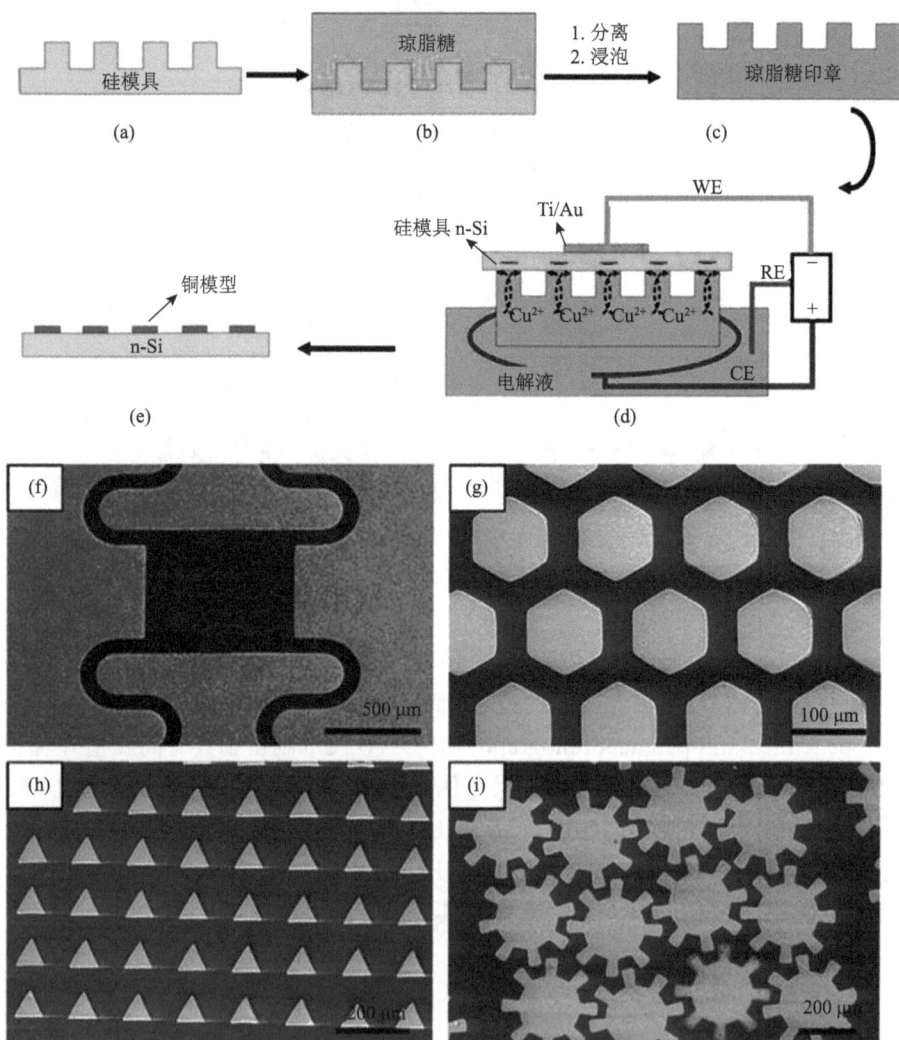

图 6-11　电化学湿印章技术

(a～e) 在硅上制造铜图案的过程示意图(WE 表示工作电极，RE 表示参比电极，CE 表示对电极)；(f～i)各种形状的代表性微结构[21]

产大面积微纳结构。Tang 等[21]使用琼脂糖压印在硅基底上选择性沉积具有高的形状精度和表面完整性的铜图案[图 6-11(f)～(i)]；进一步以阳极溶解法将琼脂糖印模的微图案转移到镍和铜等目标金属中，获得其微结构[22]。Lai 等[23]成功加工出尺寸精度高、表面光洁度好的微透镜阵列模具，模具直径加工偏差为 0.44%，高度加工偏差为 2.1%，透镜表面粗糙度低于 12nm。因此，电化学湿印章技术在金属微纳模具制造方面具有巨大潜力，可以获得微流体通道或光学透镜阵列。

### 6.3.4　电沉积 3D 打印

近年来，基于 3D 打印技术的增材制造在微纳加工方面凸显其重要性。电沉积 3D 打印技术创造性地将 3D 打印技术与电沉积相结合，将金属离子还原到导电基底上，通过适当控制喷嘴头的轨迹来产生 3D 结构。Chen 等[24]研制了低成本的台式电化学金属 3D 打印机[图 6-12(a)]，利用不同的外加电位制作了直径约 400μm、高度约 1.2mm 的微点。与喷射技术相仿，3D 结构的特征尺寸和精度主要由喷嘴尺寸、施加的电流密度和电极间距决定，能够印刷纯金属、金属合金或金属/纳米颗粒等各种材料，以获得各种性能的沉积物。需要强调的是，该过程可以通过脉冲/反向电流控制实现材料的同步增减。基于该技术，Seol 等[25]不仅可以打印出直径为 15μm 的点、几十微米尺度的 3D 字母及中空管，还能以中空管为基本单元实现复杂的三维武术造型[图 6-12(b)～(e)]。可以预见，电沉积 3D 打印技术在重现性和可控性方面都有着独特优势。

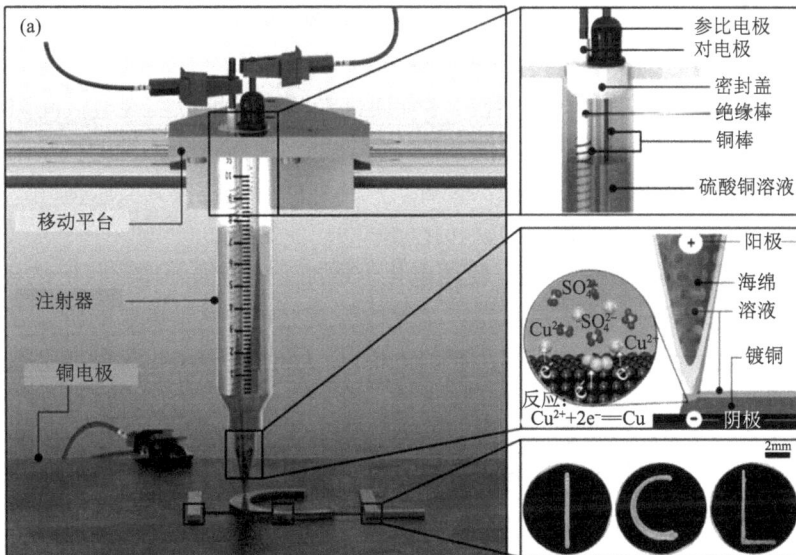

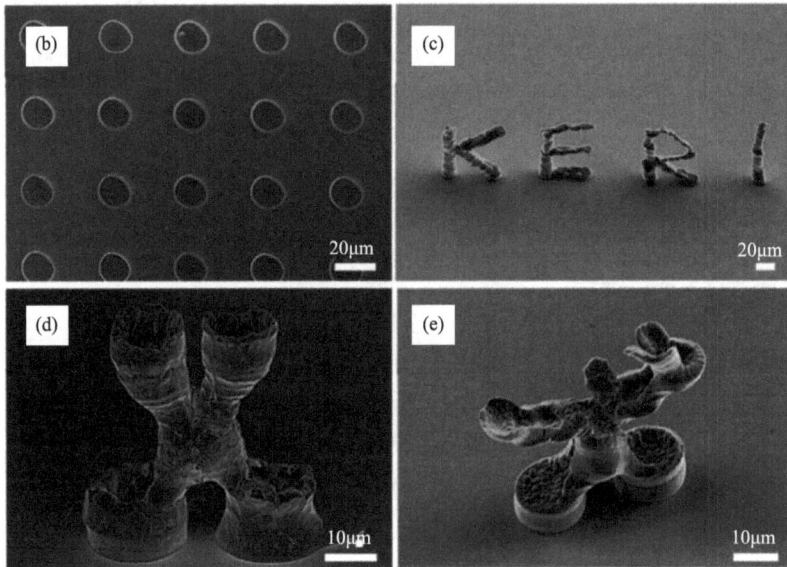

图 6-12　电沉积 3D 打印技术

(a) 电沉积 3D 打印的实验装置图[24]；(b～e) 3D 打印不同形状 Cu 结构的 SEM 图[25]

### 6.3.5　电化学微纳加工面临的挑战

大多数情况下，电化学微加工的研究主要集中在实现不同材料的局部、可控去除，以提高尺寸和形状精度并简化模具。经过数十年的快速发展，前述技术已经能够解决电化学加工的基本问题，但在解决诸如厚度均一性、残留应力、电流密度分布等细节方面，仍有待提升。具体面临的挑战包括如下几个方面。

(1) 电极间隙演变机理的研究。尽管通过专门设备可以实现电极间隙的可视化，但仍缺乏对加工过程中间隙演变的完整理解。突破这个关键的科学问题依赖于多学科的知识积累和专门的仪器装置。从相关的理论建模到实验演绎，需要制造工程师、化学工程师、物理学家和化学家的广泛努力。

(2) 新材料的加工技术研究。使用电化学微加工的方法处理形状记忆合金、金属陶瓷、附加制造材料、夹层材料、半导体等新材料仍然是重要的研究方向。现有单一工艺通常不能满足加工这类材料的需求，开发混合电化学微加工技术有望提高生产率和加工质量。从能量角度考虑，在同一加工区两种或多种加工能量的共同作用下，不同种类材料的去除机理及其耦合关系并不完全清楚。因此，大多数混合电化学微加工工艺处于概念开发和原型开发阶段，与实际应用尚有距离。

(3) 下一代商用电解质的研究。如何筛选生态友好且具有广泛商业认可的电解质仍然是一个难题。由于电解过程的腐蚀性，对过程的传感监控仍有诸多困难，亟待创新的解决方案。

(4)设备需求。在实际应用方面，满足电化学微加工技术要求的商用设备仍不够多。开发兼容多种工艺的仪器设备和机床仍然是未来研究的关键。此外，在开发紧凑、低成本和可靠的超短脉冲电源设备方面也需要大量研究。

(5)加工成本的压缩。这依赖于多学科融合推动的技术进步。传统电解行业属于高耗能行业，提高能源利用率，减少碳排放，也是电化学微纳加工所面临的问题。提升精度和重现性，依赖于日新月异的智能制造技术的引入和融合。通过精确控制电、磁和热场等环境，获得可定制化的高精度微纳加工的最优解。

## 思　考　题

1. 电镀和电火花刻蚀的差异性是什么？
2. 扫描电化学显微镜技术是如何与电化学刻蚀结合起来的？
3. 蘸笔纳米光刻的优势是什么？如何控制其刻蚀的精密度？
4. 电化学微纳加工面临的主要不足之处有哪些？
5. 请展望电化学微纳加工未来发展方向可能有哪些？

## 参 考 文 献

[1] Mithu M A H, Fantoni G, Ciampi J, et al. On how tool geometry, applied frequency and machining parameters influence electrochemical microdrilling. CIRP J Manuf Sci Technol, 2012, 5(3): 202-213.

[2] Chung D K, Shin H S, Park M S, et al. Recent researches in micro electrical machining. Int J Precis Eng Manuf, 2011, 12(2): 371-380.

[3] Hu J, Yu M F. Meniscus-confined three-dimensional electrodeposition for direct writing of wire bonds. Science, 2010, 329(5989): 313-316.

[4] Liu G, Li Y, Kong Q, et al. Research on ECM process of micro holes with internal features. Precis Eng, 2017, 47: 508-515.

[5] Saxena K K, Qian J, Reynaerts D. A review on process capabilities of electrochemical micromachining and its hybrid variants. Int J Mach Tool Manu, 2018, 127: 28-56.

[6] Kim B H, Ryu S H, Choi D K, et al. Micro electrochemical milling. J Micromech Microeng, 2004, 15(1): 124-129.

[7] Schuster R, Kirchner V, Allongue P, et al. Electrochemical micromachining. Science, 2000, 289(5476): 98-101.

[8] Lu Y, Rajora M, Zou P, et al. Physics-embedded machine learning: case study with electrochemical micro-machining. Machines, 2017, 5(1): 4.

[9] Hackert-Oschätzchen M, Meichsner G, Zinecker M, et al. Micro machining with continuous electrolytic free jet. Precis Eng, 2012, 36(4): 612-619.

[10] Hackert-Oschätzchen M, Meichsner G, Zeidler H, et al. Micro machining of different steels with closed electrolytic free jet. AIP Conf Proc, 2021, 1353: 1337-1343.

[11] Mitchell-Smith J, Speidel A, Gaskell J, et al. Energy distribution modulation by mechanical design for electrochemical jet processing techniques. Int J Mach Tool Manu, 2017, 122: 32-46.

[12] Guo C, Qian J, Reynaerts D. Electrochemical machining with scanning micro electrochemical flow cell (SMEFC). J MaterProcess Technol, 2017, 247: 171-183.

[13] Zhu D, Wang K, Qu N S. Micro wire electrochemical cutting by using *in situ* fabricated wire electrode. CIRP Ann Manuf Technol, 2007, 56(1): 241-244.

[14] Zhang H G, Zhang N, Gilchrist M, et al. Advances in precision micro/nano-electroforming: a state-of-the-art review. J Micromech Microeng, 2020, 30: 103002.

[15] Polcari D, Dauphin-Ducharme P, Mauzeroll J. Scanning electrochemical microscopy: a comprehensive review of experimental parameters from 1989 to 2015. Chem Rev, 2016, 116(22): 13234-13278.

[16] El-Giar E M, Said R A, Bridges G E, et al. Localized electrochemical deposition of copper microstructures. J Electrochem Soc, 2000, 147(2): 586.

[17] Tan S Y, Perry D, Unwin P R. Double layer effects in voltammetric measurements with scanning electrochemical microscopy (SECM). J Electroanal Chem, 2018, 819: 240-250.

[18] Liu G, Hirtz M, Fuchs H, et al. Development of dip-pen nanolithography (DPN) and its derivatives. Small, 2019, 15(21): 1900564.

[19] Ercolano G, Van Nisselroy C, Merle T, et al. Additive manufacturing of sub-micron to sub-mm metal structures with hollow AFM cantilevers. Micromachines, 2020, 11(1): 6.

[20] Li Y, Maynor B W, Liu J. Electrochemical AFM "dip-pen" nanolithography. J Am Chem Soc, 2001, 123(9): 2105-2106.

[21] Tang J, Zhuang J L, Zhang L, et al. Cu micropatterning on n-Si(111) by selective electrochemical deposition using an agarose stamp. Electrochim Acta, 2008, 53(18): 5628-5631.

[22] Tang J, Zhang L, Tian X. Micromachining on copper and nickel by electrochemical wet stamping. J Micromech Microeng, 2010, 20(11): 115030.

[23] Lai L J, Zhou H, Zhu L M. Fabrication of microlens array on silicon surface using electrochemical wet stamping technique. Appl Surf Sci, 2016, 364: 442-445.

[24] Chen X, Liu X, Childs P, et al. A low cost desktop electrochemical metal 3D printer. Adv Mater Technol, 2017, 2(10): 1700148.

[25] Seol S K, Kim D, Lee S, et al. Electrodeposition-based 3D printing of metallic microarchitectures with controlled internal structures. Small, 2015, 11(32): 3896-3902.

# 第7章 微纳压印技术

由于受到光学衍射极限的影响，传统光刻的分辨率只有半个波长，为达到更高的分辨率，X 射线光刻技术、极紫外光刻技术、电子束曝光技术等新型光刻技术应运而生。然而这些光刻技术或是生产效率低，或是工艺设备造价昂贵，短时间内都无法实现产业化。1995 年华裔科学家周郁提出了微纳压印技术，它是一种全新的纳米图形复制方法，将传统的模具复制原理应用到微纳制造领域。微纳压印技术省去了光学光刻掩模版制备与光学成像设备使用成本，具有低成本、高产出的经济优势，为纳米制造提供新的机遇，被誉为十大可改变世界的科技之一[1]。

微纳压印技术主要包括四个核心部分：模具、压印材料、基底以及图形转移外场和控制方式。整个工艺流程可分为两个基本过程：①压印填充：在外力或外场作用下，液态材料在模具微纳结构腔体的流变和填充；②固化脱模：在外力或外场作用下，将填充好的液体固化，并与微纳结构模具分离脱模。压印填充过程决定了压印效率、复型精度和工艺稳定性等；而固化脱模过程则决定了成型后微纳结构的成型质量、工艺效率及模具的寿命。

从微纳压印工艺过程来看，无论对流变填充还是对固化脱模的控制，实际上都可归结为聚合物和模具的表面和界面控制问题。整个微纳压印系统主要包括四个表面和两个界面，即模具表面、基底表面、压印薄膜上表面和下表面，以及模具与压印薄膜所形成的界面和基底与压印薄膜形成的界面。为实现高精度、高质量压印成型，在压印过程中不同表面和界面以及同一个界面在压印过程中的不同阶段需具备不同甚至完全相反的特性。例如，为了实现聚合物快速、完全地填充模具微纳腔体中，聚合物与模具界面应具有良好的浸润性；然而，在脱模过程中，要求固化后的聚合物上表面与模具表面间界面具有非浸润特性，以便于脱模。同时，固化后的聚合物下表面与基底呈现浸润特性，具有良好的黏附性，避免脱模时聚合物微纳结构与基底分离、变形。除模具与聚合物的界面特性外，影响聚合物流变填充行为的因素还包括聚合物黏度、模具微纳腔体结构尺寸、外力或外场施加方式等。因此，如何控制模具、聚合物和基底所组成压印系统的两个界面、四个表面的特性是微纳压印的技术核心[2]。

自微纳压印技术提出以来，陆续开发了热压印、紫外压印及软刻蚀三种典型微纳压印工艺，并不断创新发展出许多新工艺。

# 7.1 热 压 印

## 7.1.1 热压印的原理及工艺流程

热压印最初是利用压印材料——高分子聚合物升温至玻璃化转变温度$(T_g)$以上具有黏弹性,降温后压印材料固化这一特征实现压印填充中压印材料与模具界面浸润性以及固化脱模过程中两者非浸润特性的转变。模压前需将聚合物材料加热到玻璃化转变温度以上使其具有一定流动性,施加一定压力后可以填充模具中的微结构,降温固化、除压脱模后会在聚合物材料上形成与模具相反的图案,然后利用氧等离子体刻蚀等技术去除残留的聚合物薄层或根据需要进行后续的图形转移,如图 7-1 所示。热压印工艺复制精度高(分辨率可达 5nm)、复制成本低、工艺简单、速度快,且研究充分、应用广泛,是微纳压印的主流工艺。

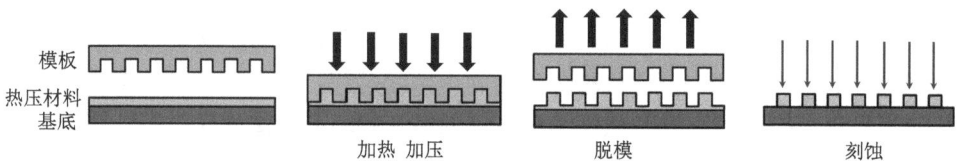

图 7-1    热压印工艺流程

### 1. 模板制备

压印模板是热压印工艺的基础,制备方法多种多样,如光刻、刻蚀加工、微机械加工等都可制备出符合技术要求的压印模板。模板使用前,一般还需涂覆一层抗黏层来提高脱模质量。

### 2. 聚合物升温压模

当聚合物升温至玻璃化转变温度以上,聚合物中大分子链段运动将充分开展,聚合物将处于高弹或黏流状态,流动性增加。此时向聚合物施加一定压力,会迅速发生形变。此过程中,聚合物温度控制及压模压力控制至关重要。温度过低,聚合物流动性差,会延长压模周期,影响模压结构,甚至会因聚合物流动性差导致模具受损;温度过高,聚合物链段稳定性变差,基底也可能会发生变形。聚合物升温温度选定后需施加足够大压力来充分填充模具空腔,使模压结构完整。

### 3. 降温脱模

压模结束后,压模压力需保持一段时间,直至聚合物冷却到玻璃化转变温度以下，使聚合物微结构固化。脱模需在压印图案固化后实施，均衡施力，防止局部用力过度使模具受损。

### 4. 刻蚀

脱模后，聚合物表面形成压印图形，同时会在基底上留下聚合物薄层，可以利用反应离子刻蚀技术对整个聚合物表面进行减薄，除去基底上多余的聚合物。由于反应离子刻蚀各向同性，若刻蚀减薄的时间过长，则有可能造成图形线宽的拓宽，降低图形的分辨率和陡直度，因此，在保证图形完全转移而又不损伤模板的前提下，残留聚合物厚度应尽可能薄。

如需图形转移，主要有两种方法：一种是刻蚀技术，以聚合物为掩模，对聚合物下面层进行选择性刻蚀，从而得到图案；另一种是剥离技术，即 lift-off 工艺，在图形表面涂覆薄层后除去基底上聚合物层，得到图形。

## 7.1.2　影响热压效果的一般因素

### 1. 模板

压印技术的核心思想是图形的复制与转移，因此整个技术实现的前提是制备出分辨率高、稳定且可重复使用的图案化模板。热压印的模板要做到稳定且可重复使用，需具备以下条件。

1) 高硬度

压印模板与聚合物需直接物理接触，因此模板基底材料要有足够高的硬度，才能在压模和脱模的过程中不变形受损，Si 和 $SiO_2$ 是目前最常用的模板材料。近年来，各种新型的、具有特殊功能要求的模板材料如氮化硅陶瓷、金刚石等也被大量尝试利用。金刚石是自然界硬度最大的物质，利用金刚石材料制作出的模板除了能对聚甲基丙烯酸甲酯(PMMA)等高聚物热压印外，还可在 Al、Cu、Au 等金属表面实施压印，从而可减少压印步骤，提高生产效率，适合大批量加工各种光学器件。

2) 低膨胀系数

热压印过程中需要同时加热模板和聚合物至聚合物的玻璃化转变温度以上，再施加一定的外压，使聚合物流动成型，因此模板材料要有较低的热膨胀系数和压力收缩系数，避免受热膨胀、受压变形而导致压印图案变形。

3) 高抗黏性

在脱模过程中，聚合物和模板材料的相互作用力可能会使少量聚合物黏附到模板上，污染模板，甚至破坏部分模板图案。因此，需要对模板进行适当的表面修饰，在压模时能使聚合物完全浸润模板表面，而脱模时又能使模板与固化后聚合物完全分离。模板与聚合物之间的作用力主要有：模板与聚合物升温压印过程形成的负压；

大的接触面积、楔形模板图案、各方向摩擦力的连锁效应导致的机械作用力；模板材料和聚合物之间的范德瓦耳斯力和氢键等。对于两者之间大的摩擦力，可以通过优化热压印过程的工艺参数加以避免，在一定压印温度和压力下延长压印的时间，使聚合物内部的压力得以弛豫，有助于避免连锁的摩擦效应。对于一个给定的聚合物表面，压模表面自由能越小，则两者之间则越难黏附，所以热压印的模板表面自由能应尽可能小，而用于承载聚合物的基底则需要具有较大的表面自由能。

对于一个特定的压印过程，基底和聚合物材料通常是一定的，一般通过对模板修饰抗黏层来获得较好的分离效果。目前，用于热压印模板抗黏层材料主要有以下三类。

(1)金属薄膜。由于很多金属的表面能较低，界面张力小，表现出对聚合物的疏水性和化学惰性，即使在高温环境下聚合物也较难吸附到热压印模板上。Cr、Ni 和 Al 是热压印模板常用的抗黏层，其中 Ni 是目前已实验证明抗黏效果最好的金属保护层。

(2)含氟聚合物薄膜。氟原子具有较强的吸引电子的能力，可使 C—F 键表现出很强的化学惰性，而且其表面能较低，是理想的抗黏层材料。例如，聚四氟乙烯已被广泛用作抗黏剂。旋涂、真空低压沉积是制备氟聚合物抗黏层的常用方法，可制备薄膜厚度为 5～10nm 的抗黏层，含氟聚合物薄膜抗黏层比较适合图形特征尺寸较小的模板。

(3)长链硅烷。例如十八烷基三氯硅烷，在 Si 或 $SiO_2$ 表面形成的有序单分子膜，膜厚极薄，为 1～2nm，具有抗酸碱、耐高温的优点，可有效避免聚合物的黏附，但其机械稳定性、润滑性较差。目前常用的是改进过的含氟长链硅烷，全氟烷基三氯硅烷因 C—F 键的存在表现出更优的抗黏性和润滑性。这种单分子膜抗黏层适合图形特征尺寸在 10nm 以下的模板。

**2. 热压材料**

热压材料是一类对温度敏感的聚合物，必须满足以下条件。

(1)用于热压的聚合物应为非晶态聚合物。当温度在玻璃化转变温度以上一定范围内，聚合物分子链段发生运动，聚合物处于高弹态或黏流态，施加一定的外力，聚合物发生形变，温度下降撤销压力后，形变不可逆。

(2)聚合物的热膨胀系数和压力收缩系数要小，使聚合物图形在降温脱模后的形变较小，且聚合物在压印温度下需确保化学稳定，不发生断键或分解。

(3)用聚合物做掩模刻蚀基底的选择性高。

热压材料主要有热塑性和热固性两大类。

热塑性材料只发生物理变化，随着温度上升聚合物由固态变为黏弹态，温度下降后再变为固态。由于大多数高分子材料在玻璃化转变温度附近都可发生此种变化，该类热压材料选择范围较广，通常为低玻璃化转变温度聚合物。常见热塑性压印材料主要有 PMMA、聚苯乙烯(PS)、聚碳酸酯(PC)和有机硅材料。热塑性热压材料压印前需要加热至玻璃化转变温度以上，压印结束后必须等温度降至玻璃化转变温度以下方能脱模，压印周期较长。而且热塑性热压材料分子量通常很大，虽升温后可软化，但压印时其黏度、模量依然很大，压印所需加热温度、压力均较高，而且热稳定性较差，干法刻蚀时结构容易变形和坍塌。

　　热固性材料的固化方式为化学固化，预聚物在压印过程中发生热聚合反应。由于聚合反应前预聚物的黏度较低，压印时需要施加的压力较小，热压材料黏度低、流动性好，对模板结构的填充速度很快，而且固化完成后无须冷却即可脱模，使用热固化速度快的材料能大大提高生产效率。常见的热固性压印材料主要有聚二甲基硅氧烷、丙烯酸酯、酚醛树脂等[3]。

　　3. 热压印过程的温度和压力

　　热压印过程中温度和压力变化如图 7-2 所示，主要分为加热区、恒温加压区、降温区、分离区四个阶段。图中，A 段为加热区。通常加热的最高温度即压印温度控制在高于玻璃化转变温度 40～80℃，而对 PMMA 胶压印温度一般可高出玻璃化转变温度 40℃以上。温度太低，则聚合物的流动性不够，可逆流动所占的比例较大，脱模后会导致基底图形较大变形；温度太高，则有可能破坏聚合物分子链本身的结构，使图形化区域产生较多缺陷。

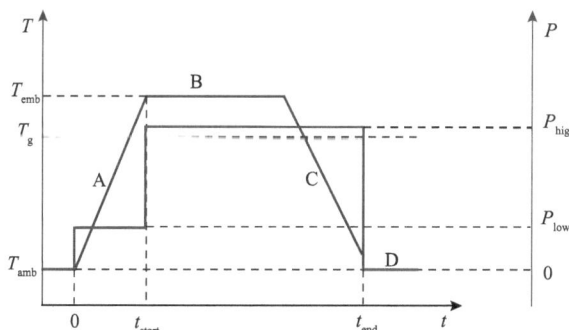

图 7-2　热压印过程中温度和压力随压印时间的控制曲线

　　B 段为恒温加压区。在保持压印温度恒定后，在模板上施加一定的压力，压力一般控制在 0.5～5MPa。恒温加压的时间取决于聚合物的种类、厚度、模板的尺寸及模板图形的尺寸。当图形尺寸在纳米级时，压印时间 $t$ 较短，3～5min 内即可达到平衡；而当图形尺寸为微米级时，聚合物流动填充模板结构时间则较长，通常需要 10min 或更长时间。

　　C 段为降温区。聚合物填充模板结构达到稳定状态后温度开始降低至 $T_g$ 附近，

在 $T_g$ 时聚合物对机械力表现出软弹性行为，选择在 $T_g$ 附近脱模可以尽量减少模板上的图形磨损和压印后的聚合物图形损伤，但是脱模温度太高则脱模后弹性恢复导致图形变形较大，影响图形转移精度。通常将温度降到 $T_g$ 以下 30℃脱模。

D 段为分离区。分离模板和基底，从而完成模板图形复制到基底聚合物上的过程。

# 7.2　紫外压印

## 7.2.1　紫外压印的原理及工艺流程

紫外压印又称紫外固化微纳压印技术，它的工艺过程与热压印类似，主要包括模板制备、压印、紫外固化、脱模及刻蚀等，如图 7-3 所示。首先制备出高精度掩模版。如果通过掩模版来实施紫外光照，则掩模版材料需对紫外光透明，一般采用石英材料作为掩模版。掩模版也可采用非透光材料，但基底则需采用紫外光透光材料。在基底上旋涂液态光刻胶，光刻胶要求黏度低，对紫外光敏感。利用较低压力将模板压在光刻胶之上，液态光刻胶填满模板空隙，从模板背面或基底底部用紫外光照射，使光刻胶固化。脱模后用反应离子蚀刻方式除去残留光刻胶，从而可将图案由模板转移到基底上。

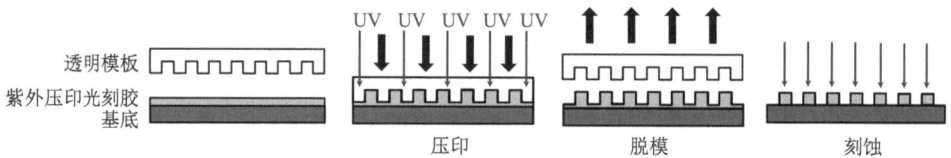

图 7-3　紫外压印工艺流程

与热压印技术相比，紫外压印技术有两点不同：一是压印模板本身需采用紫外光透明材料，如石英板；二是压印成型不是利用聚合物材料的热固成型或冷却固化成型，而是通过紫外光辐射成型，在常温环境下即可实现，大大减少了基底的变形概率和程度。

紫外压印技术与热压印技术相比不需要加热，可以在常温下进行，避免了热膨胀因素，也缩短了压印时间；掩模版透明，易于实现层与层之间对准，层与层之间的对准精度可以达到 50nm。但紫外固化微纳压印技术设备昂贵，对工艺和环境的要求也非常高；并且没有加热过程，光刻胶中的气泡难以排出，会对细微结构造成缺陷。

生产中常常采用紫外固化压印技术和步进技术相结合，形成步进式快闪微纳压印技术，工艺过程如图 7-4 所示。该方法采用小模板分步压印紫外固化的方式，大大提高了在基底上大面积压印转移的能力，降低了掩模版制造成本，也降低了采用大掩模版带来的误差，但此方法对位移定位和驱动精度的要求很高，且要求在洁净环境下完成[4]。

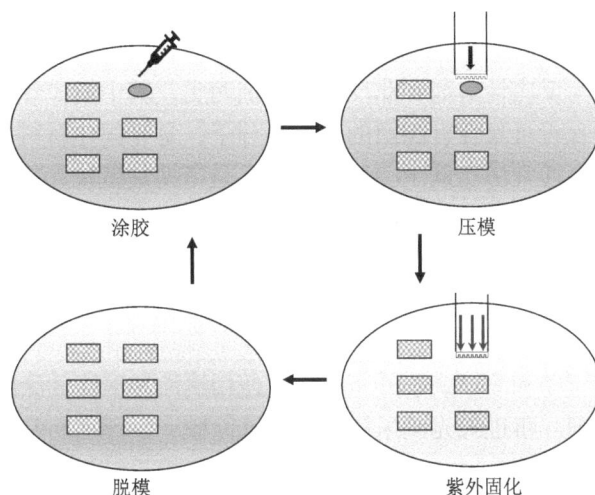

图 7-4　步进式快闪微纳压印技术工艺流程

## 7.2.2　紫外压印光刻胶

紫外压印光刻胶主要原料多为可紫外固化聚合物。由于光固化反应可以很快，有利于提高生产效率。按照光引发反应机理，紫外压印光刻胶可分为自由基和阳离子聚合两大体系。自由基光引发体系反应速率快、性能易调节、技术也较成熟，但此类引发剂的一个主要缺点是在空气中反应时氧阻聚效应比较严重。与光引发自由基聚合相比，阳离子固化具有固化时体积收缩小，氧阻聚效应不明显，在空气氛围中可获得完全的聚合等优势，但固化速度相对较慢。自由基固化预聚物体系最常见的是丙烯酸酯；阳离子固化预聚物体系主要有环氧化合物和乙烯基醚化合物。目前丙烯酸酯类光刻胶因自由基式反应速率很快，而且商品化的丙烯酸酯产品种类很多，可以用不同型号的丙烯酸酯调配出综合性能较好的光刻胶。环氧树脂的机械性能优良，但固化速度相对较慢。乙烯基醚是反应速率较快的阳离子固化材料，但商品化产品较少，且结合力较大，不利于脱模[3]。

此外按照压印光刻胶的涂覆工艺不同，还可分为旋涂式、步进式和滚动式三类。

### 1. 旋涂式紫外压印光刻胶

根据紫外材料特性、组成成分以及压印光刻胶的性能要求，旋涂式紫外压印光刻胶一般由四部分构成：预聚体、光引发剂（光敏剂）、溶剂和添加剂。预聚体是含有双键类官能团，分子量从几百到几千的有机物，是光刻胶的主体成分。在紫外光照射和光敏剂催化作用下，预聚体发生交联反应生成聚合物。光刻胶固化后的强度、硬度、柔韧性、光学性能和抗刻蚀能力等性能主要由预聚体决定。光引发剂吸收紫外光后本身分解为自由基或阳离子，从而引发聚合反应。其类型影响光刻胶固化速度和反应完全程度，对光刻效率、图形缺陷率有重要影响。

溶剂可以分为反应性溶剂和非反应性溶剂两类。其中反应性溶剂又称活性稀释剂，属于一种含有可聚合官能团的有机小分子，是光固化材料中的一个重要组成。非反应性溶剂通常沸点低于 200℃，主要是帮助黏度较大的光刻胶主体组分成膜，通过其浓度变化调节光刻胶膜厚，通常为有机小分子物质，不参与光聚合反应，在旋涂过程中大部分挥发，在软烘过程中基本被去除。

### 2. 步进式紫外压印光刻胶和滚动式紫外压印光刻胶

步进式紫外压印和滚动式紫外压印通常使用滴涂和滚涂的涂胶方式，其成分不含非反应性溶剂。步进式光刻采用滴涂方式涂胶，压印前向基底滴加直径很小的光刻胶液滴，光刻胶在模板和基底的挤压下填充模板结构。步进式紫外压印光刻胶主要材料为小分子单体，通常黏度很小。有机单体对基底有较好的附着力，有机硅材料通常能够提供更强的抗刻蚀能力和脱模能力，这两种单体为光刻胶的主体。为了提高固化后光刻胶的强度以防止脱模时精细结构被损坏，通常会加入交联剂，同时加入光引发剂来引发反应。

滚动式紫外压印光刻胶始于热塑性材料 PMMA，但是热塑性材料成型慢制约了滚动式压印的生产速率。目前滚动式紫外压印光刻胶主要有热固性胶和紫外固化胶两类，其中最重要的是紫外固化胶，其性能要求与步进式紫外压印光刻胶类似。

## 7.3　软　刻　蚀

### 7.3.1　软刻蚀的原理

20 世纪 90 年代初期，美国哈佛大学 Whitesides 教授的研究小组率先提出，以自组装单分子层(SAM)、弹性印章和高聚物模塑技术为基础，发展了一种新的低成本的微纳加工新技术——软刻蚀压印。软刻蚀压印技术的核心是图形转移元件——弹性印章。

制作弹性印章的最佳聚合物是聚二甲基硅氧烷(PDMS)。它表面自由能低(约21.6dyn/cm)，化学性质稳定，与其他材料不粘连；与基底正交接触严密，容易取模；柔软，易变形，弹性好，可在曲面上复制微图形。其制备流程如图 7-5 所示。

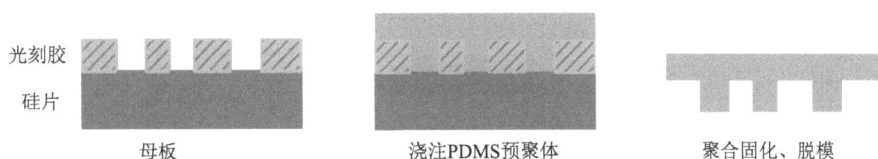

| 光刻胶 | | |
| 硅片 | | |
| 母板 | 浇注PDMS预聚体 | 聚合固化、脱模 |

图 7-5　软刻蚀压印技术中弹性印章的制备流程

软刻蚀压印技术除了制作母板时需要使用比较昂贵的电子束刻蚀或其他先进技术外,后续的操作过程(诸如浇注、复制、转移图形等)都非常简便,不需要复杂昂贵的大型设备。弹性印章一次模塑成型,可重复使用,有效地降低成本;可一次在大面积上制作图形,适宜大面积、成批量生产;由于操作过程中不涉及光的作用,只要最初的模板足够精细,就可以突破光刻的 100nm 极限。软刻蚀压印不仅可方便地在平面或曲面上制作微细结构,还适于制造二维图形和三维微结构。

软刻蚀已经发展成一系列的相关操作,当前的软刻蚀是这些操作的统称,具体包括微接触压印技术、毛细管微模板法、转移微模塑法、溶剂辅助微模塑法等多项技术[5]。

## 7.3.2　软刻蚀的常见技术

### 1. 微接触压印技术

微接触压印技术是指用弹性印章结合自组装单分子层技术在平面或曲面基底上印刷图形的技术,因该技术使用的模具是软模,故又称为软印模技术。自组装单分子层是含有一定官能团的长链分子在合适的基底上自发地排列成规整的结构以求自由能最小。已确定的自组装单分子层体系有烷基硫醇在金、银等金属表面,以及烷基硅氧烷在玻璃、硅、二氧化硅表面等。自组装单分子层的厚度为 2~3nm,改变烷基链中亚甲基的数目可在 0.1nm 的精度范围内改变单分子层的厚度。该技术首先通过光刻等技术制备有关图形的模具,再利用 PDMS 倒模制得弹性印章。弹性印章蘸取或滴涂硫醇墨水形成一层硫醇膜;将印章压在镀金基底(金基底)上并保持 10~20s 后移开,硫醇会与金反应生成自组装的单分子层,从而将图形由模板转移到基底上,后续利用湿法蚀刻或化学修饰,实现图形转移,工艺流程如图 7-6 所示。微接触压印法能很方便地控制微通道表面的物理化学性质,且最小分辨率可以达到 35nm,在微制造、生物传感器和表面性质研究等方面有很大的应用前景。若把印章做得很薄,贴在辊筒表面,成为微印刷辊,能提高印刷的效率及印刷大面积的图形。

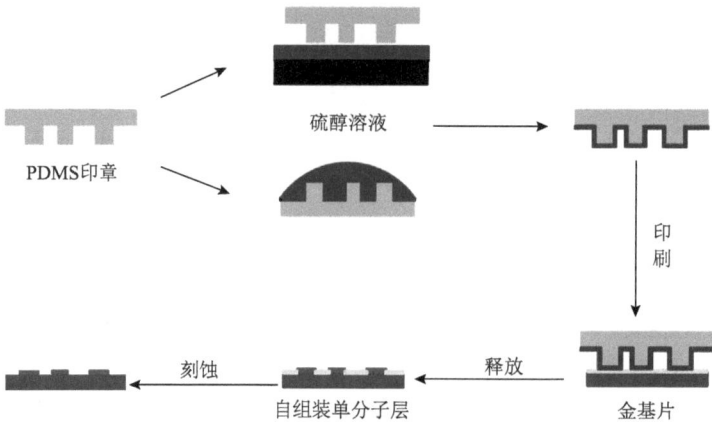

图 7-6　微接触压印工艺示意图

　　微接触压印技术相比于其他压印技术最大的优势在于模具尺寸大、生产效率高。采用 PDMS 作为压印模具能够有效地解决压印模具和硅片之间的平行度误差以及两者表面的平面度误差问题。但是，采用 PDMS 模板同时也带来一些严重的技术问题：当 PDMS 弹性印章上图形的深宽比过小时，弹性印章容易发生向基底的下垂，如图 7-7(a) 所示；而当 PDMS 弹性印章上图形的深宽比过大时，由于重力、黏附力和毛细作用的影响，图形容易发生配对塌陷，如图 7-7(b) 所示；此外，由于弹性印章的固有弹性，很难实现多层结构制备工艺的精确对准，例如，PDMS 固化后会收缩 1%，同时也很容易在无极性的溶剂中发生膨胀[6]。

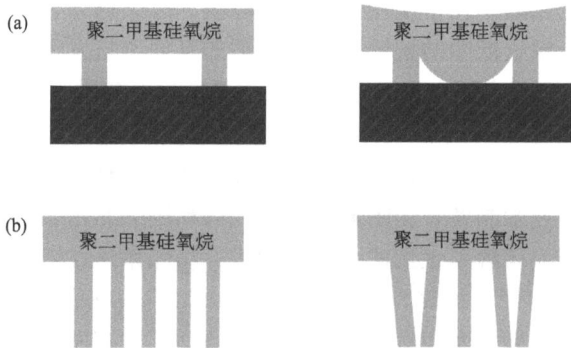

图 7-7　模板表面微结构变形
PDMS 弹性印章上图形深宽比过小(a)和过大(b)时，模板结构变形

### 2. 毛细管微模板法

　　毛细管微模板法是由微接触微纳压印技术发展而来的，掩模版制作的方式与微接触压印技术相同；模板放置在基底之上，将液态的聚合物(一般为聚甲基丙烯

酸)滴在模板旁边,利用虹吸作用将聚合物填充到模板的空腔;聚合物固化后脱模,再经过蚀刻就将图案从模板转移到基底上。

### 3. 转移微模塑法

转移微模塑法工艺流程如图7-8所示,首先在PDMS弹性印章图形表面滴上适量聚合物(或预聚物)液体,并用另一块平整的PDMS轻轻刮除或用氮气流吹去印章表面多余的液体,然后将弹性印章反扣在基底表面,在保持两者间紧密接触时进行加热或辐射固化。当液体聚合物(或预聚物)固化后,小心剥离印章,这样在基底表面就保留有图形化的微结构。转移微模塑可用于制造独立或连接的微结构。与其他微刻蚀技术相比,转移微模塑的最大优点是很容易在曲面上制作微结构,这对于构建三维层叠微结构至关重要。由转移微模塑制作的二维或三维微结构在集成光学、应用光学(如光子晶体)和组织工程方面将有潜在应用[7]。

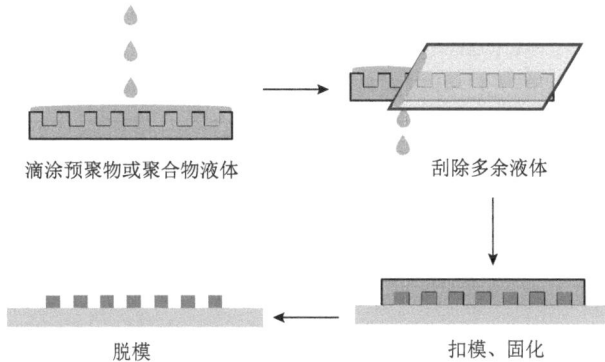

滴涂预聚物或聚合物液体　　　刮除多余液体

脱模　　　扣模、固化

图7-8　转移微模塑法工艺

### 4. 溶剂辅助微模塑法

溶剂辅助微模塑是一种能够在聚合物基底表面制备图形化准三维微结构或形态,或对聚合物表面形态进行修饰加工的软刻蚀技术。从原理上讲,溶剂辅助微模塑与热压印技术有很多的相似之处,但溶剂辅助微模塑主要是采用溶剂而不是热压印技术中的温度来"溶解"(或软化)聚合物,并对其进行图形化的微细加工。溶剂辅助微模塑工艺操作过程是首先筛选出一种溶剂,要求这种溶剂是所要加工的聚合物的良溶剂,即能够"溶解"(或软化)所要加工的聚合物,同时此溶剂还需要能润湿弹性印章(一般是PDMS)而不会明显溶胀弹性印章。然后将此溶剂涂抹在弹性印章的图形表面,并使弹性印章图形表面与聚合物表面紧密接触,在溶剂的作用下,与印章相接触的聚合物会"溶解"成凝胶状的聚合物流体,保持弹性印章与聚合物表面的贴合紧密性。聚合物流体会按照弹性印章表面的凹凸状态来重新构造自身结构。待溶剂挥发后，聚合物流体重新固化，剥离弹性印章，此时聚合物在其表面就会形成与弹性印章上图形相反的微细凹凸结构。

# 7.4　大面积压印

## 7.4.1　卷对卷滚轴压印

在微纳制造领域中，卷对卷滚轴压印工艺是一种特殊的微细特征复制技术。与传统一次性平压式压印工艺中的复制过程不同的是，它是一种动态的、连续的、渐进的过程，在辊子的滚压作用下，模具上的特征结构逐渐地转印复制到基底表面。

根据滚压方式和辊子的使用数量，滚轴压印工艺通常分为辊子对辊子（roll-to-roll，R2R）和辊子对平板（roll-to-flat/roll-to-plate，R2F/R2P）两种方式。R2R式滚轴压印工艺使用一对辊子，由上至下分别为驱动辊子、聚合物基底、支承辊子，如图 7-9 所示。其中驱动辊子作为辊子模具，其圆周表面分布有微细特征结构，内部装备有加热单元，可以对辊子模具进行加热。辊子模具可以通过精密微加工技术直接在辊子圆周表面加工出微细特征结构，也可以通过将一层金属薄膜模具包裹在辊子圆周表面制造而成。支承辊子作为从动辊子，圆周表面光滑，没有微细特征结构，起到支承作用。支承辊子内部通常设有加热单元。在滚轴压印过程中，辊子模具在加载压力作用下，向下压印在聚合物基底表面，同时在滚动作用下，辊子模具上的微细特征结构连续渐进地转印到基底表面。

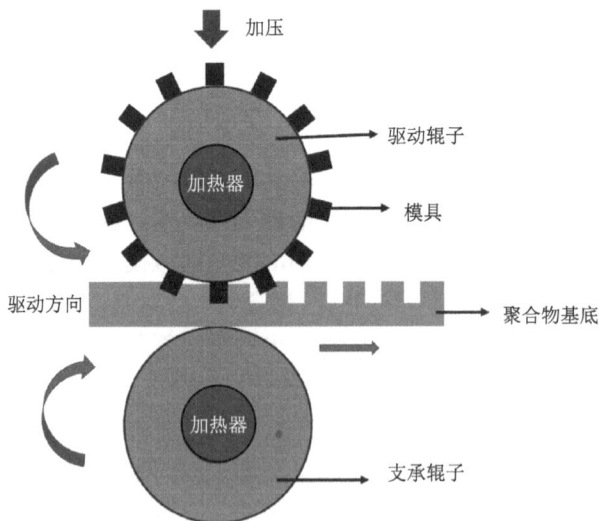

图 7-9　R2R 式滚轴压印工艺示意图

在 R2F/R2P 式滚轴压印工艺中，根据所使用的模具，也可以分为两种方式。图 7-10（a）使用了与 R2R 式滚轴压印类似的辊子模具，而图 7-10（b）中使用的是与传统平压式转印工艺类似的平板式模具。两种方式都是使用了一个可移动式平台，内部镶嵌有加热单元，可以对聚合物基底或者平板式模具进行加热。与 R2R 式滚轴压印工艺类似，辊子与平板式模具之间是线性接触面或者近似线性接触面，在辊子或者平板式模具的加热作用下，基底上与模具接触的区域温度升高到 $T_g$ 附近。在辊子的下压以及向前滚动作用下，材料受挤压产生流动变形，填充模具上的特征结构的空腔，实现转印复制过程。两种滚轴压印方法都对基底的夹持、进给和出料有较高要求。为保持成型后基底的平整性，避免已经转印复制的特征结构受到破坏变形，一般要求将基底水平维持在一定的高度，通过在出料端施加一定的拉拽力使其能平整地出料。

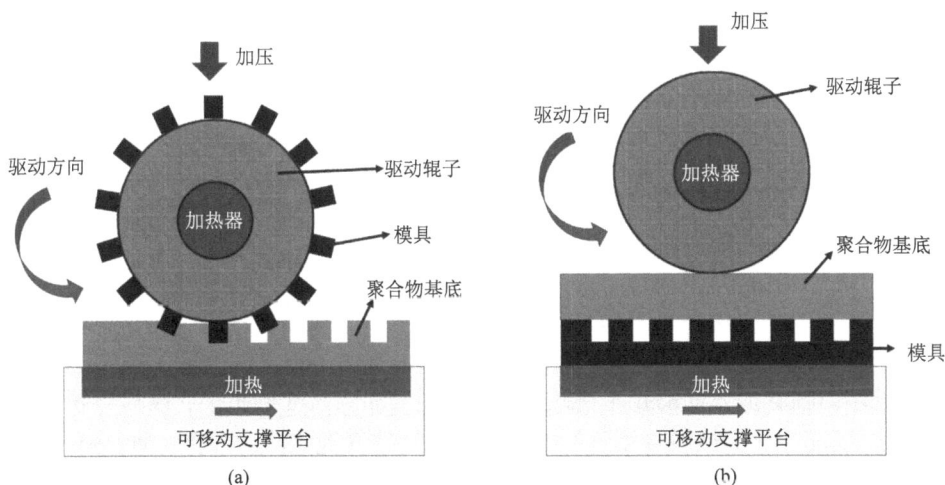

图 7-10　R2F、R2P 式滚轴压印示意图
(a) 辊子模具；(b) 平板式模具

作为一种连续渐进的动态微细复制工艺，滚轴压印工艺有着许多的独有特点，主要表现在以下几个方面。

(1) 滚轴压印工艺是一种连续的特征复制工艺，能够实现微细特征结构连续不间断地从一个模具上复制到基底表面，大幅度地提高了转印复制效率，实现大面积范围内微细结构的复制。

(2) 滚轴压印工艺是一种动态渐进式的特征复制工艺，辊子模具与基底之间的接触不是一次性全面积接触，这样在大面积转印复制过程中可以避免局部区域出现缺陷而导致整体性的缺陷，也可以降低基底最终整体外形的变形或损伤。

(3) 在滚轴压印工艺过程中，辊子模具与基底之间的接触为线性或者近似线性接触，因此接触面上的压力分布更均匀，同时也极大地降低了压印压力。

目前，主流 R2R 式压印光刻胶固化类型有两种，即紫外固化型和热固化型。因为这种加工方法是在线的无间歇式压印，相对于一般的热压印和紫外压印方式，R2R 式压印对光刻胶材料又有以下新的要求。

1）固化速度

与一般热压印和紫外压印相比，R2R 式压印为在线型连续生产，生产速率的提高是一大优势，因此要求光刻胶有更快的固化速度，以便和生产设备相匹配。

2）黏度

R2R 式压印使用滚轴蘸取式涂胶，这就要求光刻胶配方中的组分全为反应活性成分，不含非反应性溶剂。而且由于压印时间短、压力小，需要短时间内光刻胶能够对滚轴上的纳米结构进行快速填充，因此要求光刻胶材料的黏度很低以保证结构的快速复制。

3）图形保真度

滚轴压印方式要求光刻胶材料具有低黏度，固化过程是分子量较小的材料发生聚合反应，在该过程中通常会发生体积收缩，因此选择光刻胶材料时就需要特别注意关注材料的体积收缩率。

## 7.4.2　气电协同微纳压印

尽管微纳压印技术具有高分辨率、低制造成本等技术优势，被学术界和产业界寄予厚望，但是在面向非平坦、脆性晶圆级半导体基底表面的纳米结构制造时，微纳压印面临着多方面的技术挑战。首先，随着晶圆尺寸的扩展，模具与翘曲(非平坦)基底间的共形接触难度逐渐增加，容易导致气泡受限。其次，薄、脆、易碎是大多类半导体晶圆基底的共同属性，机械力加载过程极易损伤晶圆基底或模板，如何避免机械压力引起模板或基底破损，是微纳压印应用于半导体基底压印的另一难题。最后，微纳压印结构的底层残留膜厚度均匀性直接影响后续图形转移的均匀性，而基底的翘曲、局部压印应力的不均匀性等易引起残留膜厚度的不均匀性，如何实现压印结构残留膜厚度的最大化均匀性，是非平坦基底表面微纳压印的又一挑战[8]。

为了解决脆性、非平坦晶圆基底的整片微纳压印图形化的难题，人们提出了气电协同控制微纳压印原理和装备，其中"气"是指通过气阀板上平行分布气槽的真空和正压力状态的切换来实现柔性模具的分区控制；"电"是指在柔性透明导电模具和基底之间引入一定的外加电场来驱动模具与基底接触。气电协同控制微纳压印系统包括两大核心内容，即柔性透明导电模具和气阀板。其中柔性透明导电模具通过真空吸附固定于气阀板上，与晶圆基底表面平行并保留一定的间隙；

然后气槽逐渐由真空切换至正压状态，释放模具，并且在电场作用下模具逐渐与晶圆基底表面形成接触，且不断扩大接触面积。柔性透明导电模具完全摊铺于整个晶圆表面，同时在电场作用下模具表面微纳结构腔体被液体压印胶完全填充；保持电场，紫外光辐照固化；最后切断电场，气槽逐渐切回真空状态，柔性模具从晶圆表面揭开，完成脱模。

在面向大面积晶圆基底时，采用分区域逐级控制策略，既保障了柔性模具与基底间的接触均匀性，又避免闭合过程中因基底局部凸凹而产生气泡缺陷，可实现柔性模具与晶圆基底表面的完全接触。由于驱动柔性透明导电模具在晶圆表面摊铺的作用力主要由电致液桥力和静电吸引力两部分组成，可通过外加电场调节，因此相较于传统的机械载荷或毛细驱动力，电致驱动力可以通过外加电场参数的调节而灵活调控，可为柔性模具在晶圆表面的贴合提供驱动力。更重要的是，电致液桥力或者静电吸引力是表面力，从根本上避免了压印过程中的机械压力对晶圆引起的应力破坏。同时，柔性透明导电模具与晶圆完全接触后，对极板间距敏感的静电吸引力继续调控两者的接触状态，进一步驱动液态压印胶流变，直至柔性模具约束下压印胶表面微观形貌共形于晶圆基底的形貌[9]。

基于气电协同控制微纳压印原理，西安交通大学开发了面向 4in 脆性非平坦基底的表面微纳压印光刻制造装备，设计了基于氧化铟锡(indium tin oxide，ITO)与银纳米线网格复合电极的柔性透明导电模具。气电协同的纳米结构压印精度优于 100nm，4in 基底表面纳米结构的制造效率超过 40 片/h，可适应的基底翘曲度超过 200μm。利用气电协同控制微纳压印光刻装备，实现了发光二极管(light emitting diode，LED)翘曲外延基底表面的光子晶体纳米图形化，不同区域纳米孔结构留底膜厚度的非均匀性偏差小于胶层整体厚度±1%。气电协同控制微纳压印技术极大地拓展了大面积压印技术的应用范围，对大面积压印技术产业化提供了新的思路。

## 7.5　微纳压印技术在生物医学工程中的应用

微纳压印技术因操作简单，具有较高分辨率及生产效率，广泛应用于信息、光学及生物医学等诸多领域。特别是二十一世纪以来，随着生物芯片及生物传感器在生物医学中大量应用，如何便捷、廉价、大规模制备生物芯片及生物传感器显得迫在眉睫。微纳压印技术有效加速了生物芯片及生物传感器的大规模制备进程。

这些生物芯片和生物传感器多是在具有生物活性和特定形貌的设备基底上，根据传感、诊断、药物筛选及治疗等不同应用分别在制备过程中引入 DNA、蛋白质或细胞等生物元素。在特定形貌制备或是生物元素引进过程中采用微纳压印技术，在保证高分辨率的同时，可显著提高生物芯片及生物传感器的生产效率，近年来引起许多学者深入研究[10]。

其中研究最多的便是利用微纳压印技术制备微纳流控芯片中的微纳通道。微纳通道传统制作方法是通过紫外光刻和刻蚀技术实现。通过电子束刻蚀和聚焦离子束刻蚀能够实现 10nm 以下纳米通道制作。然而因为设备昂贵、加工效率低，使得其无法大面积、大批量制作。通过微纳压印技术将模板压印到压印胶上，模板上纳米结构图形可以直接复制到基底上，极大地降低了纳米通道制作工艺的难度和制作成本，已成为制作微流控芯片通道的重要方式。Wang 等[11]和 Yin 等[12]通过微纳压印的方式实现了纳米通道的大面积制作。

近年，利用微纳压印技术在生物芯片及生物传感器制备过程中引入生物元素的研究非常广泛，如生物分子阵列的引入。Zhang 等以 PDMS 为模板，以硅片作基底，分别旋涂聚乙烯醇（polyvinyl alcohol，PVA）、紫杉醇-聚乳酸-羟基乙酸共聚物[poly（lactic-co-glycolic acid），PLGA]、SiO$_2$、光刻胶，采用紫外微纳压印、刻蚀技术制备了一系列不同尺寸、载药率高达 40%、存储稳定性高的紫杉醇-PLGA纳米柱。该方法制得的药物载体稳定性高，形貌、尺寸可控，可作规模化生产[13]。

Silvia Fruncillo 等比较了多种压印技术在大规模生产生物芯片及生物传感器方面的优缺点，认为软刻蚀（如微接触法）与紫外压印、热压印相比无须引入紫外光、高温或者有毒溶剂，而是采用更为温和、生物兼容的条件直接沉积生物分子[14]。

微纳压印技术在制备大尺寸、多样化的生物芯片及生物传感器方面，具有低成本、高通量、高分辨率、精确、再现性强等优点，极大地促进了生物医学的发展。

## 思　考　题

1. 微纳压印中影响图形转移精度的因素有哪些？
2. 纳米热压过程中压力的变化有几步，各自的作用是什么？
3. 紫外压印与热压印相比有哪些不同的地方？
4. 微接触压印技术有哪些优缺点？
5. 滚轴压印对压印胶有哪些新要求？
6. R2R 式压印胶主要有哪几类？

## 参　考　文　献

[1] Guo L J. Recent progress in nanoimprint technology and its applications. J Phys D: Appl Phys, 2004, 37: 123-141.
[2] 丁玉成. 纳米压印光刻工艺的研究进展和技术挑战. 青岛理工大学学报, 2010, 31: 9-15.
[3] 董会杰, 辛忠, 陆馨. 纳米压印用压印胶的研究进展. 微纳电子技术, 2014, 51: 666-672.
[4] 罗康, 段智勇. 纳米压印技术进展及应用. 电子工艺技术, 2009, 30: 253-257.
[5] 洪吉, 刘伟庭, 陈裕泉. 软光刻技术. 国外医学(生物医学工程分册), 2001, 24: 134-137.

[6] 范东升, 谢常青, 陈大鹏. 纳米压印光刻模版制作技术. 电子工业专用设备, 2005, 121: 26-32.

[7] 王奕. 软刻蚀技术. 宿州教育学院院报, 2006, 9: 108-111.

[8] 兰红波, 郭良乐, 许权, 等. 大面积纳米压印光刻晶圆级复合软膜模具制造. 光学精密工程, 2018, 26: 894-905.

[9] 纳米制造的基础研究项目组. 纳米制造的基础研究. 杭州: 浙江大学出版社, 2020.

[10] 黄达, 张然, 樊元义, 等. 基于纳米压印和键合制造尺寸可控的微/纳米流体芯片研究. 机电工程技术, 2020, 49: 26-29.

[11] Wang Z, Chu J, Wang Q, et al. Fabrication of nanochannels using underexposed nanoimprint method. Micro Nano Lett, 2015, 10: 34-36.

[12] Yin Z, Cheng E, Zou H. A novel hybrid patterning technique for micro and nanochannel fabrication by integrating hot embossing and inverse UV photolithography. Lab Chip, 2014, 14: 1614-1621.

[13] Zhang X, Xu Y, Zhang W, et al. Controllable subtractive nanoimprint lithography for precisely fabricating paclitaxel-loaded PLGA nanocylinders to enhance anticancer efficacy. ACS App Mater Inter, 2020, 12: 14797-14805.

[14] Silvia F, Su X, Liu H, et al. Lithographic processes for the scalable fabrication of micro- and nanostructures for biochips and biosensors. ACS Sen, 2021, 6: 2002-2024.

# 第 8 章　微流控制造

在微米尺度通道内进行流体操控与处理的技术称为微流控技术。微流控技术的研究是一门涉及化学、微电子、新材料、生物学等的新兴交叉学科。传统微流控技术是在硅片、玻璃或者塑料等材质的基底上,通过微电子技术中的平面微加工工艺制作出集成有微流道、微反应池,以及微泵、微阀等微结构和功能部件的微型化芯片,实现流体的驱动、混合、反应和分离及检测,也称为微流控芯片技术。微流控芯片实现了把通常要在实验室中进行的多步分立操作与反应集成到厘米见方的芯片上,因此又称为芯片实验室,或微全分析系统。

将化学和生物学反应在芯片上进行,极大地减少对试剂和样品量的需求,从而降低实验成本和节省珍贵的样品,并且使得实验操作得到简化。随着微流控技术的迅速发展,其应用也从最初的分析化学应用,不断拓展到化学合成、生物检测、材料科学等众多领域。静电纺丝和微流液滴制造是近几十年来两种迅速发展的微流控制造技术。

## 8.1　静　电　纺　丝

### 8.1.1　静电纺丝原理

静电纺丝(electrospinning)是指利用静电作用力将高分子聚合物转变成微纳米级超细纤维的一种技术。如图 8-1 所示,将聚合物溶液或熔体加上几千至几万伏的高压静电,当聚合物溶液以一定流速被挤出注射器针头,针尖液滴因电场力施加于液体的表面将产生一个向外的力,从而形成泰勒锥(Taylor cone)结构。当电场产生的静电作用力克服泰勒锥尖端液滴的表面张力时,就会喷射出一股带电高聚物的细流。受静电作用力、库仑斥力、表面张力、流体黏弹力等影响,带电射流进一步加速拉伸并呈螺旋摆动,使得溶剂快速挥发,高分子聚合物从而形成超细纤维被收集于接收装置上。

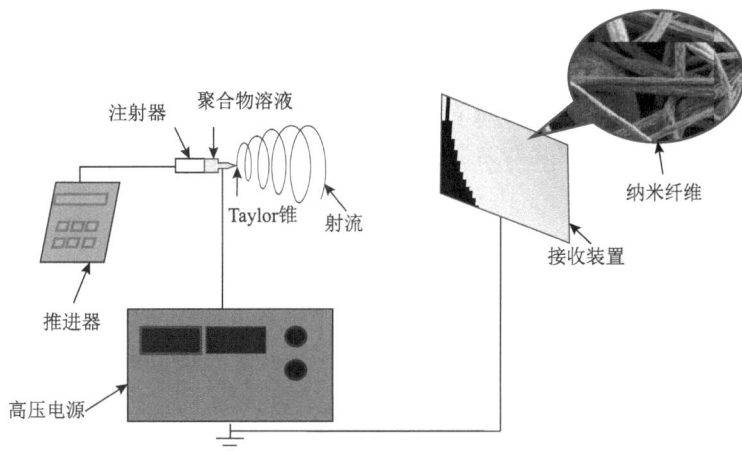

图 8-1　静电纺丝示意图

静电纺丝具有许多优点，如易于控制纤维直径、形态、表面特性、网格孔隙率，以及获得直径从几十纳米到几微米不等的纤维的可能性，是获得纳米尺寸长纤维的有效方法之一。静电纺丝技术与传统纺丝技术有着明显的不同，即静电纺丝技术将电场力作为牵引力来制备超细纤维。

静电纺丝使用的聚合物主要可分为两类：人工合成聚合物和天然聚合物。前者主要包括聚乳酸(poly lactic acid，PLA)、聚己内酯(polycaprolactone，PCL)、聚乙二醇(polyethylene glycol，PEG)、羟基磷灰石(hydroxylapatite，HAP)、聚氧乙烯(polyethylene oxide，PEO)和聚乙烯醇(PVA)等。人工合成聚合物静电纺丝材料具有可控的机械性能、稳定的理化性质和较高的可纺性，且价格较低廉、产量高。天然聚合物主要包括胶原、明胶、纤维素、蚕丝蛋白、壳聚糖、甲壳素、透明质酸、海藻酸盐等，这些聚合物丁自然界中天然存在，本身就属于生物体的成分，因而更接近于细胞生长环境，组织相容性好，甚至可能具有一定的生物效能，但部分天然聚合物可纺性较差。

迄今为止有相当多的静电纺丝技术用于生产聚合物纳米纤维，代表性技术如下。

1）混合静电纺丝

混合静电纺丝(blend electrospinning)是将多种天然和合成聚合物与生物组分结合，如药物、精油、无机材料、纳米颗粒等溶解或分散在聚合物溶液中，从而使生物活性材料封装在纳米纤维中，并散布在纤维内部以获得所需的性能。

2）同轴静电纺丝

将两个喷嘴同轴放置在一起，采用双推进系统，使两种不同的溶液能够在喷丝器顶端相间共轴地注入，内液通过内嘴排出，壳液通过外鞘嘴泵送。同轴静电纺丝(coaxial electrospinning)技术的主要优点是，可以将可静电纺丝与不可静电纺丝溶液以聚合物/聚合物、聚合物/无机物、无机物/无机物的形式组合在一起，产生均匀的芯壳纤维。同轴静电纺丝技术可以使可纺性高的物质作为支架而带出可纺性低的溶液，实现小分子物质的负载和纳米纤维功能的整合。这种同轴技术为开发各种应用提供了巨大的潜力。

3) 乳液静电纺丝

乳液静电纺丝(emulsion electrospinning)是将共混和同轴静电纺丝与乳化方法结合起来，将待纺溶液进行乳液化，增强其可纺性，可用于制备可纺性低的物质位于内层的"芯-壳"结构同轴纳米纤维。不溶性和不熔化的化合物可在 Span 80、Tween 80 和 Pluronics 等表面活性剂的稳定下而纺成芯-壳结构纳米纤维，如可用于包封亲水性无机材料和蛋白质。该乳液方法特别适合于加工两相或多相聚合物。例如，形成乳液相的亲水和亲脂溶液意味着聚合物溶液必须不混溶，并且通常通过乳化来稳定。

4) 熔融静电纺丝

对于难以溶解的聚合物，可在其熔融状态实现静电纺丝。熔融静电纺丝(melt electrospinning)技术不需要溶剂，依靠聚合物在电场内牵拉后冷却实现成纤维状。其优势是环保，制造成本低，而且不会因溶剂蒸发而影响产量，但是其电纺纤维直径较大。例如，淀粉的溶解条件十分苛刻，将淀粉与 PLA-PCL 共混熔融实现了其静电纺丝，该淀粉共混物既提高了 PLA 的亲水性，又提高了其生物降解性，使原本很难静电纺丝的淀粉实现了应用。

## 8.1.2　静电纺丝装置

根据静电纺丝的原理和过程，其基本装置主要包括高压电源、喷丝头和接收装置三个部分。高压电源提供高压电，电源的两极分别连接喷丝头和接收装置，纺丝液通过注射泵从喷丝头中挤出形成小液滴，小液滴在高压电作用下形成射流，再拉伸细化。传统的静电纺丝是单射流的，该类装置简单且操作方便。为了满足功能性纳米纤维制备需求以获得诸如有序、超高比表面积、大孔径、空心、芯-壳和多层结构的纳米纤维，从两方面对纺丝装置加以改进，包括：①改进接收装置，包括附加外场，如电场、磁场、温度场或流场；②改进溶液输送装置，如采用二级同轴喷丝头或三级同轴喷丝头。单射流静电纺丝装置生产的纳米纤维产量低，量产需求难以满足。

为了实现纳米纤维的批量化制备，后续研制开发了多射流静电纺丝装置，主要分为两类，即多喷头静电纺丝装置和无喷头静电纺丝装置。前者通过将多个针头进行不同的排列，从而形成多股射流以提高纤维的数量。但是多喷头射流间相邻针头间的静电影响会产生相互排斥的现象，容易造成针头的堵塞，影响纺丝质量，难以实现其产业规模化生产。为了克服单针头和多针头纺丝装置的缺陷，研究开发出无针头静电纺丝技术，它们均是利用高压电场在自由液体表面自发形成射流的纺丝方法，其装置的改进主要在于喷丝装置（即储液装置）的改进。其中最具代表性技术就是蜘蛛纳米纤维静电纺丝。该技术利用了滚筒在转动过程中的离心力进行供液，从而代替了传统静电纺丝装置中的针头。又如，气泡静电纺丝法是在纺丝溶液中注入压缩气体，溶液表面产生气泡，气泡个数越多，纺丝效率则越高。还有喷洒式无针静电纺丝及螺旋线圈作为无针喷头等多射流纺丝装置。

### 8.1.3　静电纺丝纤维结构调控和功能化

静电纺丝所涉及的工艺参数可以分为以下几个方面：①聚合物参数，主要指聚合物的种类和组成、分子量和溶解性等；②溶剂参数，主要指溶剂的沸点、蒸气压和偶极矩等；③溶液参数，主要指溶液的浓度、黏度、表面张力和导电性等；④过程控制参数，主要指电压、流速、喷丝头和极板之间的距离；⑤环境参数，包括温度、湿度和环境气氛(如常压、真空)。工艺参数调节可以调控静电纺丝纤维结构，例如，聚合物分子量、浓度和流速越大，纤维直径越大；表面张力、电压、接收距离越大，纤维越细；而纺丝环境湿度升高，纤维表面会出现沟槽。

为了匹配各种实际应用，通过调节各种纺丝和溶液参数及调节喷头的结构，可以获得各种具有次级结构的纳米纤维。例如，同轴共纺可以制备芯-壳结构纳米纤维，通过同轴共纺及衍生技术还可以制备由初始芯-壳结构衍生而来的特殊结构的纤维。例如，先同轴共纺两种不混溶液体，然后选择性地除去纤维芯层，得到中空纳米纤维。又如，调节针头结构进行并排静电纺丝(side-by-side electrospinning)的方式可制备 Janus 纤维，这种双组分纤维不同于将两种聚合物溶液混合后静电纺丝，它可以同时展现出两种不同聚合物的优异性能。更进一步地，将同轴静电纺丝与并排静电纺丝结合衍生而来的多流体复合射流静电纺丝技术可以制备出结构更加复杂的纤维。例如，有学者通过调节针头结构，用多流体复合射流静电纺丝技术制备出了具有 2～5 个通道的 $TiO_2$ 纳米纤维管。

静电纺丝过程中通过改变接收器装置(形状和材质等)施加机械力、静电力和磁力等方式可以制备定向的纳米纤维膜；通过直接以带有图案的接收器来接收纤维，可以得到纤维取向随机但成图案化堆积的纤维膜。通常，静电纺丝技术制备的是具有二维形态的纤维膜材料。在某些领域，如在组织工程领域，与二维支架相比，三维支架更适于细胞的接种和培养。因此，利用静电纺丝技术制备三维纤维材料具有重要的意义。有多种方法可以实现三维纤维材料制备，例如，通过折叠的方式得到管状纤维材料；通过层层堆积的方式制备具有一定厚度的块状材料；通过机械膨胀的方式制备类似于棉花的团状材料。近年来还出现了一些通过纳米短纤维组装和气体膨胀法等制备三维纳米纤维材料的方法。

除了上述方法，通过调节溶液的性质或是结合一些后处理技术也可以获得一些具有特定结构的纤维。例如，通过电纺有机/无机复合纤维再以煅烧的方法去除有机相，可以获得具有竹节状的纤维；利用 PVA 作为聚合物基底，并在溶液中加入 $SiO_2$ 粒子，通过调节粒子直径、电压和溶液成分等，可以使粒子逐一排列，形成项链状结构；通过调节无机醇盐的水解和缩聚反应可以制备纤维内部具有分级多孔结构的纳米纤维。

## 8.1.4　静电纺丝在生物医学工程中的应用

### 1. 诊断检测

静电纺丝纳米纤维薄膜可应用于微流控芯片。与商业薄膜相比，静电纺丝纳米纤维薄膜具有更大的比表面积，对于被检测物的吸附提高了一个数量级，从而使得检测的灵敏度有很大提高。例如，将静电纺聚合物纳米纤维膜压夹于生物检测用微流体装置中的微流体通道内，可使其对人类免疫缺陷病毒(human immunodeficiency virus，HIV)的测试灵敏度更高。对纳米纤维用适配体进行靶向分子的表面修饰，能够提高对循环肿瘤细胞的特异性捕获，实现外周血中循环肿瘤细胞的检测与分析，为癌症的诊断检测、早期治疗及疗效评价等提供了一种有效途径。

而用表面吸附和封装的方法，以静电纺丝纳米纤维作为生物催化剂固定化载体可以制备多种生物传感器。例如，将三维氧化锌框架直接在金电极上成型，并与辣根过氧化物酶组装，形成酶化过氧化氢生物传感器。该法制备的生物传感器敏感、反应速率快、稳定性良好。其优异的性能源于一维中孔径结构能有效组装酶，且多孔三维空间框架有利于电极连通及反应物的迅速交换。

总之，静电纺丝纳米纤维可以封装不同种类的蛋白质和酶类，用于识别一些生物医药分子，从而用作医学诊断传感器。此外，静电纺纳米纤维还可以装填于固相萃取柱、盘等器件中，在各种仪器分析前处理中起到快速净化样品、富集浓缩目标物、减少基质效应、提高检测灵敏度的作用。

### 2. 药物递送

利用静电纺丝制得的高分子纳米纤维，是一种良好的载药材料，可以实现多种小分子药物(抗生素、炎症治疗药物和肿瘤治疗药物等)、蛋白质和核酸等的负载。常用负载方式主要包括吸附、混纺、同轴共纺和共价固定等方式。静电纺纤维在药物递送领域有其独特的优势。一方面，可以通过调控纤维的直径、孔隙、排布方式及设计更加精细的响应体系来控制药物释放行为。纳米纤维的直径尺度

可以达到 $10^{-7}$m 以下，具有巨大的表面积，利用其作为载药材料，可以使得一些原先难以被人体吸收的药物能够缓慢地分解释放，起到治疗效果。另一方面，通过调节不同聚合物的混合比例，可以对纤维的力学性能和降解性进行调整以适应不同的需求。例如，利用可降解或可吸收的高分子材料作为载药基质，可以将药物以胶囊的形式植入人体的特定部位，随着药物的释放，载药材料会通过碳链的水解作用自然降解，在实现治疗功能的同时，不给人体造成残留和损害。此外，高分子纳米纤维材料还可以保护药物在进入人体过程中不被胃酸和酶类侵蚀降解，提高了药物的稳定性。另外，作为纤维形状的药剂，药物的负载量和包封率高，以直接混纺的方式包封率甚至可以达到 100%。用静电纺丝技术可以直接将药物加工成膜状、管状、层状以及包裹在其他材料外面的覆膜形状，通过调整加工参数还可以调节纤维的直径与长度，这样得到的纺丝物可以很方便地进一步加工，从而得到所需要的产品。

### 3. 细胞培养

对于三维细胞培养技术，具有优秀生物相容性和良好机械强度的支架材料是重要基础。电纺纳米纤维用于细胞培养优势突出，因为其具有极高的表面积/体积比和丰富的孔隙，不但提高了细胞黏附能力，同时高孔隙率的特点还使其对营养成分、信号分子的扩散更为有利，对代谢废物的排除也更快捷，再加之纳米纤维能够为细胞提供综合力学刺激，因此较传统的细胞培养技术更为有利。由于其结构表面纳米拓扑的存在和内表面积的扩大，三维微纳米纤维支架极大地促进了细胞黏附和伸展。特别地，取向纤维或微沟槽图案化的三维支架能够诱导细胞取向排列和沿直线迁移，甚至调控细胞向外生长。电纺纳米纤维还可通过引入活性因子、生长因子等功能性物质，提高生物性能，调控细胞功能。

### 4. 组织工程

模拟细胞外基质的结构和组成是为细胞黏附、分化和增殖提供合适条件的一种方法。静电纺丝被认为是组织工程中最合适的技术之一，它为组织提供支架，模拟细胞外基质组成并传递生物因子，从而促进新组织的生长。支架在组织工程研究中起着非常重要的作用，是组织工程实现产业化的关键。静电纺丝的优点正符合支架的要求，例如：①纤维超细，纤维直径可达纳米级，其直径范围一般为 3nm～5μm；②静电纺丝纤维制得的无纺布具有孔隙率高、比表面积大、纤维长径比大等优点；③静电纺丝技术用料节省，特别适于制备新合成尚不能大量供应原料的制品；④静电纺丝技术快速、高效，设备简单易于操作，可用于制备复杂、免缝合支架，而且易于控制化学组分和物理性能。

# 8.2 微流体制造

微流控芯片一般是针对预设反应步骤而定制的，其结构固定、使用灵活性不大；沟道中的连续流体在使用过程中也会带来试剂残留和液体间交叉污染等问题；并且进行重复实验需要耗费大量芯片，不适合高通量应用。为了解决以上这些不足，研究人员将微液滴操控技术和微流控芯片技术有机结合，发展了非连续流微流控技术，也称为液滴微流控技术。

液滴微流控技术的原理是利用两种互不相混溶流体中连续相流体的流动剪切力，还有两相界面张力的变化，将离散相流体分离成纳升至皮升量级，或更小体积的微液滴；通过对微液滴运动的操控，实现各种分离和检测应用。近年来，通过电浸润(electrowetting-on-dielectric，EWOD)或者介电泳(dielectrophoresis, DEP)原理操控微液滴的技术也得到发展和应用，并发展为数字化微流控技术。液滴微流控和数字化微流控是当前非连续流微流控技术的两种主要技术平台，已实现液滴制备，以及芯片上液滴的分裂、融合、混合和存储等操控技术，液滴分选和编码等新型技术应用也在不断走向成熟。

与连续流微流控技术相比较，非连续流微流控技术的液滴体积通常在纳升至皮升($10^{-9}\sim10^{-12}$L)范围，液滴内容物质几乎不会扩散进入其外部的连续相和邻近液滴中。因此，使用单个液滴作为微反应器，不仅保留了传统微流控芯片所需试剂量极少、反应快等优点，还可以消除芯片沟道中连续流体带来的不同液体间交叉污染等问题。同时，借助微流控液滴技术能够在短时间内生成数量庞大的液滴用于化学或者生物学反应，再结合相应的检测技术，就可以对大量液滴中进行的反应同时进行观察和检测。这种并行性高、交叉污染低的液滴反应体系非常适合于高通量分析应用，并逐步应用于化学和生物分析等诸多领域。

## 8.2.1 液滴微流控技术

液滴微流控技术是在连续流微流控技术基础上发展起来的一种微液滴产生和操控技术。液滴微流控芯片中的流体形式为液液系两相流，其特点是两相物质都处在相同的液态，且彼此间互不相混溶。进入芯片的分散相和连续相流体初始状态相同，都是处在连续流动状态。生成微液滴需要将分散相流体离散为单个微液滴。这一过程通过液滴微流控芯片中流动连续相对分散相的剪切，使得分散相流体转化成微液滴形式离散在连续相中。该方式生成的液滴单分散性好，并且液滴可以连续生成。根据连续相和分散相的不同，以及微沟道表面亲疏水特性差异，液滴微流控芯片可以用来制备"水包油"和"油包水"型微液滴。

### 1. 微液滴生成方式

微流控技术中常用的液滴生成方法是通过微通道的设计,使由体积(如注射器泵)或压力(如压力容器)驱动的不互溶的连续相和分散相分别在各自的通道流动,两种流体在通道的交汇处相遇,通过连续相对离散相的挤压或剪切作用,促使界面不稳定而断裂,生成离散液滴。微液滴产生方式可以根据是否需要外部能量分为被动式和主动式两大类型。被动式液滴产生方法主要有水动力法、气动法、光控法和电动法等,其中的主要方式是利用水动力在微沟道中生成液滴,具体实现方式又进一步细分为 T 型沟道法、流动聚焦法和毛细管流动共聚焦法等。在液滴生成过程中输入外部能量来控制微流体的表面能称为主动式液滴产生,可以施加的能量形式主要包括电、磁、声、热等。

1)被动生成技术

相比利用微尺寸阀门的主动方法而言,被动方法不需要外界作用来控制界面,完全利用微流控装置的流动特性来促使界面发生毛细不稳定性,从而生成液滴[1]。这种被动液滴生成技术可以实现大小均一、空间分布均匀的连续液滴串。生成液滴的多分散性(即液滴直径分布的标准偏差除以平均直径)通常很小,为 1%~3%。

被动式微流控液滴生成装置可按结构分为 3 种基本形式:同轴流动(coaxial-flowing)、交叉流动(cross-flowing)和流动聚焦(flow-focusing),如图 8-2 所示。不同流量和流体物性的情况下,会产生多个不稳定性形态,据此又可将液滴形成过程分为挤压式(squeezing)、滴流式(dripping)和射流式(jetting)。

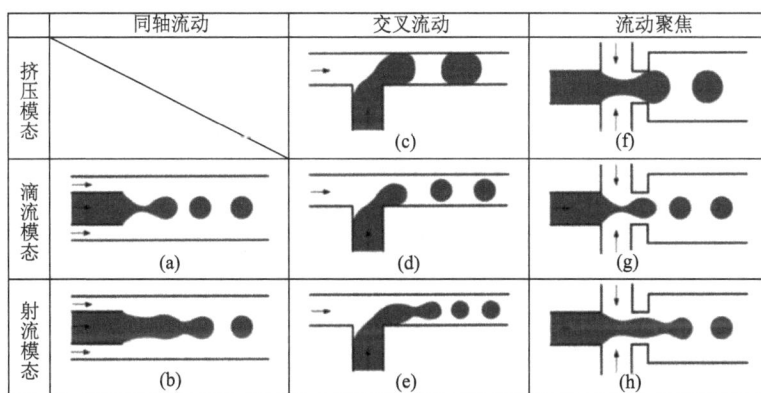

图 8-2　3 种基本液滴生成装置原理图
扫描封底二维码,可见彩图:蓝色为离散相,白色为连续相

同轴流动形式的微液滴生成由 Cramer 等[2]首次实现。此类装置通常将玻璃毛细管固定在截面为圆形或方形的通道中心,离散相和连续相分别通过玻璃管,以及玻璃管和通道之间的空隙进入液滴生成装置。两相界面在连续相的剪切作用下

发生由表面张力引起的不稳定，界面失稳后形成液滴。根据从玻璃毛细管出发的液柱破碎成液滴的过程差异，可分为两种显著的液滴生成模态，即滴流式和射流式，分别如图 8-2(a) 和 (b) 所示。滴流模态下液柱前端在靠近毛细管口处收缩，夹断后形成液滴；射流模态中，液滴在毛细管口下游一定距离的液柱端部形成。

交叉流动液滴生成装置中最常见的是 T 型装置，其原理图如图 8-2(c) 所示。该微液滴生成方式由 Thorsen 等[3]首次报道，油水两相分别从芯片相应端口引入并流经 T 型结构交叉处，在 T 型结构处形成油/水界面，当油/水界面张力不足以维持油相剪切力时，水相断裂形成液滴。离散相在通道交汇处与连续相接触形成界面，连续相对界面的挤压和剪切作用使离散相在端部发生颈缩，进而在表面张力的作用下夹断形成液滴。T 型装置在液滴微流控中应用广泛，它制造简单，操作方便，可以实现同步化的液滴生成，生成大尺寸液滴的频率可达到每秒几百[4]。通常观察到的液滴生成模态为挤压式、滴流式和射流式，分别如图 8-2(c)～(e) 所示。挤压模态下，离散相进入主通道后充满主通道，形成穿过离散相的压力差，促使界面在离散相出口处变形，发生颈缩，并最终断裂为液滴。滴流模态下，离散相前端受连续相黏性剪切力作用，在未阻碍主通道之前破碎为液滴。该模态下液滴直径和通道当量直径的比值与毛细数成反比。当连续相和离散相的流量足够大时，流动状态会变为射流式，其破碎机理与同轴流动中的射流模态类似。

流动聚焦是 Gañán-Calvo 在 1998 年提出的一种毛细流动现象[5]，毛细管流出的流体由外围流体驱动，经过小孔汇聚后形成稳定的锥形，锥顶端在不稳定性机理下破碎为单分散性液滴。图 8-3 为 Anna 等提出的平面流动聚焦微流控芯片，其基本原理如图 8-2(f) 所示。该芯片中间为水相流路，两侧对称流路为油相通道，离散相水溶液通过两侧油相的挤压，在通道下游的小孔内部或者小孔下游断裂形成液滴，其中液滴的大小与孔板的大小近似，可生成的最小液滴尺寸为几百纳米，但当液滴在孔口下游相撞时，会发生聚结。

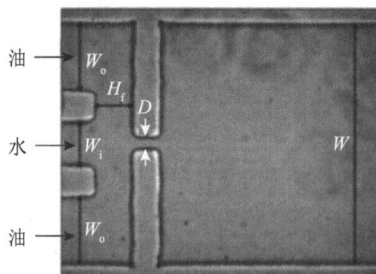

图 8-3　平面流动聚焦芯片

喷嘴位于三股同轴入射流体下游 $H_f=161\mu m$ 处。中央通道内为水相，宽度 $W_i=197\mu m$。两侧通道为油相，$W_o=197\mu m$。通道总宽度 $W=963\mu m$，喷嘴宽度 $D=43.5\mu m$。图片引自：Anna S L, Bontoux N, Stone H A. Formation of dispersions using "flow-focusing" in microchannels. Applied Physics Letters, 2003, 82: 364-366

2) 主动生成技术

液滴的主动生成方法是利用外部致动(如电场力、磁场力、热能、声压、光能和机械力等),提高连续相和离散相两相界面的不稳定性,使离散相破裂,从而以液滴形式分散在连续相中。

磁力在微液滴的生成和控制中的应用主要依赖于特殊流体(磁性流体)对磁场的体积动态响应。磁性流体是一种含有悬浮磁性颗粒的液体,如铁磁流体。铁磁流体具有超顺磁性,可以被磁化而没有磁性记忆,一旦外部磁场被移除,铁磁流体中的纳米颗粒就会变得无磁性。铁磁流体既可以是水基的,也可以是油基的,被用作离散相和连续相均可。铁磁流体在微通道中通过磁力控制生成微液滴主要是基于被动控制中的 T 型结构和流动聚焦结构芯片来实现的。

机械控制微液滴生成过程中涉及流体界面的物理变形,引发流体界面变形的动力来源包括液压、气动、压电等方式。例如,液滴生成过程中的机械部件由液压和气动操控,通常由集成到微流体装置上的阀门执行流路的通断控制。

热控法实现液滴生成及控制的能量来源包括结点处采用电阻加热和利用聚焦激光束实现局部加热,其本质是利用流体的温度依赖特性,大多数流体黏度和界面张力会随着温度的升高而降低。

电控法就是通过对微通道中的流体施加电压来实现微液滴的生成及控制。可供选取的电压来源交直流均可,对于直流(direct current,DC)控制,在液滴生成的整个过程中电压保持恒定;在交流(alternating current,AC)控制中,电压的波动频率与液滴的产生频率不同,对于高频交流控制,控制信号的频率远高于液滴生成的频率。在通过施加电压控制液滴生成的芯片中,施加电压的电极与液体接触。

2. 液滴的操控技术

生成均一、稳定的液滴之后,通常需要向液滴中加入目标样品并充分混合,利用液滴完成特定的生物化学反应、对反应产物进行分析检测等。因此液滴生成后,需要进行下一步的输运、分裂、融合、混合、捕获、分选等液滴的操控。通过设计芯片的结构从而完成液滴操控是最简单的办法。除此之外,磁场、电场、光诱导、介电泳、热梯度等操控手段已经被应用于液滴的融合、分裂、混合、捕获和存储等操作中。

1) 液滴融合

微流控系统中的微液滴可以作为独立的微反应器来进行化学和生物反应。向这些液滴中加入新试剂进行反应时,需要将其与携带有试剂的液滴进行可控融合。在无表面活性剂或表面活性剂的稳定作用较差的情况下,相互靠近的液滴可以在变截面的简单通道中发生融合。这种液滴融合方式中最重要的步骤是减小两个液滴之间的距离,使得液滴相互靠近。

### 2)液滴分裂

通过设计合适几何结构的通道，可将单个液滴分裂为多个液滴，提高液滴的生成效率，同时也可以用于多种尺寸液滴的生成。例如，Link 等[6]展示了两种被动式液滴分裂方法，一是液滴在 T 型通道中流向两个分支，在连续挤压和拉伸的作用下从中间断裂为精确大小的子液滴，如图 8-4(a)所示；二是利用通道中的障碍物，使得液滴发生形变断裂为两个子液滴，如图 8-4(b)所示。通过改变 T 型通道两侧分支通道的长度而改变相对流阻，或是改变通道中障碍物的位置及尺寸，以上两种方法都可以将液滴分裂为均等或非均等的液滴。Nie 和 Kennedy[7]设计了具有不同几何尺寸的通道，利用流阻对长柱状液滴进行被动分裂，如图 8-4(c)所示。这里的回路结构可以防止下游液滴堆积引起流阻随时间改变，从而保持固定的分裂速率。回路下游通道间的多个开口使得两侧连续相贯通，在平衡压力的同时也避免了离散相的交换。实验发现分裂后两个液滴尺寸比例依赖于回流通道的几何尺寸以及柱状液滴的流入频率，该装置的液滴大小比可达到 34∶1。Abate 和 Weitz[8]使用 Y 型通道对液滴进行均等分割，如图 8-4(d)所示。为了提高微通道装置的产出率，大液滴经过了多级树形通道分裂后达到期望的尺寸。该装置也被证明可用于双重乳化液液滴的分裂，形成大小均一的双重乳化液子液滴。

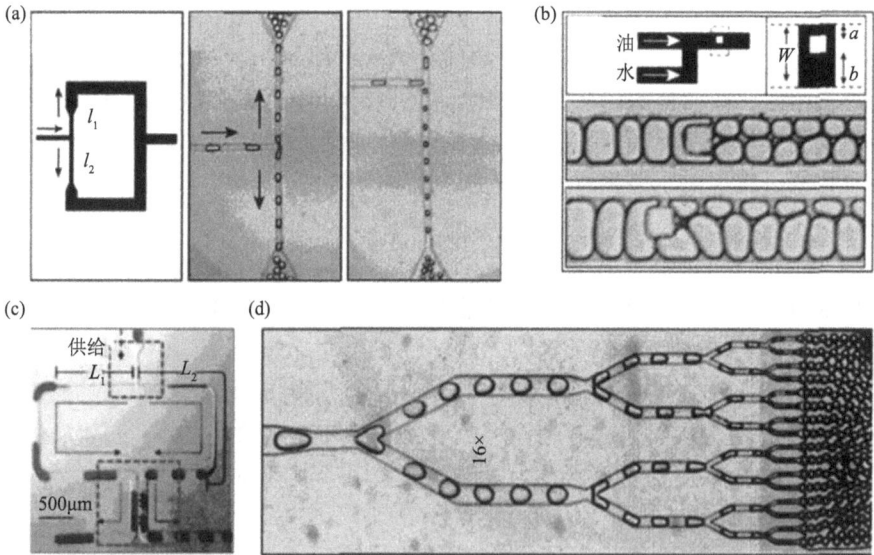

图 8-4　液滴分裂装置

(a)液滴在 T 型通道的等大和非等大分裂：液滴流入 T 型通道后分裂为两个侧支，侧支的狭窄部分长度分别为 $l_1$ 和 $l_2$，它们控制了两个侧支的相对流动阻力，继而决定了由它们产生的子液滴的相对尺寸。(b)液滴在通道中受障碍物的影响而变形破裂：正方形障碍物(白色)大致位于通道中央，与通道两侧壁距离分别为 $a$ 和 $b$，障碍物附近的通道宽度为 $W$。(c)在 T 型通道两侧设计回路结构，防止下游液滴的积累引起的流阻变化，以保持分裂速率的恒定；通道两侧支长度分别为 $L_1$ 和 $L_2$，二者的比值(在此，$L_2/L_1=2$)决定了液滴的分裂比例。箭头所示为流动方向。(d)使用 Y 型通道对液滴进行多级分裂

### 3）液滴混合

液滴内部混合反应物的快速混合是微通道中化学和生物反应进行的必要条件，对反应动力的研究也尤为重要。受到微通道结构尺寸的限制，连续流微流控装置中的流动通常为层流，反应物混合主要靠缓慢的扩散作用实现。在多相流微流控中，可以借助特殊的通道结构来实现液滴内物质的快速混合[9]。直通道截面上流速分布类似于抛物线，在靠近壁面处为零，而在通道中心线上最大。相比之下，液滴中存在对称的回流区域，虽然在单个回流区域中可实现对流混合，但是各回流区域之间依然要依靠扩散作用进行混合，并且速度较慢。为了加强液滴内部的混合，可以设计弯曲通道，从而在液滴内部形成非对称的回流区域，通过反复的折叠和拉伸作用实现对流混合。其他用于快速混合的通道几何形状还有蜿蜒形、不同角度的锯齿形、矩形拐角等。微通道引发快速混合促进了对液滴中化学反应的研究。

### 4）液滴捕获和存储

一些应用通常要求预先制备包含特定组分的液滴。液滴制备与使用不同步，导致无法在液滴生成装置下游直接进行反应，如蛋白质结晶和细胞培养等。这就要求液滴生成后能够在下游进行捕获和存储。微流控中常见的液滴捕获方式有：旁路孔腔、障碍物、侧壁限制等[10]。以上这些方式可以分为两种类型：一类需要连续流动来保持液滴的捕获状态，另一类则不需要流动来维持。

### 3. 液滴微流控芯片制造

液滴微流控芯片制造材料的选择，以及用于产生液滴的流体种类的选择是在芯片设计时首先要考虑的两个主要问题。聚二甲基硅氧烷（PDMS）成本低、容易获取，这类弹性聚合物是实验室中制造微流控芯片常用的材料。然而，由于 PDMS 在强有机溶剂存在下并不稳定，并且与很多物质的化学相容性不好，彼此接触后容易发生溶胀和变形，常常使用在不同溶剂条件下更为稳定的玻璃、硅和硫醇烯作为制造材料。

液滴微流控芯片材料的选择还取决于芯片用途。如果芯片采用光学检测技术，那么玻璃和透明塑料是首选材料；采用电学检测技术时，硅和聚合物都可以作为芯片的材料；对于电浸润操控，玻璃是最佳的选择；如果研究蛋白质之间相互作用，那么 PDMS 是最佳的芯片材料。对于器官芯片研究，包括硅、玻璃，PDMS 和其他聚合物在内的一系列材料，都可以和水凝胶、生物高聚物，以及使用蛋白质和器官细胞增材制造的骨架结构一起使用。

基于常见的液滴微流控芯片制备材料，目前常见的芯片构建方法主要包括紫外光刻、等离子体刻蚀、三维打印和玻璃组装等。对基于硅、石英材料构建液滴微流控芯片主要通过机械加工法如刻蚀、光刻等；对于玻璃材料主要通过刻蚀、组装等方法进行制备；对于聚合物材料的液滴微流控芯片制备主要基于光刻、热加工、三维打印等方法。

### 8.2.2　数字微流控技术

数字微流控(digital microfluidics，DMF)技术是一种新型的微液滴操控技术，从广义上讲，它属于基于表面效应对离散微液滴进行驱动的一类技术。基于表面效应的液滴驱动方式一般包括介电润湿(electrowetting-on-dielectric，EWOD)、介电泳(dielectrophoresis，DEP)、表面声波(surface acoustic wave)、磁驱动(magnetic force)、热电泳(thermocapillary)和光电润湿(photoelectrowetting)等。从狭义上讲，它是一种基于介电润湿原理在疏水表面上实现皮升至微升级别离散液滴精准控制的全范围液滴操控技术。通过依次对电极施加电信号，即可实现液滴的生成、融合、混匀、分裂等操作。

数字微流控最早源自于 19 世纪中期 Lippmann 发现的电润湿现象。他发现毛细管里的汞柱会在电场力的作用下上升，提出了电毛细理论，即 Lippmann 方程，也是电润湿理论的基础，但该现象并没有引起广泛的关注。20 世纪 60 年代，Dahms 展示了在有介质层的毛细管中的电润湿过程，也便是介电润湿(EWOD)的雏形。1993 年，Berge 用一层不导电材料制备的介质层将金属电极与液滴分隔开，避免了液滴在高压下电解，实现了液滴的形变控制，也就是我们熟知的 EWOD 理论，这也是数字微流控技术发展的转折点。1998 年，Wshizu 采用分立式电极实现了液滴的单独控制。2003 年，Cho 等采用平行双平面式芯片，展示了液滴的生成、移动、融合、分裂等多种基本操作，最后衍变为目前最常用的平行单平面式芯片。EWOD 技术从发现到现今得到了飞速发展，理论研究、芯片加工、应用开发、系统集成等各个方面都取得了较大的突破和进展。近年来，基于矩阵式的新型控制系统极大地提高了电极通量，使液滴不受电极大小限制，实现了真正意义上的液滴动态配置。

DMF 具有如下优势：①样品消耗少、传热速率快、并行性高；②具有极强的自动化控制能力和可扩展性；③具备小型化和便携化的特点，易于与其他分析设备集成、联用；④芯片设计加工简单，不依赖于微泵、微阀、微混匀器等元件及复杂的三微流体通道，液滴路径可自定义，克服了生物芯片推广定制化的障碍；⑤数字微流控芯片良好的密闭性有效地降低了污染情况以及传染性样本检测的感染风险。

生物分析一般以核酸、蛋白质等生物大分子和病毒、细菌、细胞等生物颗粒作为分析对象，以现代分析化学方法为分析手段。数字微流控技术具有试剂样本消耗少，检测分析时间短，密闭良好隔绝污染，自动化程序化的特点，符合生物分析应用的需求，因此已在生物分析方面获得了一些应用。

　　1）DMF 在酶检测方面的应用

　　利用微流控梯度技术进行酶动力学的研究很多。Hadd 等[11]利用电动驱动的方式改变底物和缓冲液的混合比，测定出 β-半乳糖苷酶与 7-羟基吩噁嗪酮 β-D-吡喃型半乳糖反应的米氏常数和催化反应速率常数。Jambovane 等[12]设计和制作了一种集成有样品量取、混合和反应等功能的芯片，一次实验形成了十一个不同浓度的底物溶液，测定出 β-半乳糖苷酶与 7-羟基吩噁嗪酮 β-D-吡喃型半乳糖反应的米氏常数和催化反应速率常数。

　　2）DMF 在免疫分析方面的应用

　　到目前为止，应用于数字微流控的免疫反应一般是基于非均相免疫反应。免疫分析是利用抗原-抗体特异性反应进行检测，在临床诊断和生化分析方面具有广泛应用。DMF 在一定程度上可以克服传统免疫分析耗时长、成本高、操作复杂、检测设备大的缺点。Yang 等[13]合成了内嵌拉曼报告分子的 Au@4-MBA@Ag 核壳纳米颗粒，并将其作为酶联免疫吸附检测（enzyme-linked immuno sorbent assay，ELISA）的信号输出。当有靶标流感病毒 H5N1 存在时，抗体修饰磁珠和表面增强拉曼散射（SERS）颗粒探针与靶标形成三明治结构。该芯片将反应试剂和反应操作自动化，减小了试剂体积，实现了 H5N1 流感病毒的快速、灵敏和线上一体化分析。

　　3）DMF 在核酸方面的应用

　　分析 DNA 样本或表征前，必须先进行分离和纯化。Sista 等[14]将注塑成型的聚碳酸酯和印刷电路板（printed circuit board，PCB）分别作为上下板，使用首款集成型盒式双平板 DMF 芯片从遗传损伤样本中提取出人类全基因组 DNA。首先将全血液滴和含有细胞裂解液的液滴混合，再引入含 DNA 捕获磁珠的液滴将细胞溶解产物中的 DNA 捕获。该芯片具有自动进样、易操作、反应区大的优点。

　　聚合酶链式反应（PCR）是通过控制温度和酶催化活性完成三步循环反应的过程。2010 年，Hua 等[15]开发了用于多路定量 PCR（quantitative PCR，qPCR）的全自动多通道 DMA 设备。该设备基于集成型盒式 DMF 芯片，将反应所需温度控制、磁响应模块和荧光检测设备集成到系统中。耐甲基氧西林金黄色葡萄球菌基因组 DNA 在体外通过磁珠提取并注入该装置，通过连续的磁珠富集，液滴移动和混合使得基因组 DNA 与 PCR 试剂混合，利用液滴在两个热源之间不断运动实现温度循环。该装置可以实现 4 路 qPCR 同时进行，通过简单的液滴操控实现了复杂的温度循环，能检测到相当于低至单个细胞基因组的样品量，扩增效率大于 94.7%。

　　4）DMF 在细胞分析、培养方面的应用

　　DMF 具有高灵活性和可寻址性，相较传统的微流控芯片更适用于细胞的培养和分析。2010 年，Barbulovic-Nad 等[16]首次实现了芯片上哺乳动物细胞的培养。通过在疏水上板表面滴加纤连蛋白得到局部亲水的结构，当液滴通过该结构时会产生子液滴。当含有细胞的液滴流过时，残留于子液滴中的细胞沉降并贴附于芯片表面，完成细胞消化、换液，培养时间达 5d 以上。Witters 等[17]使用湿法剥离（lift-off）技术改进了芯片上疏水表面局部亲水化的方法，实现了 DMF 芯片上黏附细胞的单细胞、多细胞及细胞团的表面固定。

随着单细胞分析的快速发展，研究人员也开始尝试在 DMF 上进行单细胞分析。Wheeler 等[18]首次开发了基于 DMF 的免疫细胞分析平台。上亲水板结构捕获细胞，注入试剂流经细胞对靶蛋白和磷酸化蛋白进行标记。取下上板进行后续染色和微阵列扫描，实现血小板来源生长因子受体（PDGFR）磷酸态的应激响应过程研究。2014 年，Rival 等[19]大量稀释细胞悬液后形成液滴得到 1～3 个细胞。磁珠捕获实现 mRNA 的捕获、纯化和一步实时荧光定量 PCR（quantitative real-time PCR，qRT-PCR）。该方法有望用于单细胞转录组测序文库的制备。

5）DMF 在药物筛选方面的应用

药物发现是一个费时、昂贵的过程，微流控系统低消耗、高通量、自动化的特点使其在药物筛选上具有较大的潜力。Garcia 等[20]报道了一种酶抑制剂的筛选方法。芯片的两个实际入口分别用于添加酶反应底物和抑制剂。二者会合后继续并行向前流动，抑制剂分子通过层流扩散在与流动方向相垂直的方向上形成浓度梯度。底物与固定在主通道内表面的酶反应被抑制剂抑制，通过测定产物荧光信号的降低可以计算抑制效率。该方法仅需要一种浓度的抑制剂溶液即可测出半数抑制浓度。

## 思 考 题

1. 一维纳米材料的制备方法有哪些?
2. 分析静电纺丝工艺过程中的影响因素。
3. 静电纺丝纺出来的膜不均匀，总是有条状的凸起，可能是什么原因造成的?
4. 在基于液滴的微流控系统中，怎样保证微液滴的稳定生成且不融合?
5. 液滴微流控技术的优势有哪些?
6. 查阅相关文件，列举 1～2 个数字微流控技术在生物分析方面的最新应用成果。

## 参 考 文 献

[1] Nunes J K, Tsai S, Wan J, et al. Dripping and jetting in microfluidic multiphase flows applied to particle and fibre synthesis. J Phys D: Appl Phys, 2013, 46: 114002.

[2] Cramer C, Fischer P, Windhab E J. Drop formation in a co-flowing ambient fluid. Chem Eng Sci, 2004, 59: 3045-3058.

[3] Thorsen T, Roberts R W, Arnold F H, et al. Dynamic pattern formation in a vesicle-generating microfluidic device. Phys Rev Lett, 2001, 86: 4163-4166.

[4] Seemann R, Brinkmann M, Pfohl T, et al. Droplet based microfluidics. Rep Prog Phys, 2012, 75:

016601.

[5] Gañán-Calvo A M. Generation of steady liquid microthreads and micron-sized monodisperse sprays in gas streams. Phys Rev Lett, 1998, 80: 285-288.

[6] Link D R, Anna S L, Weitz D A, et al. Geometrically mediated breakup of drops in microfluidic devices. Phys Rev Lett, 2004, 92: 054503.

[7] Nie J, Kennedy R T. Sampling from nanoliter plugs *via* asymmetrical splitting of segmented flow. Anal Chem, 2010, 82: 7852-7856.

[8] Abate A R, Weitz D A. Faster multiple emulsification with drop splitting. Lab Chip, 2011, 11: 1911-1915.

[9] Song H, Ismagilov R F. Millisecond kinetics on a microfluidic chip using nanoliters of reagents. JACS, 2003, 125: 14613-14619.

[10] Schneider T, Kreutz J, Chiu D T. The potential impact of droplet microfluidics in biology. Anal Chem, 2013, 85: 3476-3482.

[11] Hadd A G, Raymond D E, Halliwell J W, et al. Microchip device for performing enzyme assays. Anal Chem, 1997, 69: 3407-3412.

[12] Jambovane S, Duin E C, Kim S K, et al. Determination of kinetic parameters, $K_m$ and $k_{cat}$, with a single experiment on a chip. Anal Chem, 2009, 81: 3239-3245.

[13] Wang Y, Ruan Q, Lei Z C, et al. Highly sensitive and automated surface enhanced Raman scattering-based immunoassay for H5N1 detection with digital microfluidics. Anal Chem, 2018, 90: 5224-5231.

[14] Sista R, Hua Z, Thwar P, et al. Development of a digital microfluidic platform for point of care testing. Lab Chip, 2008, 8: 2091-2104.

[15] Hua Z S, Rouse J L, Eckhardt A E, et al. Multiplexed real-time polymerase chain reaction on a digital microfluidic platform. Anal Chem, 2010, 82: 2310-2316.

[16] Barbulovic-Nad I, Au S H, Wheeler A R. A microfluidic platform for complete mammalian cell culture. Lab Chip, 2010, 10: 1536-1542.

[17] Witters D, Vergauwe N, Vermeir S, et al. Biofunctionalization of electrowetting-on-dielectric digital microfluidic chips for miniaturized cell-based applications. Lab Chip, 2011, 11: 2790-2794.

[18] Ng Alphonsus H C, Chamberlain M D, Situ H, et al. Digital microfluidic immunocytochemistry in single cells. Nat Commun, 2015, 6: 7513.

[19] Rival A, Jary D, Delattre C, et al. An EWOD-based microfluidic chip for single-cell isolation, mRNA purification and subsequent multiplex qPCR. Lab Chip, 2014, 14: 3739-3749.

[20] Garcia E, Hasenbank M S, Finlayson B, et al. High-throughput screening of enzyme inhibition using an inhibitor gradient generated in a microchannel. Lab Chip, 2007, 7: 249-255.

# 第9章 纳米材料的化学合成

纳米材料的概念包括两层含义：其一是尺度上的，指尺寸在 1～100nm 尺度范围的物质结构，包括一维、二维、三维的体系，其物质单元包括团簇、纳米颗粒、纳米管、纳米棒、纳米线 (丝) 以及纳米尺寸的孔洞等；其二是性质上的，即纳米材料的物理化学性质相对于其体相物质发生了明显变化。这些具有独特性质的纳米结构具有重要的应用前景，推动了化学化工、环境检测与保护、生物医学及新能源等领域革新性的发展。

化学合成是由底至上构筑新型纳米材料的重要方法。随着纳米合成技术的飞速发展，各种各样的纳米结构得以制备，许多新的性质得以展现，并且诞生了诸多新的应用。无机纳米晶是一类重要的功能纳米材料，本章内容主要通过讲述无机纳米晶相关的成核、生长动力学与热力学原理，以及尺寸、形貌和表面依赖的物化性质，从而深入理解纳米材料的控制生长理论和应用基础。

## 9.1 纳米晶的成核生长理论

1950 年，美国化学家 V. K. LaMer 提出了单分散溶胶的理论、制备和形成机理，建立了单分散胶体生长的 LaMer 模型[1]。该模型一直沿用至今，对于纳米晶结构的化学合成具有重要的指导意义。

### 9.1.1 LaMer 模型

在采用溶液法合成纳米材料过程中，纳米晶的形成先后经历了单体形成、晶体成核与晶体生长。随着化学反应的进行，溶液中纳米晶的最小构筑单元——单体浓度快速升高，当单体浓度超过其过饱和度时，会爆发式成核析出，成核过程消耗大量单体使其浓度降低到过饱和浓度以下，随后溶液中剩余的单体扩散至晶核进行生长，最终尺寸变大形成纳米晶结构(图 9-1)。纳米晶的成核与生长涉及热力学与动力学平衡过程。

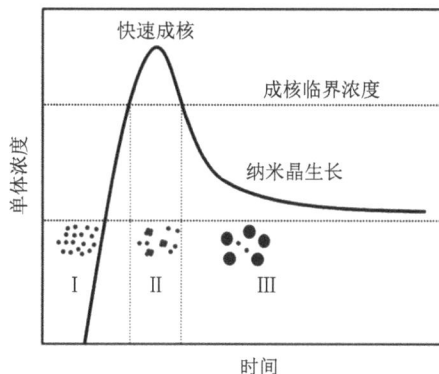

图 9-1　纳米晶成核生长的 LaMer 模型示意图[2]

## 9.1.2　成核临界尺寸

经典的成核理论源于 Gibbs、Volmer、Becker 和 Döring 等在研究水蒸气冷凝成液滴时提出的，这个理论同样适用于纳米晶成核。在均相溶液中的反应，成核是降低反应体系吉布斯自由能，从而达到热力学稳定状态的过程。成核过程中整个体系的吉布斯自由能改变量 $\Delta G$ 由表面自由能变 $\Delta G_S$ 和体积自由能变 $\Delta G_V$ 两部分组成。当将形成的纳米晶看作是半径为 $r$ 的一个球体，$\Delta G_S$ 是一个正值，其大小和 $r^2$ 成正比；$\Delta G_V$ 是一个负值，其大小和 $r^3$ 成正比。因此，成核过程中总体的吉布斯自由能改变为

$$\Delta G = \Delta G_S + \Delta G_V = 4\pi r^2 \gamma + \frac{4}{3}\pi r^3 \Delta G_v \tag{9-1}$$

式中，$\gamma$ 为界面张力；$\Delta G_v$ 为单位体积相变所带来的自由能改变。由于 $\Delta G_S$ 随半径 $r$ 增大而正向增大，$\Delta G_V$ 随着半径 $r$ 增大而负向增大，两者呈现相反的变化趋势，而最终 $\Delta G$ 只有小于零成核才会自发形成（根据热力学第二定律），因此，$\Delta G$ 存在最大值，对应成核临界尺寸 $r_c$。将式(9-1)取导数可得到：

$$\frac{d\Delta G}{dr} = 8\pi r \gamma + 4\pi r^2 \Delta G_v \tag{9-2}$$

令式(9-2)等于零，可得到成核临界尺寸 $r_c$ 为

$$r_c = \frac{-2\gamma}{\Delta G_v} \tag{9-3}$$

可以看出，成核临界尺寸 $r_c$ 与 $\gamma$、$G_v$ 密切相关。因此，成核临界尺寸代表了

晶核能够稳定存在的最小尺寸。当所形成的晶核小于其成核临界尺寸时，晶核会自发溶解降低其过高的自由能；而晶核尺寸超过成核临界尺寸时，晶核会继续生长变大，从而降低体系自由能。

### 9.1.3　纳米晶的生长与熟化

纳米晶的生长是体系达到热力学稳定和动力学平衡的过程。纳米晶成核以后，由于晶核尺寸极小、表面能大，为了稳定存在，纳米晶结构通过生长变大而降低自身表面能，从而达到热力学稳定的状态。在生长过程中存在两个相反的动力学过程，即结晶和溶解。一方面，单体从溶液中析出，扩散至纳米晶表面进行生长；另一方面，纳米晶表面会溶解形成单体，释放进入溶液中；当结晶速度和溶解速度相同时，达到动力学平衡状态。根据纳米晶生长需要同时满足热力学稳定和动力学平衡的要求，可以通过调控单体扩散速度和反应速率控制纳米晶尺寸和形貌。

在生长过程中，纳米晶的生长速率与其尺寸相关，小尺寸的纳米晶比表面积大，生长速率快；大尺寸的纳米晶比表面积小，生长速率慢；当反应体系成核以后，大小不同的纳米晶在生长过程中会自发实现尺寸聚焦。晶体成核、生长过程消耗大量的单体，当单体浓度非常低时会发生熟化。在经典的熟化过程中，较小尺寸的纳米晶易溶解形成单体，而较大尺寸的纳米晶继续生长，导致所得纳米晶的尺寸不一，分布较宽。

### 9.1.4　纳米晶的制备方法

溶液法制备纳米晶主要分为水相法和非水相法。其中，水相法制备纳米晶结构包括共沉淀法（coprecipitation）、微乳液法（microemulsion）、水热法（hydrothermal）和溶胶-凝胶法（sol-gel）；非水相法制备纳米晶主要是热分解法（thermal decomposition）。

共沉淀法是指在含有两种或多种阳离子的均相溶液中，加入沉淀剂，经沉淀反应后，得到成分均一的沉淀物。共沉淀法的优势是制备工艺简单，容易放大实现宏量制备，在金属氧化物纳米颗粒的制备方面具有独特优势。因此，该方法也是目前纳米材料制备中比较常用的方法。

微乳液法是由有机溶剂、水、表面活性剂和助表面活性剂在适当的比例下自发形成的各向同性、外观透明或半透明、热力学稳定的油包水分散体系。这些分散体系通常是一种水相纳米级液滴分布在油相中形成两相分散体系，可以看作是一个微反应器来制备纳米晶。在油相中分散的水相液滴发生物质交换和化学反应，从而使产物在水相中成核、生长，可以通过表面活性剂有效调控纳米晶的尺寸。微乳液法具有原料便宜、反应条件温和、制备过程简单的优势，缺点是用于乳化的表面活性剂的去除纯化过程较为复杂,并且所制备的纳米晶产率也较低。

水热法是在特制的密闭耐高压反应容器(水热合成高压反应釜)里,采用水溶液作为反应介质,通过对反应容器加热,加压(或自生蒸气压),创造一个相对高温、高压反应环境,使通常条件下难溶或不溶的物质溶解并且重结晶,进而进行无机纳米晶合成与材料处理的一种有效方法。水热法适用于制备各种形貌各向异性的纳米晶结构(如纳米线、纳米管等),所制备的纳米晶具有纯度高、晶粒发育完整、尺寸形貌可控等优点,但其制备需要长时间高温高压反应。

溶胶-凝胶法是指以含高化学活性组分的化合物为前驱体,在液相条件下将原料均匀混合,并进行水解、缩合反应,在溶液中形成稳定、透明的溶胶体系,溶胶经陈化胶粒间发生缓慢聚合,形成三维空间网格结构的凝胶,凝胶网络之间充满失去流动性的溶剂形成凝胶,凝胶经过干燥、烧结固化得到纳米结构的材料。溶胶-凝胶法适合制备金属氧化物纳米晶,这种方法具有产品均匀度高、纯度高、操作温度低等优点,但是制备过程中金属前驱体水解反应速率快,生长动力学过程难以控制。

尽管水相法合成纳米晶结构应用广泛,但是水相溶液黏度低、单体扩散速度快、反应速率快,导致反应的动力学控制非常困难;纳米晶的制备也容易受到溶液的酸碱性、反应温度和离子强度等的影响。同时,由于水相法合成反应温度低,所制备的纳米晶结晶度较低。

有机相高温热分解法是使前驱体在高黏度、高沸点有机溶剂中,高温热分解形成单体,随着单体浓度达到过饱和度后爆发式成核,最后在溶剂中进行扩散限制的生长。由于其反应体系黏度高,单体扩散速度慢,生长过程容易控制,所制备的纳米晶尺寸分布窄,其尺寸、组分、形貌均可控;同时体系反应温度高,纳米晶结晶度高。基于这些优势,近二十年来热分解法已经被广泛用于制备各种纳米晶结构(图9-2),如半导体量子点、磁性纳米材料等,并且该方法也被发展为热注入法("hot-injection")和恒速持续加热法("heat-up")两大类。

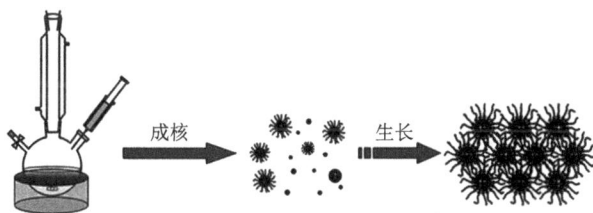

图9-2 热分解法制备纳米晶结构示意图

# 9.2　纳米晶的尺寸效应

当纳米晶尺寸小于某个特定的临界尺寸时，其物理化学性质可表现出与体相材料不同的性质。例如，量子尺寸效应、小尺寸效应使得纳米晶在磁、光、电、热等方面展现出独特的性质。深入理解纳米材料尺寸依赖的性质，一直是纳米科技的核心问题。

## 9.2.1　纳米晶的尺寸调控机理

通常制备单分散的纳米颗粒，应避免在生长过程中的二次成核，因此体系中的颗粒数量在成核阶段就已确定。当固体的总体积固定时，每个纳米晶颗粒的体积与最终颗粒数量成反比。成核后反应体系中的颗粒数量可以表示为

$$n_+^\infty = \frac{Q_0 V_m}{v_+} \tag{9-4}$$

式中，$n_+^\infty$ 为最终的颗粒数量；$Q_0$ 为成核结束后单体的供应速率；$V_m$ 为体系中固体的摩尔体积；$v_+$ 为成核结束后的体积增长速率(即纳米晶结构的生长速率)。从式(9-4)可以看出，纳米晶结构的尺寸控制有两种方式：①控制单体供应速率；②控制生长速率。在一个封闭系统中，单体供应速率指的是前驱体形成单体的速率，因此可以通过调控反应温度、改变前驱体浓度等手段控制单体供应速率；另一方面，调控温度和前驱体浓度同时也会影响单体扩散速度和反应速率，进而调控晶体生长速率。因此，纳米晶结构的尺寸调控主要通过控制反应体系的温度和反应前驱体浓度实现。

## 9.2.2　纳米晶尺寸依赖的性质

当纳米颗粒尺寸下降到某一值时，费米能级附近的电子能级由准连续状态变为离散状态，能隙变宽的现象，称为量子尺寸效应。

当纳米颗粒的尺寸与光波波长、磁畴长、电子平均自由程、德布罗意波长以及超导态的相干长度或透射深度等物理特征尺寸相当或更小时，晶体周期性的边界条件将被破坏；在非晶态纳米颗粒表面层附近原子密度减小，磁性、内压、光吸收、热阻、化学活性、催化性及熔点等和体相材料相比发生显著变化，这一般称为小尺寸效应。

纳米晶具有尺寸依赖的物理化学性质，制备尺寸可控的纳米晶有助于理解和揭示其尺寸依赖的性质。例如，无机半导体纳米晶，也称为量子点(quantum dots)，

是一类重要的发光材料。通过化学合成调控其尺寸与半导体的激子(电子-空穴对)玻尔半径尺度相当时,量子限域效应导致了离散(量子化)的能级水平[图 9-3(a)],其发射光表现为蓝移。量子点的带隙(带隙是价带最高占据的能级和导带最低未占据的能级之间的能量差)呈现尺寸依赖的性质,因此,通过调控其尺寸可以调控其发射光波长[图 9-3(b)]。基于这样的性质,量子点有望成为生物医学应用中的新一代光学探针[3]。

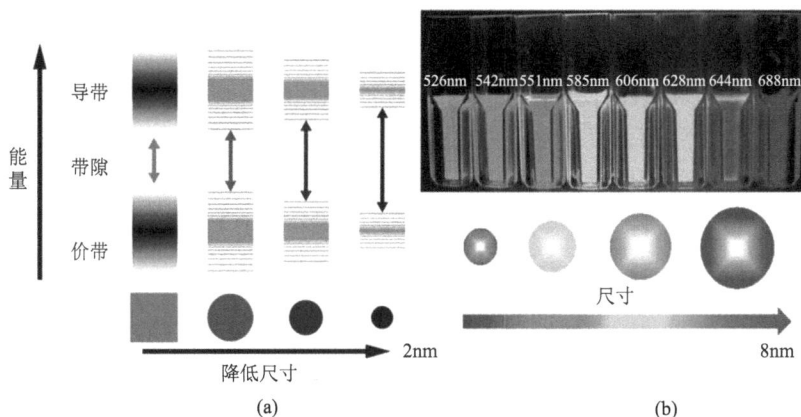

图 9-3 纳米晶尺寸依赖的物理化学性质[3]

(a)体相半导体(bulk semiconductors)和量子点的能量图; (b)尺寸依赖的 CdTe/ZnTe 核壳结构量子点的发光性质

磁性纳米材料也是一类重要的生物医用纳米材料。常见的磁性纳米材料大多是铁基、钴基、镍基的单质、合金和氧化物材料等。当磁性纳米晶的尺寸小于临界值时,原有的磁畴结构消失,所有的自旋磁矩通过铁磁耦合排列成一个方向,成为单畴磁铁。对丁球形的磁性纳米晶结构,达到单畴极限的临界尺寸(critical dimension, $D_c$)是

$$D_c \approx \frac{36\sqrt{AK}}{\mu_0 M_s^2} \tag{9-5}$$

式中,$A$ 为交换常数;$K$ 为有效各向异性常数;$\mu_0$ 为真空磁导率;$M_s$ 为饱和磁化强度。

大多数磁性纳米材料从多磁畴到单磁畴的 $D_c$ 范围在几十到几百纳米。随着磁性纳米材料尺寸的减小,其矫顽力变化规律如图 9-4 所示。对于多畴磁性纳米晶材料,随着尺寸减小矫顽力逐渐增大;但在单畴磁性纳米晶材料中,矫顽力随着尺寸减小而降低,因此单畴磁性纳米晶具有最大的矫顽力。

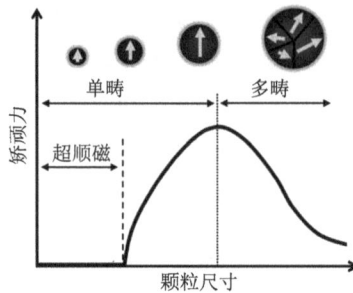

图 9-4　磁性纳米晶结构的矫顽力随其尺寸变化规律[2]

　　随着磁性纳米晶尺寸减小(图 9-4)，热能 $k_BT$($k_B$ 为玻尔兹曼常数，$T$ 为温度)开始与磁各向异性能 $KV$($V$ 为单畴磁性纳米晶的体积)相当，引起矫顽力下降。当磁性纳米晶尺寸进一步减小到临界值时，$k_BT$ 超过 $KV$。在这种状态下，这些磁性纳米晶表现出超顺磁性质，其矫顽力为零，但仍然具有较高的饱和磁化强度值。超顺磁纳米材料目前已经广泛应用于对比增强磁共振成像、磁热治疗及靶向药物递送等领域。

# 9.3　纳米晶的形貌效应

　　纳米晶具有多种形貌依赖的性质，如磁学性质、表面等离激元性质等。目前所制备的纳米晶包括球体、立方体、线状、管状、片状和星状等各种形貌结构。在化学合成中大多数是通过调控不同晶面的生长速率，实现差速生长，从而制备不同形貌的纳米晶。

## 9.3.1　纳米晶的形貌调控机理

　　与接近"球形"的热力学稳定的纳米晶相比，高度各向异性的纳米晶通常呈现出热力学亚稳态的高能形态。亚稳态纳米晶的形成需要通过反应动力学调控的生长机理。由于晶面的生长速率和表面能具有指数形式的依赖关系，高能面比低能面生长得更快，通过控制不同晶面的生长速率，可实现纳米晶各向异性生长。

　　纳米晶形状控制通常采用具有晶面选择性结合的配体分子来实现，根据动态溶剂化的概念，配体分子在纳米晶生长过程中在其表面进行交换。但是，不同的晶面交换速率不相同，引入配体分子选择性地结合在特定的晶面，可以有效降低这个晶面的生长速率，从而实现不同形状的纳米晶结构的制备[4]。

## 9.3.2 纳米晶形貌依赖的性质

贵金属纳米晶具有尺寸和形貌依赖的表面等离激元，表现出较强的局域表面等离激元共振吸收。表面等离激元共振是贵金属纳米晶结构与周围介质界面处的电子集体振动行为，振动能量是不连续的量子化能级。当入射光子频率与表面电子固有振动频率相同时则发生共振吸收。金纳米球、纳米棒和纳米笼展现形貌依赖的表面等离激元共振吸收特性，其吸收波长可以通过改变形貌参数实现调控(图 9-5)。基于表面等离激元共振特性的纳米晶结构已被广泛应用于双光子发光成像、光热治疗及光声成像等领域。

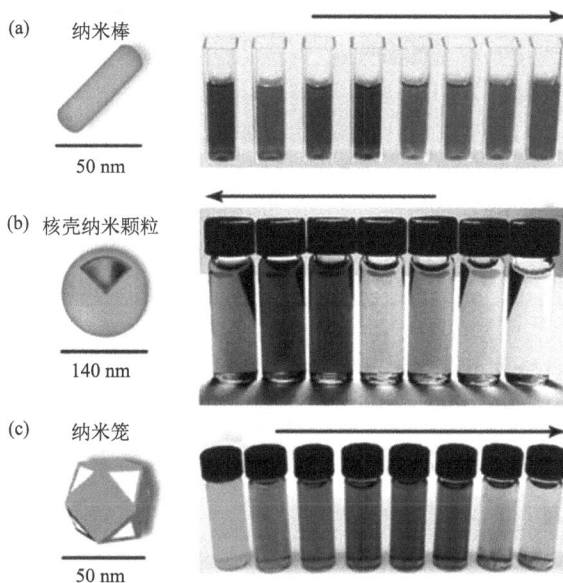

图 9-5 三种金纳米晶结构形貌依赖的光学性质[3]

(a)金纳米棒(箭头方向表示长径比增大)；(b)金-硅核壳结构纳米颗粒(箭头方向表示壳层厚度增加)；(c)金纳米笼(箭头方向表示纳米笼中金含量增加)

磁性纳米晶具有独特的形貌依赖磁学性质。以生物医学广泛应用的氧化铁纳米晶为例，常规的球形氧化铁纳米颗粒在室温下大多数表现出超顺磁行为，而当氧化铁纳米晶变成中空环状或者盘状时，则可出现涡旋磁结构。涡旋磁纳米晶是一种具有特殊形貌的纳米颗粒，如纳米盘、纳米环等，由于小尺寸边界效应和特殊的结构，其磁矩在面内沿顺时针(或逆时针)方向呈涡旋状分布，形成磁化闭合分布的独特多畴结构。以涡旋磁氧化铁纳米环为例(图 9-6)，在无外加磁场时，其磁化方向是沿环状结构形成涡旋态，磁化闭合分布导致颗粒之间磁吸引作用极小，故可形成稳定的磁流体；在有外加磁场时，会发生涡旋态向洋葱态的磁化转变，其饱和磁化强度等磁学性能与体相材料非常接近。鉴于其优异的纳米磁学特性，涡旋磁氧化铁在肿瘤的诊断和治疗，生物传感器，细胞分离，磁转染等领域展现了广阔的应用前景。

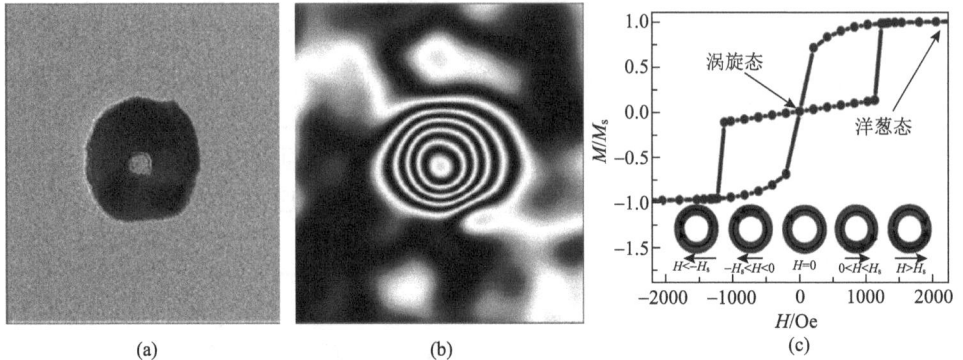

图 9-6　涡旋磁氧化铁纳米环的特性[5]

(a)透射电子显微镜图；(b)电子全息图，证实氧化铁纳米环中存在涡旋态；(c)磁化状态。$M.$ 磁化强度，$M_s.$ 饱和磁化强度，$M/M_s.$ 相当于归一化的磁化强度；$H.$ 外磁场强度；$H_s.$ 当达到饱和磁化强度时对应的外磁场强度

## 9.4　纳米晶的表面配体修饰

纳米晶因极小的尺寸而具有大的比表面积，这使得纳米晶表面配体效应在其物理和化学性质中扮演了重要角色。此外，表面配体也是纳米晶合成、加工和应用的重要组成部分，理解纳米晶表面的配体效应有助于进一步研究其性质。

### 9.4.1　纳米晶的表面配体

纳米晶的表面修饰在很大程度上决定了其水相分散稳定性和生物学安全性，因此，表面修饰对纳米晶的生物应用性能显得尤为重要。纳米晶表面修饰所需的配体一般由四部分组成（图 9-7），锚定基团（anchor）、稳定剂（stabilizer）、拴点（tether）和功能（function）区域[6]。锚定基团通过与纳米晶表面原有配体的疏水相互作用或通过配位键直接结合到纳米晶表面替换掉表面原有配体分子；稳定剂通常是聚乙二醇或两性离子等，它们结合水分子能力较强，赋予纳米晶亲水性并防止非特异性吸附；拴点是可以参与表面反应的活性基团，在配体交换后作为共价结合生物功能分子的位点；生物功能单元可提供靶向、治疗或传感功能。

### 9.4.2　纳米晶的表面修饰方法与作用

通常高温热分解法制备的纳米晶表面是疏水配体。常见纳米晶从油相转为水相的表面修饰方法主要有：配体交换法和配体加成法。配体交换法是采用亲水性配体分子直接交换纳米晶表面的疏水配体，这就要求配体的锚定基团和纳米晶表面离子的配位结合能力要强于表面原有配体的结合能力；同时配体分子还需要具有低毒性，确保所得水相纳米晶具有良好的生物安全性。配体加成法是将生物相容性良好的两亲性配体封装在纳米晶上，通过两亲性配体的疏水区域(锚定基团)与纳米晶结构表面疏水性配体之间的疏水-疏水相互作用实现加成，而其亲水区域暴露在外，确保修饰后纳米晶结构可以分散在水相中[2, 6]。

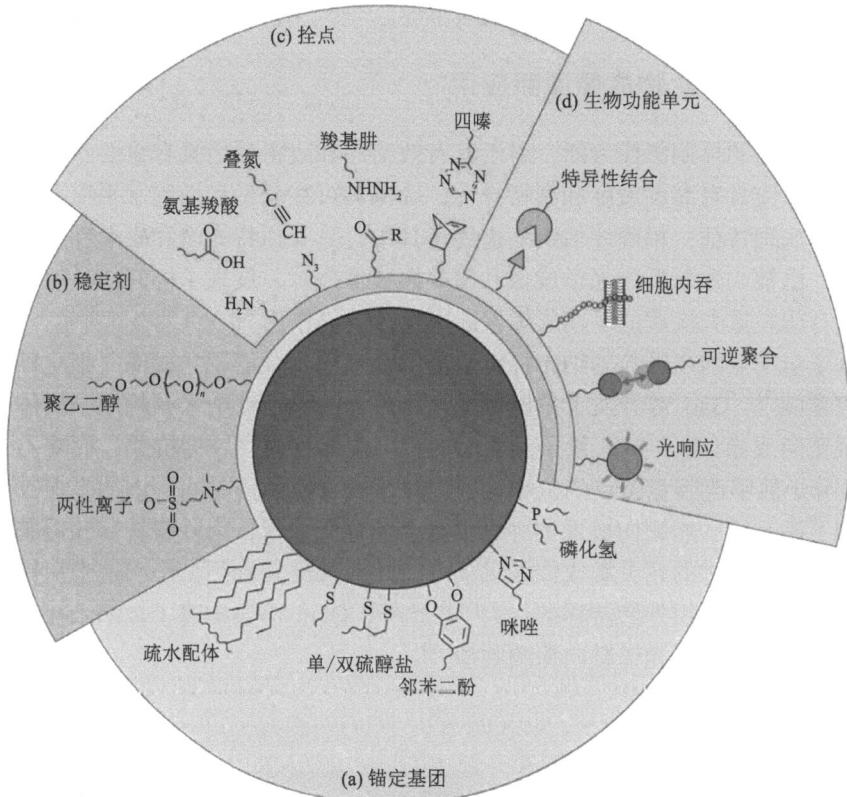

图 9-7　生物相容纳米材料表面配体的模块化设计[6]

在确保稳定的水相分散性和良好的生物相容性前提下，纳米晶结构表面修饰的另一个重要作用就是实现特定生物分子的靶向性。通过进一步修饰生物特异性分子，从而赋予纳米晶靶向作用。常见的纳米晶偶联靶向分子的方法包括：①羧二酰亚胺介导的氨基和羧基之间形成酰胺键的反应；②巯基和马来酰亚胺的加成反应；③铜催化叠氮化物炔烃的点击化学反应；④醛基和氨基生成亚胺的反应；⑤带正负电荷基团的静电相互作用、亲和素-生物素相互作用等非共价相互作用的偶联等[3]。

# 9.5　纳米材料的生物医学应用

纳米材料由于独特的物理化学性质，已在生物医学领域获得广泛应用。在恶性肿瘤和心脑血管疾病等重大疾病的诊断与治疗应用中，相比于传统的化学分子药物，基于纳米材料构建的分子探针和纳米药物展现了巨大的优势，如易功能化修饰、长循环时间、更高的靶向富集效率等。

## 9.5.1　纳米晶的生物成像诊断应用

恶性肿瘤的早期影像诊断，对于其有效治疗和改善预后具有重要意义。用于诊断的探针应具有高灵敏度和高特异性，确保其可在分子和细胞水平探测生物靶点，显示病理特征，精确评估疾病进展。其中，具有独特光学和磁学性质的纳米晶材料，已被构建新型的光学成像和磁共振成像探针，展现了极好的灵敏度和特异性，有望在重大疾病的早期影像诊断中发挥重要作用。

基于量子点纳米颗粒的纳米探针目前已被应用于肿瘤靶向成像、细胞标记和传感等领域[7]。Gao 等开发了三嵌段聚合物修饰的量子点纳米颗粒用于活体肿瘤高灵敏靶向成像(图 9-8)。量子点表面的靶向配体可识别肿瘤抗原，而聚乙二醇(PEG)分子能够改善量子点的生物相容性并延长血液循环时间。该纳米探针在活体实现了高灵敏肿瘤靶向成像和肿瘤细胞多色荧光成像，为肿瘤转移和侵袭过程中多个生物标志物的超灵敏成像提供了可能[8]。Voura 等利用量子点纳米探针示踪肿瘤细胞从肿瘤组织外渗转移的行为[9]。此外，Qian 等还构建了金纳米探针，用于表面增强拉曼散射光谱靶向探测肿瘤[10]。

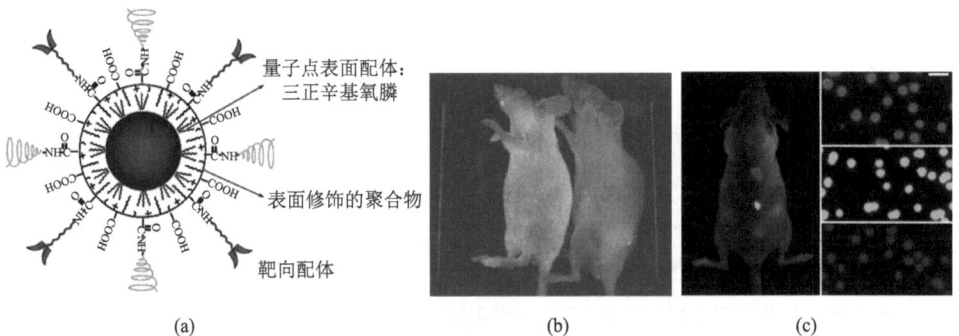

图 9-8　用于活体肿瘤高灵敏靶向成像的量子点纳米颗粒[8]

(a)多功能量子点纳米探针的结构示意图，量子点纳米颗粒表面由配体三正辛基氧膦、封装共聚物层、肿瘤靶向配体(如多肽、抗体或小分子抑制剂)和聚乙二醇组成；(b)量子点纳米探针活体肿瘤靶向成像；(c)高灵敏的量子点纳米探针活体多色荧光成像

　　磁共振成像是目前临床广泛使用的影像诊断技术，具有软组织分辨率高、无辐射危害等优势，但其灵敏度不足，在诊断中往往需要使用对比剂增强病灶成像信号。目前，超顺磁氧化铁纳米颗粒已获批用于临床磁共振肝脏 T2 增强成像[11]。鉴于其优异的安全性，基于氧化铁纳米晶构建的肿瘤磁共振成像探针层出不穷。Ghosh 等构建了以 M13 噬菌体为模板的氧化铁纳米探针，其中在噬菌体表面自组装氧化铁纳米颗粒可以增强磁共振信号，而噬菌体末端所设计的多肽作为靶向基团可以特异性结合肿瘤细胞表达的糖蛋白，实现了活体高灵敏前列腺肿瘤探测[12]。此外，近年来超小尺寸(小于 5nm)氧化铁颗粒成功制备，实现了氧化铁纳米对比剂从传统 T2 信号增强(图像变暗)到 T1 信号增强(图像变亮)的转变，该特性有望极大拓展纳米对比剂的临床应用[13]。基于超小氧化铁纳米颗粒构建的 T1 纳米对比剂已在兔子、比格犬和猕猴体内实现了长血循环、高分辨的血管成像[14,15]。超小氧化铁表面偶联肿瘤新生血管靶向的多肽，可以实现小鼠原位 2.2mm 的微小肝癌高灵敏检出[16]。在超小锰铁氧体纳米颗粒表面偶联肿瘤微环境靶向多肽，可构建转移瘤微环境特异性响应的纳米探针。该探针可在肿瘤组织微酸环境下激活锰离子释放并增强磁共振 T1 信号，实现了小鼠体内亚毫米级转移瘤的高分辨磁共振成像[17]。

## 9.5.2　纳米晶的抗肿瘤物理治疗应用

　　金、氧化铁等纳米晶可以将外部光、磁场等能量转换为热能，从而实现对肿瘤的物理热治疗，如光热疗、磁热疗等。与宏观热效应不同，纳米晶介导产生的局域微观热，可将热剂量靶向输送到细胞或者更小的亚细胞器，从而实现更精准的物理热疗，为肿瘤物理治疗提供了新技术和新策略。

　　贵金属纳米晶具有表面等离激元共振特性，可以吸收近红外光而产生局域热。肿瘤组织中分布的纳米晶，在光辐照下产生的热会诱导肿瘤细胞凋亡。Hirsch 等率先利用贵金属的表面等离激元共振性质发展肿瘤光热治疗，构建了二氧化硅纳米表面生长金纳米晶的核-壳结构，通过改变二氧化硅和金的比例，可以调控其表面等离激元共振吸收峰;同时,通过在其表面偶联抗人表皮生长因子受体-2(HER-2)抗体，将纳米晶靶向到癌细胞，实现高效的乳腺癌光热治疗[18]。Huang 等提出采用一氧化碳限制生长法，制备了厚度小于十个原子层的正六边形钯纳米片，通过制备不同大小的纳米片可调控其表面等离激元共振吸收峰位置，从而实现优异的光热效应，有效杀伤肝癌细胞[19]。

　　磁性纳米晶在交变磁场下会产生磁滞损耗，将磁场能转换为热能。目前基于超顺磁氧化铁纳米晶的磁热治疗已在欧洲获批用于临床脑胶质瘤的治疗。磁热转换效率是衡量纳米热疗剂产热性能的重要指标，与纳米晶磁学性能密切相关。因此，制备高磁热转换效率的磁性纳米晶是提高磁热治疗疗效的关键。通过改变磁性纳米晶尺寸可以改善其磁学性能，进而在一定程度上提高磁热转化效率。近期，通过调控组分和形貌，构建的交换耦合磁性纳米晶和涡旋磁纳米晶，可大幅提高磁热转换效率。Lee 等开发了核壳结构的 $CoFe_2O_4@MnFe_2O_4$ 交换耦合磁性纳米晶[20]；Liu 等开发了磁涡旋畴氧化铁纳米环，其磁热转换效率均超过 3000W/g[5]，有望实现低剂量、高效的肿瘤磁热治疗。

## 思 考 题

1. 相对于体相材料，纳米晶具有哪些优势？
2. 纳米晶的性质为什么会不同于体相材料？
3. 纳米晶表面修饰的作用是什么？
4. 简述纳米晶的光热和磁热机理？
5. 举例说明纳米晶的光学和磁学性质还会有哪些生物医学应用？

## 参 考 文 献

[1] LaMer V K, Dinegar R H. Theory, production and mechanism of formation of monodispersed hydrosols. J Am Chem Soc, 1950, 72(11): 4847-4854.

[2] Wu L, Mendoza-Garcia A, Li Q, et al. Organic phase syntheses of magnetic nanoparticles and their applications. Chem Rev, 2016, 116(18): 10473-10512.

[3] Chen G, Roy I, Yang C, et al. Nanochemistry and nanomedicine for nanoparticle-based diagnostics and therapy. Chem Rev, 2016, 116(5): 2826-2885.

[4] Yin Y, Alivisatos A P. Colloidal nanocrystal synthesis and the organic-inorganic interface. Nature, 2005, 437(7059): 664-670.

[5] Liu X L, Yang Y, Ng C T, et al. Magnetic vortex nanorings: a new class of hyperthermia agent for highly efficient *in vivo* regression of tumors. Adv Mater, 2015, 27(11): 1939-1944.

[6] Boles M A, Ling D, Hyeon T, et al. The surface science of nanocrystals. Nat Mater, 2016, 15(2): 141-153.

[7] Medintz I L, Uyeda H T, Goldman E R, et al. Quantum dot bioconjugates for imaging, labelling and sensing. Nat Mater, 2005, 4(6): 435-446.

[8] Gao X, Cui Y, Levenson R M, et al. *In vivo* cancer targeting and imaging with semiconductor quantum dots. Nat Biotechnol, 2004, 22(8): 969-976.

[9] Voura E B, Jaiswal J K, Mattoussi H, et al. Tracking metastatic tumor cell extravasation with quantum dot nanocrystals and fluorescence emission-scanning microscopy. Nat Med, 2004, 10(9): 993-998.

[10] Qian X, Peng X H, Ansari D O, et al. *In vivo* tumor targeting and spectroscopic detection with surface-enhanced Raman nanoparticle tags. Nat Biotechnol, 2008, 26(1): 83-90.

[11] Wahsner J, Gale E M, Rodríguez-Rodríguez A, et al. Chemistry of MRI contrast agents: current challenges and new frontiers. Chem Rev, 2018, 119(2): 957-1057.

[12] Ghosh D, Lee Y, Thomas S, et al. M13-templated magnetic nanoparticles for targeted *in vivo* imaging of prostate cancer. Nat Nanotechnol, 2012, 7(10): 677-682.

[13] Zhang H, Li L, Liu X L, et al. Ultrasmall ferrite nanoparticles synthesized *via* dynamic simultaneous thermal decomposition for high-performance and multifunctional $T_1$ magnetic resonance imaging contrast agent. ACS Nano, 2017, 11(4): 3614-3631.

[14] Lu Y, Xu Y J, Zhang G, et al. Iron oxide nanoclusters for $T_1$ magnetic resonance imaging of non-human primates. Nat Biomed Eng, 2017, 1(8): 637-643.

[15] Shin T H, Kim P K, Kang S, et al. High-resolution $T_1$ MRI *via* renally clearable dextran nanoparticles with an iron oxide shell. Nat Biomed Eng, 2021, 5(3): 252-263.

[16] Jia Z, Song L, Zang F, et al. Active-target $T_1$-weighted MR imaging of tiny hepatic tumor *via* RGD modified ultra-small $Fe_3O_4$ nanoprobes. Theranostics, 2016, 6(11): 1780.

[17] Li Y, Zhao X, Liu X, et al. A bioinspired nanoprobe with multilevel responsive $T_1$-weighted MR signal-amplification illuminates ultrasmall metastases. Adv Mater, 2020, 32(4): 1906799.

[18] Hirsch L R, Gobin A M, Lowery A R, et al. Metal nanoshells. Ann Biomed Eng, 2006, 34(1): 15-22.

[19] Huang X, Tang S, Mu X, et al. Freestanding palladium nanosheets with plasmonic and catalytic properties. Nat Nanotechnol, 2011, 6(1): 28-32.

[20] Lee J H, Jang J, Choi J, et al. Exchange-coupled magnetic nanoparticles for efficient heat induction. Nat Nanotechnol, 2011, 6(7): 418-422.

# 第 10 章　自组装微纳加工

自组装是一个过程，指的是原本无序的系统在没有外部的干预下，由于系统内组分间特定的相互作用力而组装成有组织的结构或图案。随着纳米技术的兴起，出现了一种基于纳米材料的自组装技术，该技术已经成为"自下而上"制备微纳结构的重要方法。自组装技术制备的微纳结构具有高度有序、尺寸可控、廉价等优点。根据自组装单元的类型和尺寸，可以将自组装分为原子、分子(包括小分子和聚合物大分子)、纳米材料和微米级组分的自组装等。自组装技术制备的微纳结构在生物医学、化学、光电器件等方面具有重要的潜在应用。

## 10.1　高分子自组装

### 10.1.1　嵌段共聚物自组装

嵌段共聚物作为一种特殊的线形共聚物，由化学结构不同的链段交替聚合而成，并集多种聚合物的优良性质于一体。这种聚合物具有分子量可控、分布较窄、分子结构和组成可设计等特点。在超薄薄膜中，嵌段共聚物表现出极为规则和精细的纳米图案，作为一种很有希望的蚀刻掩模，可作为纳米光刻中新的、简便的缩小尺寸的方法。

#### 1. 嵌段共聚物胶束化自组装

在溶液中，两亲性分子可自组装生成包括亲水性壳和亲脂性核两部分的超分子有序聚集体——胶束。用于构建胶束的嵌段共聚物由亲水和疏水单体聚合而成，其中，亲水嵌段多为具有生物相容性的共聚物，如聚乙二醇、聚氧乙烯、聚乙烯吡咯烷酮等；疏水嵌段多为可生物降解的共聚物，如聚乳酸、乳酸-羟基乙酸共聚物、聚 $\varepsilon$-己内酯、聚苄基天冬氨酸、聚苄基谷氨酸等，也有不可降解的聚苯乙烯、聚异丙基丙烯酰胺等。此外，也有三嵌段的亲水-疏水-亲水共聚物作为胶束组装的材料。

嵌段共聚物胶束形成的形貌取决于同种和异种链段间的作用力。依据热力学定律，核壳界面的表面自由能较小时，胶束更稳定，此时胶束收缩，界面积缩小，亲水端的空间排斥力增大；界面张力和空间排斥力相互制约，使胶束不能无限的聚集或舒张，从而形成具有稳定粒径的胶束体系。嵌段共聚物在纳米尺度上相分离，其固有长度尺度由组分的分子量决定，结构由其相对体积分数决定。根据胶束亲水-疏水嵌段长度的不同，可将胶束分成星形胶束和平头胶束两种。若亲水端长度大于疏水端，则形成星形胶束；若亲脂嵌段大于亲水嵌段，则形成平头胶束。

### 2. 嵌段共聚物复合自组装

#### 1) 嵌段共聚物图案取向生长自组装

在熔体中，聚合物链 A 和 B 具有化学性质不同的双嵌段共聚物，且它们可自发地自组装成数十纳米长的有序畴。其有序性取决于聚合总数 $N$、A 的分数 $f_A$ 和 A-B 段与段相互作用参数 $x$。对于足够大的 $xN$ 和足够小的 $f_A$，块状有序结构是 B 中 A 球体的体心立方(body center cubic，bcc)阵列。使用标准光刻和化学蚀刻技术，$SiO_2$ 层在硅基底上沉积形成一系列交替的平台，平台之间区域用于提供额外的侧面，从侧面可以发生图案化取向生长。如图 10-1(a)的原子力显微镜(AFM)图所示，单层球形微畴的排列可以通过沟槽的物理限制来引导。使用自组装图案作为蚀刻掩模来制备用于高密度数据存储的位图案介质时，由于更大的纵横比，垂直于基底表面的圆柱形微畴优于球形微畴。由于聚苯乙烯(PS)和聚甲基丙烯酸甲酯(PMMA)畴之间的蚀刻对比度很高，具有圆柱形微畴的 PS-$b$-PMMA 已被证明是一个很好的备选材料。然而，由于硅基底的 PMMA 和 $SiO_2$ 表面之间的界面能低于 PS 和 $SiO_2$，因此 PMMA 圆柱体倾向于与沟槽平行，如图 10-1(b)所示。

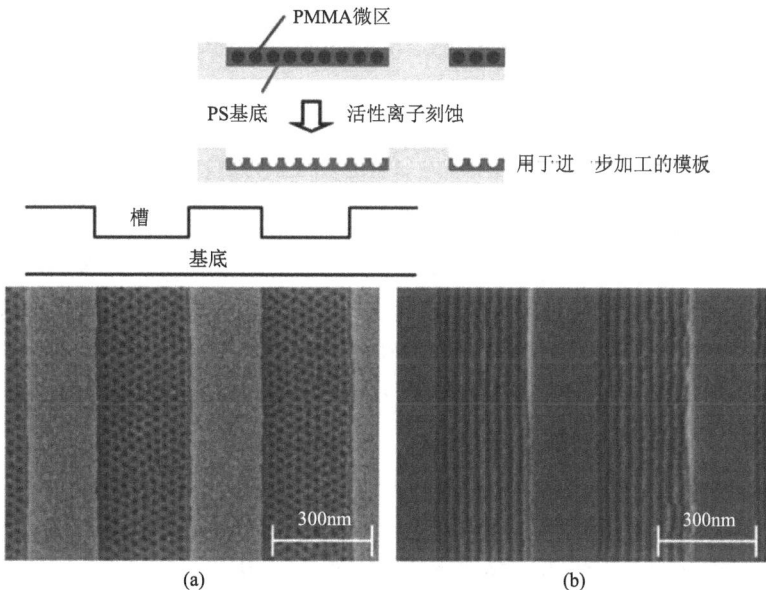

图 10-1　PS-$b$-PMMA 球形(a)和圆柱形(b)微畴的 AFM 图[1]

在实际应用中，应避免在图案中形成缺陷。在阵列中，沟槽壁排列圆柱形微畴的效果，随着与沟槽壁距离的增加而逐渐消失。利用短程相互作用可以更有效地消除自组装图案中的缺陷。使用纳米级形貌元素（柱）阵列是一个好的解决方案，这些元素具有光刻技术给出的长程顺序，并充当嵌段共聚物（block copolymer，bcp）少数域而不是沟槽的替代物。稀疏二维（two-dimensional，2D）柱阵列的基底由扫描电子束光刻技术创建，成功地将自旋涂覆 PS-$b$-PDMS 薄膜的 PDMS 球形微区排列成六角形阵列，其间距为柱间距的三分之一，如图 10-2 所示，其中展示了接枝 PS 的柱的情况。因为球体的畴间距是柱间距的三分之一，所以球体的自组装阵列的密度是基底图案的 9 倍。因此，这项技术将在纳米光刻应用中发挥作用，包括形成高密度微电子结构。

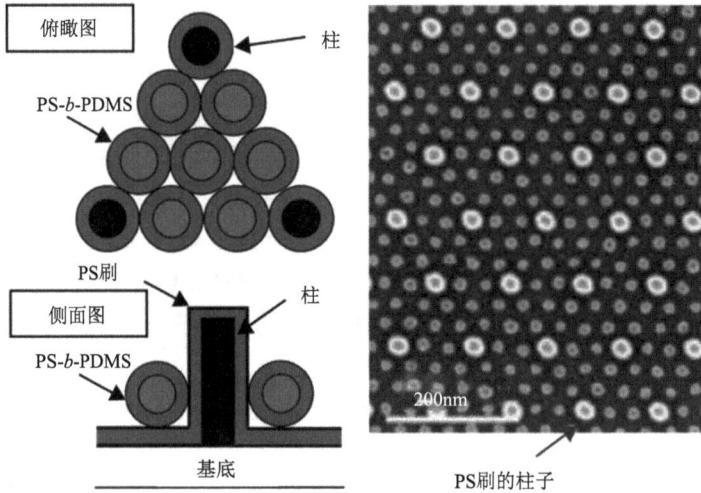

图 10-2  通过柱型阵列图案取向生长自组装的圆柱形微畴的俯视 SEM 图[2]

2) 嵌段共聚物化学取向生长自组装

在嵌段共聚物化学取向生长自组装中，自组装微畴通过化学预图案化模板表面能的差异进行定向组装。作为化学取向生长自组装的典型示例，图 10-3 显示了 PS-$b$-PMMA 的化学取向生长自组装示意图，并形成了 PMMA 的六角密排圆柱微畴。在基底表面制备放置在六角形晶格上的点。化学图案的点尺寸和畴间距 $d_{pre}$ 与 PS-$b$-PMMA 微畴结构的 $d_0$ 相同。已知点的表面比 PMMA 具有更低的表面能，而周围的基质被 PS 调节为优先润湿。当 PS-$b$-PMMA 自组装微畴结构时，PMMA 柱以最小化膜的自由能组装在点区域上。

尽管上述嵌段共聚物化学取向生长自组装的应用描述为一一对应或 $d_{pre}=d_0$，但该技术也可应用于稀疏化学模板图案的密度倍增 $d_{pre}=nd_0$（$n$ 为整数）或频率倍增。图 10-4 显示了六边形晶格图案的 9 倍密度倍增（$d_{pre}=3d_0$）。如图 10-4(a) 所示，化学模板通过电子束抗蚀图案制备，$d_{pre}$=72nm 对应于 $d_0$=24nm 的 3 倍。图 10-4(b)显示了 PS-$b$-PMMA 薄膜在化学模板上的自组装结构。长程有序的自组装结构由无缺陷的模板模式引导。bcp 的自组装可以诱导化学预模式的插值，并实现 9 倍的密度倍增。应该指出的是，密度倍增工艺是一种很有前途的技术，可以突破当前光刻技术的限制，达到更高的尺寸精度。

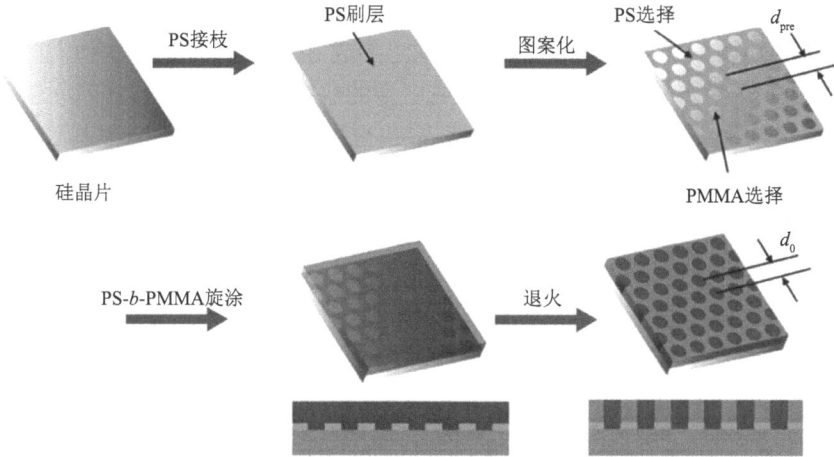

图 10-3　以垂直定向的圆柱形微畴为例展示嵌段共聚物微相分离结构及嵌段共聚物光刻工艺的示意图[3]

$d_{pre}$=72nm；$d_0$=24

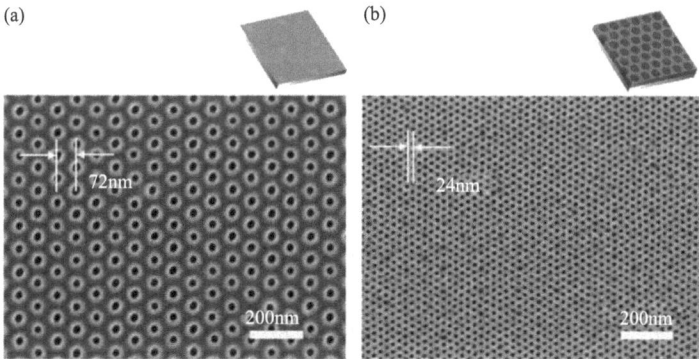

图 10-4　六边形晶格图案的密度倍增示意图[4]

(a)电子束抗蚀模板的俯视 SEM 图，用于在化学预图案化模板的硅晶片表面上图案化 PS 接枝层；
(b)在化学预图案化模板上垂直自组装的 PS-$b$-PMMA 柱状结构的俯视 SEM 图

## 10.1.2　脱氧核糖核酸自组装

脱氧核糖核酸(DNA)是一种生物遗传物质，其分子的双螺旋本质上是纳米尺度的结构，直径为 2nm，螺旋重复序列长度为 3.4nm(10.5 个碱基对)。由于分子序列的可编辑性，DNA 已成为一种制造纳米材料的常用构建模块。Seeman 被认为是 DNA 纳米技术领域的创始人，他在 1982 年提出了利用 DNA 作为自下向上自组装的结构材料的可能性，可寻址的一维(1D)、二维(2D)和三维(3D)的 DNA 构建模块已被制造出来，其在纳米电子学、生物传感和计算方面的应用也得到了发展。

### 1. 基于 DNA 分子的二维自组装结构

线型 DNA 双螺旋结构域很简单，缺乏形成 2D 和 3D 构建模块所需的结构复杂性。从一个焦点辐射出三个、四个或更多的双螺旋臂的分支连接基元被设计用于 DNA 分子的 2D 结构自组装。四臂连接(也称为双交叉)是在自然基因重组复合体中发现的 Holliday 连接的结构类似物。根据交叉对的数量、方向和布局，可以使 DNA 组装成非共面结构。该结构由多个交叉连接在一起，从而可以进一步自组装成各种结构域，如周期性的 2D 晶格、DNA 纳米带和纳米管等，如图 10-5 所示。

### 2. 基于 DNA 分子的三维自组装结构

在 DNA 分子的二维自组装结构图案进一步复杂化的基础上，由 Winfree 首创的一种替代策略，能够使用非常小的贴图集在大型格上生成复杂的模式。这种方法被称为算法组装，它利用局部的、构建模块到构建模块的交互来创建复杂的模式。这些二维纳米结构所展示的分子水平控制代表了开发基于 DNA 的可控系统的重要一步。然而，纳米医学和纳米机器人的许多应用需要额外的能力，包括受控的 3D 组装和运动。通过自组装可以制造 DNA 三维物体(图 10-6)，如立方体、八面体、十二面体和巴基球等。

在使用复杂的 2D 和 3D DNA 构建模块进一步组装时，构建模块的纯化及组装都更加困难。有核组装作为一种新的支架自组装方法，解决了相关的问题。使用单链 DNA 作为分子支架，并使用多个小短纤维链将支架折叠成可寻址的形状。一个早期的例子是在 1999 年作为计算目的研究的，原型是二维条形码晶格[图 10-7(a)]。2004 年，Shih 等提出的 3D 四面体进一步表明，一个 1669 核苷酸长的单链 DNA 只要加上 5 条短 DNA 链就可以折叠成其设计的纳米级形状[图 10-6(b)]。Rothemund 提出了一种更通用、更强大的方法，其中使用了一条 7.3kb 的单链 M13 病毒基因组支架链和大约 200 条短链，以生成各种复杂的 2D 构建模块[图 10-7(b)和(c)]。这种被称为 DNA 折纸的策略也证明了二维结构的可寻址性，通过在特定的短纤维股上附加茎环结构来激活分子结构上所需的像素[图 10-7(b)和(c)]。目前，已经建立了许多 DNA 折纸结构，如海豚形状的折纸。折纸需要大量独特的短纤维链，这增加了初始实验开发的费用。然而该方法是可用的，它具有高像素密度，并提供了高组装率，为组装更复杂的可寻址结构提供了很大的潜力。

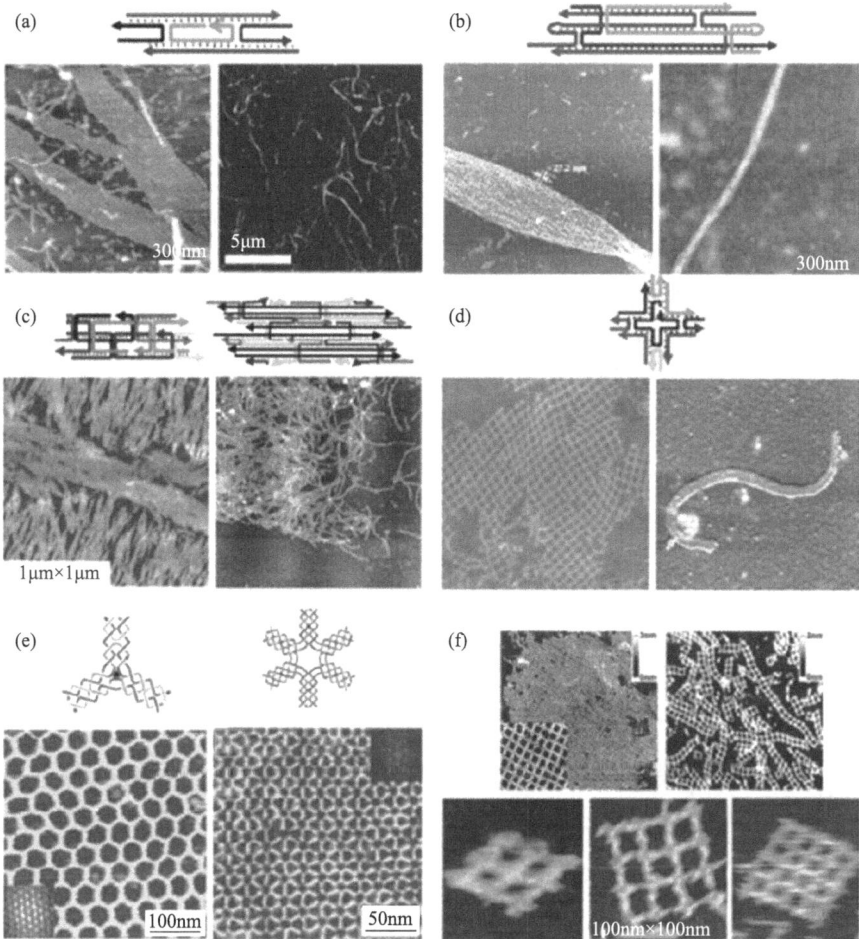

图 10-5　DNA 纳米制造中常用的构建模块示意图[5]

(a)形成的二维阵列和管的 DNA 双交叉复合体和 AFM 图；(b)DNA 三重交叉复合体和产生的二维阵列和管；(c)3-螺旋束和 6-螺旋束 DNA 结构复合物及二维晶格和纳米管的 AFM 图；(d)4×4 交叉构建模块及由此产生的纳米网格和纳米带结构；(e)二维晶体 DNA 阵列的三点星形和六点星形图案和 AFM 图；(f)基于跨结构系统增加了复杂性和定义了尺寸的 DNA 纳米阵列：由 2 结构系统(上)、分子钉板、4×4 和对称 5×5 阵列(下，从左到右)组装的纳米网格和纳米轨道

　　DNA 纳米技术的惊人发展始于 Seeman 的假设。从那时起，这一领域的工作人员可用的工具已经拓展到包括一个相当大的 DNA 库的可编程纳米结构单元的化学和几何图形。设计原则已经被充分理解，具有新颖、任意形状的 DNA 纳米结构现在可以在短短几周内从概念变成现实。

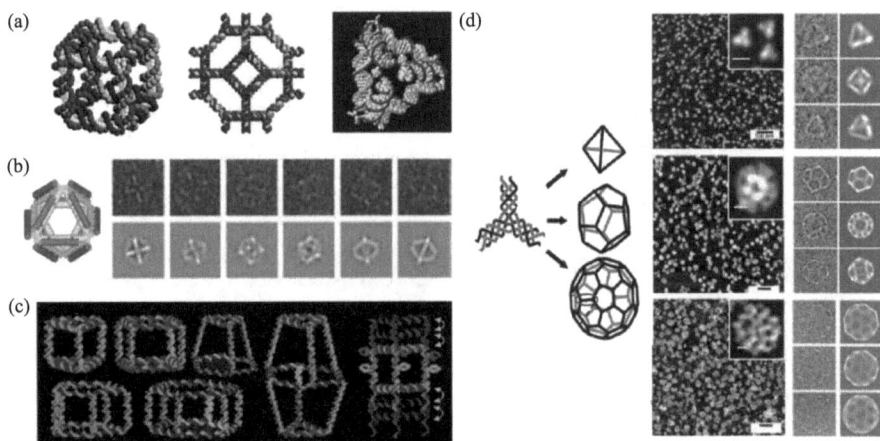

图 10-6　通过 DNA 自组装形成的三维结构[6,7]

(a) DNA 分子具有一个立方体、一个八面体和一个四面体的连通性；(b) 从 1669 核苷酸 DNA 设计 DNA 八面体和冷冻电子显微图像的单个八面体粒子相应的投影 3D 图；(c) 由单链 DNA 和环状 DNA 的三角形、正方形、五角形和有机顶点六角形生成的三维三角棱镜、正方体、五聚体和六聚体棱镜、异质棱镜和双棱镜；(d) DNA 四面体、十二面体和由三点星图案组合而成的巴基球

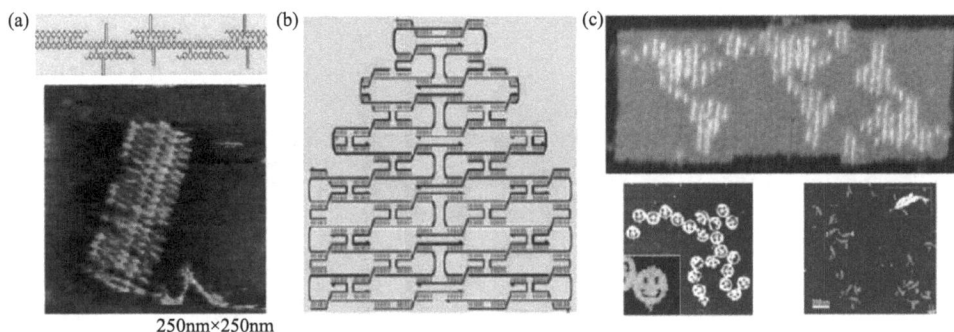

250nm×250nm

图 10-7　有核 DNA 自组装和支架折纸[8]

(a) 01101 条形码格子沿支架 DNA 链自组装；(b) 通过将支架股(黑色)与短纤维股(颜色)折叠形成的任意形状的示意图；(c) 各种实验验证的折纸结构的 AFM 图

# 10.2　胶体自组装

## 10.2.1　胶体间的相互作用

### 1. 静电相互作用

静电作用是化学键——离子键形成的本质，包括静电引力和静电斥力。离子键是原子得失电子后生成的阴阳离子之间靠静电作用而形成的化学键。因为静电引力没有方向性，阴阳离子之间的作用可在任何方向上，所以离子键没有方向性。只要

条件允许，阳离子周围可以尽可能多地吸引阴离子，反之亦然，离子键没有饱和性。不同的阴离子和阳离子的半径、电性不同，所形成的晶体空间点阵也不相同。

### 2. 范德瓦耳斯力和 DLVO 理论

分子间作用力，又称范德瓦耳斯力(van der Waals force)，是存在于中性分子或原子之间的一种弱碱性的电性吸引力。分子间作用力(范德瓦耳斯力)有三个来源：①极性分子的永久偶极矩之间的相互作用；②一个极性分子使另一个分子极化，产生诱导偶极矩并相互吸引；③分子中电子的运动产生瞬时偶极矩，它使邻近分子瞬时极化，后者又反过来增强原来分子的瞬时偶极矩，这种相互耦合产生静电吸引作用。这三种力的贡献不同，通常第三种作用的贡献最大。

DLVO(Derjaguin-Landau-Verwey-Overbeek)理论是一种关于胶体(溶胶)稳定性的理论，是带电胶体溶液理论的经典解释。该理论定量地解释了水状分散体系的聚集，并描述带电表面通过液体介质相互作用的力，结合了范德瓦耳斯引力和由所谓的双反离子层引起的静电斥力的效应。在理论中，他们认为溶胶在一定条件下能否稳定存在取决于胶粒之间相互作用的位能。总位能等于范德瓦耳斯吸引位能和由双电层引起的静电排斥位能之和。这两种位能都是胶粒间距离的函数，吸引位能与距离的六次方成反比，而静电的排斥位能则随距离按指数函数下降。这两种位能之间受力为范德瓦耳斯吸引力和静电排斥力。这两种相反的作用力决定了胶体的稳定性。

### 3. 疏水相互作用

疏水相互作用是通过疏水物的疏水基与水相互排斥而发生的，疏水基一般是非极性基。这种作用使疏水基相互靠拢，同时使水分子相互集中并更大程度地结构化。

## 10.2.2　胶体成核理论

经典成核理论：均相成核作用是在过饱和溶液中，组成沉淀物质的离子(又称构晶离子)由于静电作用而缔合，自发地形成晶核。晶核的形成分为两种情况：一种是均相成核作用；另一种是异相成核作用。一般而言，均相成核的能力(形成晶核的数目)是随着溶液过饱和程度的增大而增大的。异相成核是指分子被吸附在固体杂质表面或熔体中存在的未破坏的晶种表面而形成晶核的过程。

## 10.2.3　胶体纳米球自组装

将结构单元自组装成有序结构，关键在于精确控制其大小、形状和表面特性。自组装的主要目标是合成具有特定尺寸和形状的胶体颗粒，并通过化学手段调控其表面性质(如电荷、疏水性、亲水性及功能性),从而控制颗粒之间的吸引力和排斥力。这种调控使得胶体颗粒能够在多个维度上自发组装,形成具有特定功能和效用的物理或生物系统。

在没有外界影响的情况下,胶体的静态自组装由能量最小化驱动,形成稳定的静态平衡结构。然而,当存在外界影响时,动态自组装系统可能占据主导地位。这种系统能够适应周围环境的变化,只要持续有能量输入,系统就能维持稳定;一旦能量输入停止,系统就会因失去能量最小化的支撑而解体。生物体是动态自组装的典型例子。生物体通过吸收环境中的能量来维持低熵状态,只有当能量以食物和热量的形式持续输入时,生物体与环境之间的熵梯度才能保持稳定。一旦这种能量流动中断,生物体就会逐渐解体。因此,自组装可以分为静态自组装和动态自组装两种主要类型,如图 10-8 所示。

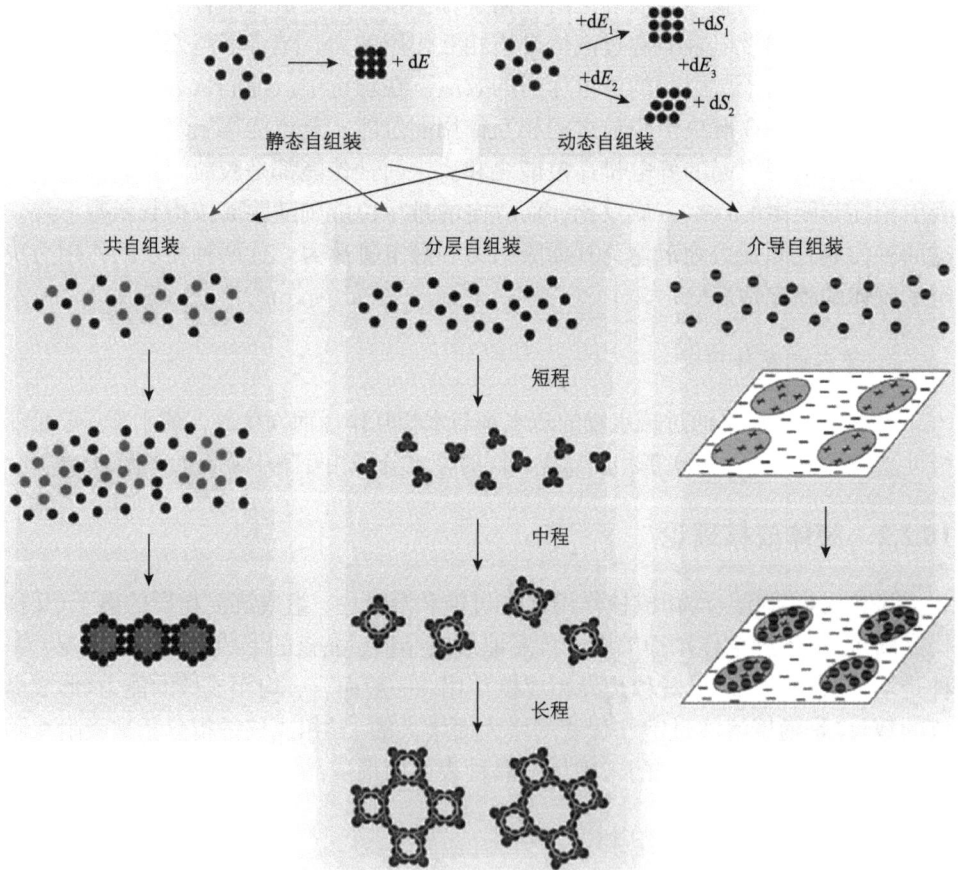

图 10-8　静态和动态自组装的图形呈现,以及它们与共自组装、分层自组装和介导自组装的关系[9]

$dE$ 表示能量变化;$dS$ 表示熵变

静态自组装和动态自组装过程还可以进一步细分为共自组装、分层自组装和介导自组装，如图 10-8 所示。然而，动态的共自组装、分层自组装或二者并存的情况模糊了它们之间的界线。例如，人类有机体这样的复杂系统通常兼具上述所有类别的特征，是在多个层次上，通过定向的方式，将两种或多种不同的结构单元逐步组装成一个有序的、具有特定功能的复杂结构的典型例子。

### 1. 溶剂蒸发过程中的自组装

让一滴稀释的胶体纳米球悬浮液在基底上扩散，当溶剂蒸发后，将获得有序的 2D 六角紧密堆积(hexagonal close packed，HCP)胶体晶体。有学者通过显微镜观察了溶剂蒸发过程中形成的自组装 2D 胶体晶体的动力学，发现当溶剂层的厚度大约等于纳米球的直径时，有序开始。其中毛细力和纳米球的对流传输是主导自组装过程的主要因素，且获得的阵列的顺序和质量受到溶剂蒸发速率和弯月面形状的显著影响。通过精确控制系统的温度和湿度，缓慢且均匀的溶剂蒸发过程可以提高所得样品的质量。通过适当控制水分蒸发和基质提取的速率，可获得厘米大小、均匀的 2D 胶体晶体。

### 2. 旋涂过程中的自组装

旋涂法是一种快速、重复性好的制备二维胶体晶体的方法。在旋涂过程中，溶剂以高剪切速率流过基底，而胶体纳米球则快速密集地堆积在基底上。胶体晶体的质量和厚度受旋转速度、胶体悬浮液浓度、悬浮液流变性、基质润湿性以及基质和纳米球之间不同电荷的影响。最近的研究表明，在挥发性溶剂中旋转包覆胶体纳米球可以制备晶圆级的胶体晶体薄膜。通过旋涂法，还获得了胶体晶体的复杂结构，如二元胶体晶体和 HCP 胶体晶体。

### 3. 接口处的自组装

在表面改性以增强表面疏水性之后，胶体纳米球打算移动到气液界面，在那里它们自组装形成 2D 胶体晶体膜。随后，这些 2D 胶体晶体可以转移到基底上。这些过程也可以通过成熟的 Langmuir-Blodgett 技术来实现。在典型的程序中，胶体纳米球通过扩散剂扩散到液体表面。溶剂蒸发后，纳米球在大面积上形成高度有序的漂浮单层。由此产生的漂浮单层首先被屏障压缩成紧密堆积的单层，然后沉积到接收基底上。无论表面极性、粗糙度或曲率如何，气液界面上的 2D 胶体晶体都可以转移到多种基底上。

### 4. 电场中的自组装

在电泳沉积中，胶体纳米球的分散被限制在两个电极之间，纳米球的自组装发生在电极界面上。外加电压诱导纳米球向电极移动，使其与外加电场对齐。有报道显示，通过增加纳米球和电极之间的吸引力，这些纳米球可以永久地附着在表面上。研究表明，交变电场也可以诱导 2D 胶体晶体的形成。在一个典型的实验中，聚苯乙烯(PS)微球的水悬浮液作为电极被密封在两块导电氧化铟锡(ITO)玻璃之间的玻璃池中。当施加交变电场时，胶体微球通过电场诱导的流体流动传输到电极表面。胶体微球在细胞底部自组装成二维六角胶体晶体。基于这种方法，研究人员考察了频率、场强、温度、盐浓度和粒度对二维组装的影响，并探索了交变电场驱动下的胶体组装行为和机理。这样可以控制电场诱导的自组装，以便在相对大面积的胶体晶体中实现高水平的完美结构。

# 10.3　自组装技术展望

通常，纳米结构材料由于尺寸小以及相邻单元之间的相互作用而具有独特的性质。自组装技术制备的纳米结构阵列具有多样性和灵活性，在光学、生物科学、微电子工程等领域有着广泛的应用。这些纳米结构阵列的特征尺寸和周期与光子应用相兼容，在光子应用中，无缺陷阵列具有高度的灵活性有望得到进一步发展。尽管自组装技术与纳米制造技术相结合已经取得了巨大成就，但用于微纳制造的自组装技术还远未发展成熟。其中，微纳制造的自组装技术的关键是可控的高效自组装技术和用于自组装组件的低成本量产技术。

## 思　考　题

1. 自组装技术的优点及缺点有哪些？
2. 用于自组装的嵌段共聚物分子有什么要求？
3. 用于自组装构建模块的 DNA 分子和作为遗传物质的 DNA 分子有什么不同？
4. 胶体自组装中的胶体种类有哪些？
5. 本章介绍的 3 种自组装技术产品可应用于哪些领域？

## 参　考　文　献

[1] Naito K, Hieda H, Sakurai M, et al. 2. 5-Inch disk patterned media prepared by an artificially assisted self-assembling method. IEEE T Magn, 2002, 38: 1949-1951.

[2] Bita I, Yang J K W, Jung Y S, et al. Graphoepitaxy of self-assembled block copolymers on two-dimensional periodic patterned templates. Science, 2008, 321: 939-943.

[3] Tada Y, Akasaka S, Yoshida H, et al. Directed self-assembly of diblock copolymer thin films on chemically-patterned substrates for defect-free nano-patterning. Macromolecules, 2008, 41: 9267-9276.

[4] Tada Y, Akasaka S, Takenaka M, et al. Nine-fold density multiplication of hcp lattice pattern by directed self-assembly of block copolymer. Polymer, 2009, 50: 4250-4256.

[5] Liu H, Chen Y, He Y, et al. Approaching the limit: can one DNA oligonucleotide assemble into large nanostructures?. Angew Chem Int Ed, 2006, 12: 1942-1945.

[6] Yin P, Hariadi R F, Sahu S, et al. Programming DNA tube circumferences. Science, 2008, 321: 824-826.

[7] Chen J H, Seeman N C. Synthesis from DNA of a molecule with the connectivity of a cube. Nature, 1991, 350: 631-633.

[8] Zhang Y, Seeman N C. Construction of a DNA-truncated octahedron. J Am Chem Soc, 1994, 116: 1661-1669.

[9] Cademartiri L, Ozin G A. Concepts of Nanochemistry. Weinheim: Wiley-VCH, 2009.